临床妇产科与超声诊断

单琨　周艳芹　王孟真　张爱华　宫恩香　朱磊磊◎主编

吉林科学技术出版社

图书在版编目（CIP）数据

临床妇产科与超声诊断/单琨等主编. --长春:
吉林科学技术出版社,2024.5
ISBN 978-7-5744-1365-8

Ⅰ.①临… Ⅱ.①单… Ⅲ.①妇产科病-超声波诊断
Ⅳ.①R710.4

中国国家版本馆 CIP 数据核字(2024)第 099247 号

临床妇产科与超声诊断

LINCHUANG FUCHANKE YU CHAOSHENG ZHENDUAN

主　　编　单　琨　周艳芹　王孟真　张爱华　宫恩香　朱磊磊
出 版 人　宛　霞
责任编辑　李　征
封面设计　皓麒图书
制　　版　皓麒图书
幅面尺寸　185mm×260mm
开　　本　16
字　　数　310 千字
印　　张　13.25
印　　数　1-1500 册
版　　次　2024 年 5 月第 1 版
印　　次　2024年 12 月第 1 次印刷

出　　版　吉林科学技术出版社
发　　行　吉林科学技术出版社
地　　址　长春市南关区福祉大路 5788 号出版大厦 A 座
邮　　编　130118
发行部电话/传真　0431—81629529　　81629530　　81629531
　　　　　　　　　　　　81629532　　81629533　　81629534
储运部电话　0431-86059116
编辑部电话　0431-81629518
印　　刷　三河市嵩川印刷有限公司

书　　号　ISBN 978-7-5744-1365-8
定　　价　78.00 元

编 委 会

主　编　单　琨（天津医科大学第二医院）

周艳芹（临清市妇幼保健计划生育服务中心）

王孟真（泗水县妇幼保健计划生育服务中心）

张爱华（昌邑市妇幼保健院）

宫恩香（诸城市中医医院）

朱磊磊（东营市垦利区董集镇卫生院）

目　　录

第一章　妇科常见疾病

第一节　功能失调性子宫出血

调节女性生殖的神经内分泌功能紊乱引起的异常子宫出血称为功能失调性子宫出血(DUB),简称功血。根据有无排卵功血可分为两类:有排卵的称为排卵型功血,无排卵的称为无排卵型功血。临床上以无排卵型功血为主,约占总数的85%,而排卵型功血只占总数的15%。排卵型功血包括黄体功能不足、子宫内膜不规则脱落和排卵期出血等。本节主要介绍无排卵型功血和黄体功能不足。

一、无排卵型功能失调性子宫出血

(一)病理生理机制

无排卵功血多发生在青春期和围绝经期,前者称为青春期功血,后者称为围绝经期功血。虽然青春期功血与围绝经期功血均为无排卵型功血,但它们的发病机制不同。青春期功血不排卵的原因在于患者体内的下丘脑-垂体-卵巢轴尚未成熟;围绝经期功血不排卵的原因是衰老的卵巢对促性腺激素不敏感,卵泡发育不良,卵泡分泌的雌激素达不到诱发雌激素正反馈的阈值水平。

由于不排卵,卵巢只分泌雌激素,不分泌孕激素。在无孕激素对抗的雌激素长期作用下,子宫内膜增生变厚。当雌激素水平急遽下降时,大量子宫内膜脱落,子宫出血很多,这种情况称为雌激素撤退性出血。在雌激素水平下降幅度小时,脱落的子宫内膜量少,子宫出血也少,这种出血称为雌激素突破性出血。另外,当增生的内膜需要更多的雌激素而卵巢分泌的雌激素却未增加时也会出现子宫出血,这种出血也属于雌激素突破性出血。

由于没有孕激素的作用,子宫螺旋动脉比较直,当子宫内膜脱落时螺旋动脉也不发生节律性收缩,血窦不容易关闭,因此无排卵型功血不容易止住。当雌激素水平升高时,子宫内膜增生覆盖创面,出血才会停止。孕激素可以使增生的内膜发生分泌反应,子宫内膜间质呈蜕膜样改变,这是孕激素止血的机制。

(二)临床表现

临床上主要表现为月经失调,即月经周期、经期和月经量的异常变化。

【症状】

无排卵型功血多见于青春期及围绝经期妇女,临床上表现为月经周期紊乱,经期长短不一,出血量时多时少。出血少时患者可能没有任何自觉症状,出血多时会出现头晕、乏力、心悸等贫血症状。

【体征】

体征与出血量多少有关,大量出血导致继发贫血时,患者皮肤、黏膜苍白,心率加快;少量出血时无上述体征。妇科检查无异常发现。

(三)诊断

无排卵型功血为功能性疾病,因此只有在排除了器质性疾病时才能诊断。超声检查在功血的诊断中具有重要意义,如果超声发现有引起异常出血的器质性病变,则可排除功血。另外,超声检查对治疗也有指导意义。如果超声提示子宫内膜厚,那么孕激素止血的效果可能较好;如果内膜薄,雌激素治疗的效果可能较好。

(四)鉴别诊断

无排卵型功血需与各种器质性疾病引起的异常子宫出血相鉴别。

(五)处理

【一般治疗】

功血患者往往体质较差,因此应补充营养,改善全身情况。严重贫血者($Hb < 6g/dl$)往往需要进行输血治疗。

【药物止血】

药物治疗,以激素治疗为主,青春期功血的治疗原则是止血、调整周期和促进排卵。更年期功血的治疗原则是止血、调整周期和减少出血。

激素止血治疗的方案有多种,应根据具体情况如患者年龄、出血时间、出血量和子宫内膜厚度等来选择激素的种类和剂量。在开始激素治疗前必须明确诊断,排除器质性疾病,尤其是绝经前妇女更是如此。诊刮术和分段诊刮术既可以迅速止血,又可进行病理检查以了解有无内膜病变。对年龄较大的女性来说,建议选择诊刮术和分段诊刮术进行治疗。

1.雌激素止血

雌激素止血机制是使子宫内膜继续增生,覆盖子宫内膜脱落后的创面,起到修复作用。另外雌激素还可以升高纤维蛋白原水平,增加凝血因子,促进血小板凝集,使毛细血管通透性降低,从而起到止血作用。雌激素止血适用于内膜较薄的大出血患者。

(1)己烯雌酚(DES):开始用量为 1~2mg/次,每 8 小时一次,血止 3 天后开始减量,每 3 天减一次,每次减量不超过原剂量的 1/3。维持量为 0.5~1mg/d。止血后维持治疗 20 天左右,在停药前 5~10 天加用孕激素,如醋酸甲羟孕酮 10mg/d。停用己烯雌酚和醋酸甲羟孕酮 3~7 天后会出现撤药性出血。由于己烯雌酚胃肠道反应大,许多患者无法耐受,因此现在多改用戊酸雌二醇或结合雌激素。

(2)戊酸雌二醇:出血多时口服 2~6mg/次,每 6~8 小时一次。血止 3 天后开始减量,维持量为 2mg/d。具体用法同己烯雌酚。

(3)苯甲酸雌二醇:为针剂,2mg/支。出血多时每次注射 1 支,每 6~8 小时肌内注射一次。血止 3 天后开始减量,具体用法同己烯雌酚,减至 2mg/d 时,可改口服戊酸雌二醇。由于肌内注射不方便,因此目前较少使用苯甲酸雌二醇止血。

(4)结合雌激素片剂:出血多时采用 1.25~2.5mg/次,每 6~8 小时一次。血止后减量,维持量为0.625～1.25mg/d。具体用法同已烯雌酚。

在使用雌激素止血时，停用雌激素前一定要加孕激素。如果不加孕激素，停用雌激素就相当于人为地造成了雌激素撤退性出血。围绝经期妇女是子宫内膜病变的高危人群，因此在排除子宫内膜病变之前应慎用雌激素止血。子宫内膜比较厚时，需要的雌激素量较大，使用孕激素或复方口服避孕药治疗可能更好。

2.孕激素止血

孕激素的作用机制主要是转化内膜，其次是抗雌激素。临床上可根据病情，采用不同方法进行止血。孕激素止血既可以用于青春期功血的治疗，也可以用于围绝经期功血的治疗。少量出血和中量出血时多选用孕激素；大量出血时既可以选择雌激素，也可以选择孕激素，它们的疗效相当。一般来讲内膜较厚时，多选用孕激素；内膜较薄时多选雌激素。

临床上常用的孕激素有醋酸炔诺酮、醋酸甲羟孕酮、醋酸甲地孕酮和黄体酮，止血效果最好的是醋酸炔诺酮，其次是醋酸甲羟孕酮和醋酸甲地孕酮，最差的是黄体酮，因此大出血时不选用黄体酮。

(1)少量子宫出血时的止血：孕激素使增殖期子宫内膜发生分泌反应后，子宫内膜可以完全脱落。通常用药后阴道流血减少或停止，停药后产生撤药性阴道流血，7～10天后出血自行停止。该法称为"药物性刮宫"，适用于少量长期子宫出血者。方法：黄体酮10mg/d，连用5天；或用甲羟孕酮(甲羟孕酮)10～12mg/d，连用7～10天；或甲地孕酮(妇宁片)5mg/d，连用7～10天。

(2)中多量子宫出血时的止血：炔诺酮属19-去甲基睾酮类衍生物，止血效果较好，临床上常用。每片剂量为0.625mg，每次服5mg，每6～12小时一次(大出血每6～8小时1次，中量出血每12小时1次)。阴道流血多在半天内减少，3天内血止。血止3天后开始减量，每3天减一次，每次减量不超过原剂量的1/3，维持量为5mg/d，血止20天左右停药。如果出血很多，开始可用5～10mg/次，每3小时一次，用药2～3次后改8小时一次。治疗时应叮嘱患者按时、按量用药，并告知停药后会有撤药性出血，不是症状复发，用药期间还需注意肝功能。

甲地孕酮：属孕酮类衍生物，1mg/片，中多量出血时每次口服10mg，每6～12小时一次，血止后逐步减量，减量原则同上。与炔诺酮相比，甲地孕酮的止血效果差，对肝功能的影响小。

醋酸甲羟孕酮：属孕酮衍生物，对子宫内膜的止血作用逊于炔诺酮，但对肝功能影响小。中多量出血时每次口服10～12mg，每6～12小时一次，血止后逐渐减量，递减原则同上，维持量为10～12mg/d。

3.复方口服避孕药

复方口服避孕药是以孕激素为主的雌孕激素联合方案。大出血时每次口服复方口服避孕药1～2片，每8小时一次。血止2～3天后开始减量，每2～3天减一次，每次减量不超过原剂量的1/3，维持量为1～2片/天。

大出血时国外最常用的是复方口服避孕药，服用后24小时内多数出血会停止。

4.激素止血时停药时机的选择

一般在出血停止20天左右停药，主要根据患者的一般情况决定停药时机。如果患者一般情况好、恢复快，就可以提前停药，停药后2～5天，会出现撤药性出血。如果出血停止20天后,贫血还没有得到很好的纠正,可以适当延长使用激素时间,以便患者得到更好的恢复。

5.雄激素

雄激素既不能使子宫内膜增殖,也不能使增生的内膜发生分泌反应,因此它不能止血。虽然如此,可是雄激素可以减少出血量。雄激素不可单独用于无排卵型功血的治疗,它需要与雌激素或(和)孕激素联合使用。临床上常用丙酸睾酮,25mg/支,在出血量多时每天 25~50mg肌内注射,连用 2~3 天,出血明显减少时停止使用。注意为防止发生男性化和肝功能损害,每月总量不宜超过 300mg。

6.其他止血剂

其他止血剂如巴曲酶、6-氨基己酸、氨甲苯酸、氨甲环酸(止血环酸)和非甾体类抗炎药等。由于这些药不能改变子宫内膜的结构,因此他们只能减少出血量,不能从根本上止血。

大出血时静脉注射巴曲酶 1kU 后的 30 分钟内,阴道出血会显著减少,因此巴曲酶适于激素止血的辅助治疗。6-氨基己酸、氨甲苯酸和氨甲环酸属于抗纤维蛋白溶解药,它们也可减少出血。

【手术治疗】

围绝经期妇女首选诊刮术,一方面可以止血,另一方面可用于明确有无子宫内膜病变。怀疑有子宫内膜病变的妇女也应做诊断性刮宫。

少数青春期功血患者药物止血效果不佳时,也需要刮宫。止血时要求刮净,刮不干净就起不到止血的作用。刮宫后 7 天左右,一些患者会有阴道流血,出血不多时可使用抗纤维蛋白溶解药,出血多时使用雌激素治疗。

由于刮宫不彻底造成的出血则建议使用复方口服避孕药治疗,或者选择再次刮宫。

【调整周期】

对无排卵型功血来说,止血只是治疗的第一步,几乎所有的患者都还需要调整周期。青春期功血发生的根本原因是下丘脑-垂体-卵巢轴功能紊乱,正常的下丘脑-垂体-卵巢轴调节机制的建立可能需要很长的时间。在正常调节机制未建立之前,如果不予随访、调整周期,患者还会发生大出血。

围绝经期功血发生的原因是卵巢功能衰退,随着年龄的增加,卵巢功能只能越来越差。因此,理论上讲围绝经期功血不可能恢复正常,这些患者需要长期随访、调整周期,直到绝经。

目前常用的调整周期方法如下:

1.序贯疗法

序贯疗法适用于青春期和生育期妇女。月经周期(或撤退性出血)的第 3~5 天开始服用雌激素(戊酸雌二醇 1~2mg/d 或炔雌醇 0.05mg/d),连用 22 天,在服药的最后 7~10 天加用孕激素(甲羟孕酮 10mg/d 或黄体酮 10mg/d 或甲地孕酮 5mg/d)。停药 3~7 天会出现撤药性出血。

2.联合疗法

联合疗法适用于雌激素水平偏高或子宫内膜较厚者。可服用短效口服避孕药如妈富隆、敏定偶、复方炔诺酮片、避孕Ⅰ号、复方甲地孕酮片避孕Ⅱ号等。此类复合制剂含有雌、孕激素,长期使用使子宫内膜变薄,撤退性流血减少。月经周期(撤退性流血)的第 3~5 天开始服用,连用 21 天。

有高雄激素血症的患者也可选择雌、孕激素联合疗法,因为雌、孕激素联合使用可抑制卵巢雄激素的合成。疗效最好的是达英-35。

3.孕激素疗法

孕激素疗法适用于各个年龄段的妇女,但多用于围绝经期妇女。传统的孕激素疗法称为孕激素后半周期疗法,从月经周期的第 14 天开始,每天口服醋酸甲羟孕酮 10mg,连用 10 天左右。作者认为,孕激素后半周期疗法太死板,无法满足不同患者的需要,不符合个体化用药的原则。对大多数患者来说,每 1～2 个月来一次月经就可以避免发生大出血和子宫内膜病变。用法:从月经周期的第 14～40 天开始,每天口服醋酸甲羟孕酮 10mg,连用 10 天左右。

对青春期和生育年龄的女性来说,一般使用 3～6 个周期后停药观察。如果月经还不正常,需要继续随访治疗。围绝经期妇女应一直随访治疗到绝经。

【促多泡发育和诱发排卵】

促多泡发育和诱发排卵仅适用于有生育要求的妇女,不主张用于青春期女性,不可用于围绝经期妇女。氯米芬(克罗米芬)是经典促排卵药,月经周期(或撤药性出血)的第 3～5 天起给予 50～150mg/d,连用 5 天。其他药物还有 HCG 和 HMG,在卵泡发育成熟时肌内注射 HCG 5000～10 000U 诱发排卵;HMG,一支含有 FSH 和 LH 各 75U,可与氯米芬联合使用,也可单独使用。

二、黄体期缺陷

排卵后,在黄体分泌的孕激素的作用下子宫内膜发生分泌反应。在整个黄体期,子宫内膜的组织学形态(子宫内膜分泌反应)是持续变化的;分泌期时相不同,子宫内膜组织学形态也不同。若排卵后子宫内膜组织学变化比黄体发育晚 2 天以上,则称为黄体期缺陷(LPD)。目前,国内常把黄体期缺陷称为黄体功能不足或黄体功能不全。导致黄体期缺陷的原因有两个:黄体内分泌功能不足和子宫内膜对孕激素的反应性下降。前者是名副其实的黄体功能不足,后者又被称为孕激素抵抗。

(一)发病机制

目前认为黄体期缺陷的发病机制如下:

1.卵泡发育不良

黄体是由卵泡排卵后演化而来的,卵泡的颗粒细胞演变成黄体颗粒细胞,卵泡膜细胞演变成黄体卵泡膜细胞。当促性腺激素分泌失调或卵泡对促性腺激素的敏感性下降时,卵泡发育不良,颗粒细胞的数量和质量下降。由发育不良的卵泡生成的黄体质量也差,其分泌孕激素的能力下降。

2.黄体功能不足

黄体的形成和维持与 LH 有关。当 LH 峰和黄体期 LH 分泌减少时,会发生黄体功能不足。另外,如前所述即使 LH 峰和 LH 分泌正常,如果卵泡发育不良也会出现黄体功能不足。黄体功能不足体现在两个方面:

(1)黄体内分泌功能低下,分泌的孕酮减少;

(2)黄体生存时间缩短,正常的黄体生存时间为12～16天,黄体功能不足时≤11天。

3.子宫内膜分泌反应不良

黄体功能不足时会导致孕激素分泌减少,子宫内膜分泌反应不良,子宫内膜形态学变化比应有的组织学变化落后2天以上。子宫内膜存在孕激素抵抗时,虽然孕激素水平正常,但由于子宫内膜对孕激素的反应性下降,因此也将出现子宫内膜分泌反应不良。

(二)临床表现

黄体期缺陷属于亚临床疾病,其对患者的健康危害不大。患者往往因为不孕不育来就诊。

1.月经紊乱

由于黄体生存期缩短,黄体期缩短,所以表现为月经周期缩短、月经频发。如果卵泡期延长,月经周期也可在正常范围。

2.不孕或流产

由于黄体功能不足,患者不容易受孕。即使怀孕,也容易发生早期流产。据报道3%～20%的不育症与黄体期缺陷有关,另外诱发排卵时常出现黄体功能不足。

(三)辅助检查

临床表现只能为黄体期缺陷的诊断提供线索,明确诊断需要一些辅助检查。

1.子宫内膜活检

子宫内膜活检是诊断黄体期缺陷的金标准。Noyes和Shangold对排卵后每日的子宫内膜特征进行了描述,如果活检的内膜比其应有的组织学变化落后2天以上,即可诊断。活检的关键是确定排卵日,有条件者可通过B超监测和LH峰测定确定排卵日。临床上多选择月经来潮前1～3天活检,但该方法的误差较大。

2.基础体温(BBT)测定

孕激素可以上调体温调定点,使基础体温升高。一般认为基础体温升高天数≤11天、上升幅度≤3℃或上升速度缓慢时,应考虑黄体功能不足。需要注意的是,单单测定基础体温对诊断黄体功能不足是不够的。

3.孕酮测定

孕酮是黄体分泌的主要激素,因此孕酮水平可反映黄体功能。黄体中期血孕酮水平<10ng/mL时,可以诊断黄体功能不足。由于孕酮分泌变化很大,因此单靠一次孕酮测定进行诊断很不可靠。

4.B超检查

B超检查可以从形态学上了解卵泡的发育、排卵情况和子宫内膜的情况,对判断黄体功能有一定的帮助。

(四)诊断和鉴别诊断

明确诊断需要子宫内膜活检。另外,根据常规检查很难明确诊断子宫内膜对孕激素的反应性下降。

(五)处理

目前的处理仅仅针对黄体功能不足。如果子宫内膜对孕激素的反应性下降,则没有有效的治疗方法。

1.黄体支持

因为人绒毛膜促性腺激素(HCG)和 LH 的生物学作用相似,因此可用于黄体支持治疗。用法:黄体早期开始肌内注射 HCG,1000IU/次,每天 1 次,连用 5～7 天;或 HCG 2000IU/次,每 2 天 1 次,连用 3～4 次。

在诱发排卵时,如果有发生卵巢过度刺激综合征(OHSS)的风险,则应禁用 HCG,因为 HCG 可以引起 OHSS 或使 OHSS 病情加重。

2.补充孕酮

治疗不孕症时选用黄体酮制剂,因为天然孕激素对胎儿最安全。如果不考虑生育,而是因为月经紊乱来治疗,可以选择人工合成的口服孕激素,如醋酸甲羟孕酮和醋酸甲地孕酮等。

(1)黄体酮针剂:在自然周期或诱发排卵时,每日肌内注射黄体酮 10～20mg;在使用 GnRH 激动剂和拮抗剂的周期中,需要加大黄体酮剂量至 40～80mg/d。

(2)微粒化黄体酮:口服利用度低,因此所需剂量大,根据情况每天口服 200～600mg。

(3)醋酸甲羟孕酮:下次月经来潮前 7～10 天开始用药,每天 8～10mg,连用 7～10 天。

(4)醋酸甲地孕酮:下次月经来潮前 7～10 天开始用药,每天 6～8mg,连用 7～10 天。

3.促进卵泡发育

为促进卵泡发育首选氯米芬,从月经的第 3～5 天开始,每天口服 25～100mg,连用 5 天,停药后监测卵泡发育情况。氯米芬疗效不佳者,可联合使用 HMG 和 HCG 治疗。

【临床特殊情况思考和建议】

1.青春期功血大出血的治疗

一般来说选择的药物品种和剂量与出血量有关,青春期女孩出血量不是特别多时,可以单独选择性激素来治疗。

青春期女孩大出血时,为迅速减少出血,可同时使用雌激素和孕激素(如复方口服避孕药)、雄激素、巴曲酶和抗纤维蛋白溶解药;出血明显减少或停止时,停止使用一般止血药,仅用激素维持治疗。如果药物治疗无效,将不得不行刮宫术。

2.关于孕激素和复方口服避孕药在青春期女孩中使用的顾虑

许多人担心青春期女孩使用孕激素或复方口服避孕药后对将来恢复自发排卵后有不良影响,事实上这种担心有点多余。因为青春期女孩无排卵的原因是体内的雌激素正反馈机制存在缺陷,而孕激素和复方口服避孕药对下丘脑-垂体-卵巢轴发挥的作用是负反馈作用,因此孕激素与复方口服避孕药的使用与否与将来是否有自发排卵之间没有明显的联系。

3.PCOS 患者的功血问题

PCOS 患者也无排卵,但是临床上发现即使较长时间不来月经(3 个月以上),PCOS 患者通常也不会出现大出血。目前认为,这与过多的雄激素有关。雄激素能对抗雌激素刺激子宫内膜增殖的作用,在高雄激素环境下,子宫内膜往往生长缓慢,很少出现大出血。

第二节　阴道炎症

一、滴虫性阴道炎

滴虫性阴道炎（TV）是由阴道毛滴虫引起的一种常见的阴道炎，属性传播疾病，也可通过公共浴池、浴盆、厕所马桶、游泳池、内衣裤及医用器械等间接传播。目前认为，滴虫性阴道炎与妇科并发症（如衣原体、淋球菌感染、盆腔炎、宫颈不典型增生和艾滋病毒感染与传播）和围生期并发症（如早产、胎膜早破、低体重儿）存在相关性。

【主诉】

患者白带增多、外阴瘙痒。

【临床特点】

（一）主要症状

1.白带增多、稀薄，呈泡沫样、黄绿色、有臭味。

2.外阴瘙痒，主要累及阴道口及外阴部位。

（二）次要症状

可伴有外阴、阴道充血、烧灼感、疼痛和性交痛。阴道毛滴虫能吞噬精子，并能阻碍乳酸形成，影响精子的存活，可致不孕。如伴尿道感染时，有尿频、尿急、尿痛或血尿；如有其他细菌混合感染，则分泌物呈脓性，可有臭味。

（三）体征

阴道黏膜充血，严重者有散在出血点，阴道后穹隆内有大量白带，呈黄白色、灰黄色稀薄泡沫样液体或为黄绿色脓性分泌物，常呈泡沫状。滴虫携带者阴道黏膜可无异常发现。

（四）鉴别诊断

1.念珠菌性阴道炎

该症状与滴虫性阴道炎相似，但白带多为水样或脓样，夹杂着乳酪样或豆腐渣样物。直接镜检可见到成群的卵圆形的孢子及菌丝。

2.细菌性阴道病

两者均有白带增多，但细菌性阴道病具有以下一些特点：①非化脓性灰白色黏稠阴道分泌物；②阴道分泌物有鱼腥味，胺试验阳性；③阴道分泌物 pH5.0～5.5；④分泌物中有线索细胞。

【辅助检查】

（一）首要检查

阴道分泌物悬滴法：简便易行，是临床常用的方法。加 1 小滴生理盐水于玻片上，用消毒的棉拭子从阴道后穹隆处取少许分泌物混于生理盐水中，并立即在低倍镜下寻找滴虫。滴虫呈梨形，后端尖，大小为多核白细胞的 2～3 倍。虫体顶端有鞭毛 4 根，体部有波动膜，后端有轴柱凸出。活的滴虫透明无色，呈水滴状，鞭毛随波动膜的波动而摆动。若标本中有滴虫时，显微镜下可见到运动活泼、比白细胞稍大的虫体，亦可见到周围白细胞等被推移。

（二）次要检查

1.涂片染色法

涂片染色法是将阴道分泌物涂片后置于室温下干燥后镜检。涂片中见到典型的滴虫特征如下：虫体比白细胞大 2～3 倍，呈椭圆形，前 1/3 处有 1 个长圆形的细胞核，核的前端有 4 根前鞭毛和 1 根后鞭毛，有 1 根细长的轴柱由前端向后贯穿虫体并伸出体外，有时能见到占体长 1/3～2/3 的波动膜。由于涂片操作受多种因素影响，难以见到典型的虫体结构，其显著特征是：长圆形的细胞核，常位于偏心位置，疏松而有空泡的细胞质，以及偶尔可见到的 4 根长鞭毛。虫体的形态可为圆形、长圆形、三角形，甚至多角形等。

2.培养法

培养法指将阴道分泌物置于培养基中，置 37℃温箱培养 48 小时，取出 1 滴培养物做悬滴法或涂片染色法检查。如为阴性，培养 6～7 日后再检查一次。

3.PCR 法

PCR 法用于实验室检测阴道滴虫。

（三）检查注意事项

1.悬滴法是检查滴虫最简便的方法，阳性率可达 60％～70％。但如未找到滴虫，亦不能排除滴虫性阴道炎。

2.经染色后，涂片形态清晰，有利于仔细观察虫体结构，检出阳性率增高。

3.若标本中因滴虫数量少而多次悬滴未能发现滴虫，对可疑患者，可用培养法，其准确度可达 98％左右。因操作较为烦琐，目前主要用于检查轻症患者、带虫者或慢性患者，作为诊断和疗效观察的依据。有时经培养后虫体仍较少，可取培养液离心沉淀后做涂片检查。

4.PCR 的敏感性和特异性分别为 80.95％和 97.21％。

【治疗要点】

（一）治疗原则

治疗以全身用药为主，结合局部用药。

（二）具体治疗方法

1.全身用药

滴虫性阴道炎常伴有泌尿生殖系统及肠道内的滴虫感染，单纯局部用药不易彻底消灭滴虫，应尽量选择全身用药，主要应用甲硝唑及替硝唑。

2.局部用药

局部用药亦有疗效，但较口服药物疗效较差。不能耐受口服药物或不适宜全身用药者，可选择阴道局部用药。可使用弱酸性液（如乳酸溶液 10mL 加入 1000mL 温开水中，冲洗阴道，每日 1 次；或 1％～0.5％醋酸溶液 5mL 加入 1000mL 温开水中，冲洗阴道，每日 1 次，共 10 日）清洗外阴及甲硝唑栓阴道塞入。

3.硝基咪唑类药物治疗

根据 2008 年 11 月中华医学会妇产科分会感染性疾病协作组提出的《滴虫性阴道炎诊治规范》，硝基咪唑类药物是美国食品和药品管理局（FDA）批准的用于治疗滴虫性阴道炎的药物。

(1)推荐方案:全身用药:甲硝唑片 2g,单次口服;或替硝唑片 2g,单次口服。

(2)替代方案:全身用药:甲硝唑 400mg,每日 2 次,口服,共 7 日。

(3)对不能耐受口服药物或不适宜全身用药者:可选择阴道局部用药。甲硝唑阴道泡腾片 0.2g,塞入阴道,每晚 1 次,共用 7 日。

(三)治疗注意事项

1.滴虫适宜在 pH 为 5.2~6.6 的环境中生长繁殖,用酸性溶液冲洗阴道,增加阴道酸度,使其 pH<5,可抑制滴虫繁殖。因此,阴道用药前先用 1%乳酸液或 0.1%~0.5%醋酸液冲洗阴道可提高疗效。

2.滴虫不仅寄生于阴道,还常侵入尿道旁腺、膀胱及男性的包皮皱褶、尿道及前列腺中,男性可为无症状的滴虫携带者,也可患滴虫性尿道炎、前列腺炎或附睾炎。

3.患者的性伴侣需同时治疗,应同时口服甲硝唑或替硝唑,避免性生活直到患者治愈为止。

4.治疗期间应避免无保护性接触,久治不愈,注意查找原因,切断传播途径。

5.妊娠期用药,目前尚没有足够数据表明对其进行治疗可降低围生期并发症的发病率。对感染阴道滴虫的妊娠妇女进行治疗,可缓解阴道分泌物增多症状,防止新生儿呼吸道和生殖道感染,阻止阴道滴虫的进一步传播。但临床中应权衡利弊,知情选择。

6.哺乳期可选择甲硝唑全身或局部治疗,虽无甲硝唑对婴儿有不良反应的报道,但建议用药后 24 小时内暂不宜哺乳。

7.甲硝唑别名灭滴灵,对大多数厌氧菌有强大抗菌作用,但对需氧菌和间性厌氧菌无作用。用于治疗阿米巴原虫、阴道毛滴虫及厌氧菌感染。属美国食品和药品管理局(FDA)妊娠 B 类药物,即允许在孕期应用,但其胎盘屏障穿透性高,动物实验有致突变作用,故妊娠前 3 个月内要避免应用。鉴于中国药典仍为妊娠期禁用,若此期应用甲硝唑最好与患者及其家属协商后决定。

8.替硝唑别名服净、快服净,对原虫和厌氧菌有高度活性,可用于抗原虫及抗厌氧菌感染,可致恶心、厌食、腹泻、疲倦、头痛、皮疹、荨麻疹、血管神经性水肿、白细胞及血小板减少等,也可以引起头昏、眩晕、共济失调等症状。属美国食品和药品管理局(FDA)妊娠 C 类药物,应禁用。

9.服用甲硝唑 24 小时内或在服用替硝唑 72 小时内应戒酒,原因为甲硝唑或替硝唑可以抑制血清中乙醇脱氧酶活性,使进入人体的乙醇不能充分氧化,导致乙醇在体内蓄积,代谢受阻,从而出现皮肤潮红、呕吐、腹痛、腹泻等戒酒硫样(双硫醒样)反应。

10.治愈标准,滴虫性阴道炎常在月经期后复发,故疗程结束后,应在每次月经期后复查阴道分泌物,经连续检察 3 次阴性者,方为治愈。且治疗后检查滴虫阴性时,仍应于下次月经后继续治疗一疗程巩固疗效,并且内裤及洗涤用具应煮沸 5~10 分钟以消灭病原体,防止重复感染。

二、外阴阴道假丝酵母菌病

外阴阴道假丝酵母菌病(VVC)又称外阴阴道念珠菌病,是仅次于细菌性阴道病的最常见的阴道炎症性疾病。本病80%～90%由白色念珠菌感染所致,少数可由光滑念珠菌、近平滑念珠菌或热带念珠菌等引起。

念珠菌可相互传染,而自身传染是念珠菌阴道炎反复发作的主要原因。

【主诉】

患者外阴瘙痒、灼痛,白带增多。

【临床特点】

（一）主要症状

患者表现为外阴重度瘙痒、有较多稠厚的白色豆渣或凝乳状样白带,于性交、排尿时加剧,严重时坐卧不安,痛苦异常。

（二）次要症状

外阴烧灼感、性交痛、尿频、尿急和尿痛。少数患者出现白带异味。

（三）体征

检查时可见小阴唇内侧及阴道黏膜上附着白色膜状物,擦除后可见黏膜红肿、糜烂。急性期还可能见到白色膜状物覆盖下有受损的糜烂面及浅溃疡。典型的白带为白色、凝块状和豆渣样,也可为水样稀薄白带。宫颈常为正常。部分患者表现为外阴局部严重充血、水肿,可蔓延至腹股沟区和会阴区,这些患者可无明显白带增多。

（四）鉴别诊断

1. 细菌性阴道病

细菌性阴道病亦可表现为外阴瘙痒和白带增多,但瘙痒程度较轻或无,且阴道分泌物多为非化脓性灰白色黏稠状,匀质,有腥臭味,阴道黏膜正常,无水肿及红斑改变,阴道分泌物pH>4.5,胺试验阳性,镜检可见线索细胞,白细胞极少。

2. 滴虫性阴道炎

滴虫性阴道炎亦可表现为外阴瘙痒和白带增多,但瘙痒程度较轻,且阴道分泌物多为稀薄、脓性泡沫状,阴道黏膜可见散在出血点,阴道分泌物 pH>5.0,镜检可见阴道毛滴虫,白细胞较多。

3. 外阴皮肤病

外阴皮肤病如接触性皮炎、过敏性皮炎、硬化性苔藓或上皮内瘤样病变,VVC经常在皮肤病的前后或同时并存,有相似之处。白色念珠菌的生物特征为其外表有甘露糖,易黏附在阴道鳞状上皮而致病,但它很难黏附在外阴的角化组织,故健康的外阴皮肤具有抗感染屏障作用。当接触性皮炎、过敏性皮炎、硬化性苔藓或上皮内瘤样病变时,念珠菌黏附于异常上皮表面而导致 VVC。对外阴瘙痒、灼痛、局部充血、有皮损时,或治疗无效时要注意排除 VVC,但同时应鉴别是否合并其他皮肤病。

4. 外阴前庭炎综合征

外阴前庭炎综合征亦可有外阴瘙痒、灼痛,但本病好发于性生活活跃的妇女,多数既往有反复细菌、尖锐湿疣感染史。诊断标准为：①触摸外阴前庭部，或阴茎插入阴道，或将栓剂送入阴道时，患者即感严重疼痛；②压迫外阴前庭部时，局部有压痛；③前庭部呈现出不同程度的红斑。棉签试验是检查前庭触痛的有效方法：用棉签轻压处女膜环上的腺体开口或阴道后系带时有点状疼痛。性交时疼痛异常，甚至在性交后 24 小时内都感到外阴部灼热疼痛，严重者无法进行性生活。

【辅助检查】

（一）首要检查

生殖器念珠菌感染，常规实验室诊断主要是直接涂片镜检，特异性高。必要时才做培养和鉴定，培养仍然是最敏感的诊断方法。典型病例不难诊断。分泌物涂片找到念珠菌孢子和假菌丝即可确诊。

1.悬滴法

悬滴法指用无菌棉拭子从后穹隆取阴道分泌物做涂片，在玻片上加 1 滴 10％氢氧化钾溶液，加盖玻片后镜检。可见到成群的卵圆形的孢子及菌丝，两者均呈淡绿色。生理盐水法阳性率低，不予推荐。

2.染色法

染色法阳性率可达 80％。取阴道分泌物涂片，待其干燥后做亚甲蓝和革兰染色镜检。涂片中可见念珠菌为革兰阳性的卵圆形或瓜子形酵母样细胞。偶见芽生孢子及假菌丝。

3.培养法

由于约有 50％的念珠菌培养阳性患者显微镜检查念珠菌阴性，故对症状和体征明显而显微镜检查阴性的患者有必要进行念珠菌培养。培养法阳性率更高，且可获得念珠菌做进一步鉴定，确定敏感的抗真菌药物，可用于难治性外阴阴道假丝酵母菌病（VVC）或复发性外阴阴道念珠菌病（RVVC）。

（二）次要检查

1.芽管形成试验

白色念珠菌在动物和人血清中形成芽管，而其他念珠菌则不能，因此可据此进行鉴别。

2.厚壁孢子形成试验

厚壁孢子形成试验是将待检真菌接种于玉米粉吐温 80 琼脂平皿上，24～48 小时后镜检，若为白色念珠菌，则菌丝顶端有厚壁孢子生长。

3.糖发酵试验

糖发酵试验常用葡萄糖、麦芽糖、蔗糖、乳糖等。把已在无糖液体培养基中传了 2～3 代的待检菌移种至糖发酵管中，石蜡密闭液面，置 37℃环境下 2 日后，观察有无产酸、产气。白色念珠菌可使葡萄糖和麦芽糖产酸产气，对蔗糖产酸，对乳糖无作用。

4.阴道 pH

正常时 pH＜4.5，如有混合感染，pH＞4.5。

（三）检查注意事项

1.阴道分泌物悬滴检查应在月经干净后 3 日进行。

2.染色法加盖玻片时不可有气泡，否则会影响观察。

3.悬滴法及染色法简便易行,菌丝阳性率可达 70%～80%,但取材方法一定要准确,分泌物量要稍多。

4.做革兰染色需按标准操作进行,尤其是脱色时间要掌握准确。脱色时间的长短受涂片厚薄及乙醇用量多少等多种因素的影响,难以严格规定。

5.在怀疑有无 RVVC 再发的患者中,用上固定染色的阴道涂片有着重要意义,亚甲蓝染色涂片比Giemsa染色更容易诊断,可指导生殖道念珠菌感染的治疗。

6.对老年肥胖及久治不愈者,应查尿糖、血糖。

【治疗要点】

(一)治疗原则

1.积极去除诱因,合理应用抗生素及糖皮质激素。

2.规范化应用抗真菌药物,首次发作或首次就诊是规范化治疗的关键时期。

3.目前有多种唑类抗念珠菌制剂和剂型,尚无证据说明任何一种优于其他另一种。没有任何一种剂型或制剂适合所有的外阴阴道念珠菌病患者,也没有任何一种剂型或制剂可在 24 小时内杀灭全部念珠菌。在临床实践中,倾向于应用短疗程口服和局部制剂疗效较好。

4.单纯性 VVC 以局部用药为主,重度 VVC 以口服用药为主,RVVC 治疗原则包括强化治疗和巩固治疗。

(二)具体治疗方法

1.无症状者

无症状者多不主张治疗。

2.单纯性 VVC

首选阴道用药,下列方案任选一种,具体采用下列方案。

(1)局部用药:①咪康唑栓:400mg,每晚 1 次,共 3 日;②咪康唑栓:200mg,每晚 1 次,共 7 日;③制霉菌素泡腾片:10 万 U,每晚 1 次,共 14 日;④制霉菌素片:50 万 U,每晚 1 次,共 14 日;⑤克霉唑栓:500mg,单次用药;⑥克霉唑栓:100mg,每晚 1 次,共 7 日;⑦碳酸氢钠粉:稀释成 2%～4%溶液冲洗外阴及阴道,每晚 1 次,用于改变局部酸碱度,提高疗效。

(2)全身用药:应用方便且局部不良反应小,适用于未婚、无性生活的女性、外出不方便局部用药者和即将月经来潮者。可选用氟康唑(大扶康)胶囊 150mg,单次口服;或伊曲康唑(斯皮仁诺)胶囊 200mg,每日 2 次,口服,共 1 日。

3.重度 VVC

首选口服用药,症状严重者,局部应用低浓度糖皮质激素软膏或唑类霜剂。

(1)口服用药:可选用伊曲康唑 200mg,每日 2 次,共 2 日;或氟康唑 150mg,顿服,3 日后重复一次。

(2)阴道用药:应在治疗单纯性 VVC 方案基础上,延长疗程,经典唑类 7～14 日。

4.妊娠期 VVC

早孕期权衡利弊慎用药物。选择对胎儿无害的唑类阴道用药,而不选用口服抗真菌药物治疗。具体方案同单纯性 VVC。

5.RVVC

RVVC 分为初步强化治疗和巩固治疗。初步强化治疗可选择口服制剂或局部制剂,常需每日用药至患者症状消失和念珠菌培养阴性，一般需 7～10 日。巩固治疗需低剂量长疗程，一般需 6 个月。具体治疗方案：

（1）强化治疗：

口服用药：可选用伊曲康唑 200mg，每日 2 次，2～3 日；或氟康唑 150mg，顿服，3 日后重复一次。

局部用药：可选用咪康唑栓 400mg，每晚 1 次，共 6 日；或咪康唑栓 200mg，每晚 1 次，7～14 日；或克霉唑栓 500mg，3 日后重复一次；或克霉唑栓 100mg，每晚 1 次，7～14 日。

（2）巩固治疗：

口服用药：应小剂量、长疗程达 6 个月。

局部用药：可选用咪康唑栓 400mg，每日 1 次，每月 3～6 日，共 6 个月；或克霉唑栓 500mg，每周 1 次，共 6 个月。

（三）治疗注意事项

1.治疗以前应首先寻找病因，如查尿糖、血糖，仔细询问有无应用大剂量雌激素或长期服用广谱抗生素史，如有以上情况，需合理使用抗生素，积极治疗糖尿病。同时应注意有无合并滴虫性阴道炎，有无肠道念珠菌感染，如存在以上合并症，应积极治疗。

2.碱性液体冲洗阴道的目的在于降低阴道酸度，使其不利于念珠菌生长繁殖。

3.性伴侣治疗期间应避免性生活或采用避孕套，一般无须对性伴侣同时治疗，有生殖器真菌感染者除外。一些患者的配偶在性交后出现一过性龟头炎症状和体征，包括局部瘙痒充血、灼痛和红斑，通常在性交后数分钟出现，可持续数小时，可在淋浴后自行消失。20% 的复发性外阴阴道念珠菌病患者的配偶有以上病史。

4.妊娠妇女在妊娠 8 月以前应当进行治疗，但禁服伊曲康唑及氟康唑，而以局部用药为宜，以避免感染新生儿。在常用的抗真菌药物中，美国食品和药品管理局（FDA）仅批准使用制霉菌素、克霉唑及咪康唑三种。延长治疗时间（如 2 周）可提高疗效及根除外阴阴道念珠菌病。克霉唑（500mg）单次阴道给药对妊娠合并外阴阴道念珠菌病有较好的疗效。

5.治疗期间为防止肠道念珠菌自身传染，可予以制霉菌素片 50 万 U，每日 4 次，口服，连服 10 日。

6.非处方（OTC）抗真菌药使用不当，一些妇女没有经过医院明确诊断，仅依据主观症状而用非处方抗真菌药治疗，故很多情况下非处方药使用不当。由于局部抗真菌药的浓度远高于抑制真菌所需浓度，使宿主阴道菌群变异，尤其当不必要且长期暴露于抗真菌药物中，易促使真菌耐药。此外，滥用局部抗真菌药不但浪费金钱，还可使外阴过敏和发生慢性外阴炎。

7.酮康唑，因其肝毒性而不能广泛应用于治疗外阴阴道念珠菌病，有肝炎病史者禁用。

8.咪康唑为高效、安全、广谱抗真菌药，对白色念珠菌、曲菌、隐球菌、芽生菌、球孢子菌、拟酵母菌等深部真菌和一些表浅真菌，以及葡萄球菌、链球菌及炭疽杆菌等革兰阳性菌均有较强的抑制作用。口服吸收差，主要在肝脏代谢。用于治疗浅表真菌感染。口服或静脉滴注用于治疗不能耐受两性霉素 B 或治疗效果不佳的深部真菌病。属 FDA 妊娠 C 类药物。

9.克霉唑为广谱抗真菌药，对各种皮肤癣菌均有抑制作用，对深部真菌和其他细菌无效。

不易透过表皮角质层,因此外用无效。口服吸收后沉积在上皮的角蛋白层中,并能渗入毛囊,与皮肤、毛囊、指(趾)甲的角蛋白结合,防止皮肤真菌的继续侵入。用于治疗隐球菌脑膜炎、肺部真菌感染和真菌败血症,以及胃肠道、泌尿道及生殖道真菌感染。属 FDA 妊娠 B 类药物。

10.制霉菌素为广谱抗真菌药,对多种深部真菌有较强的抑制作用。其作用机制可能是与真菌细胞膜中的甾醇结合,使胞质膜受损,引起菌内容物外渗而发挥抗真菌作用。因细菌和立克次体等胞质膜不含甾醇,故对细菌及立克次体等无作用。口服不易吸收,几乎全部从粪便中排出。注射剂毒性大,故只限于局部用药。主要用于消化道、口腔、阴道和皮肤的白色念珠菌感染。属 FDA 妊娠 B 类药物。

11.氟康唑对深部真菌有抗菌作用,口服吸收效果良好,吸收率大于 90%。用于治疗全身性及黏膜念珠菌感染、隐球菌感染、小孢子菌属感染及毛癣菌属感染等。属 FDA 妊娠 C 类药物。

12.伊曲康唑为具有三唑环的合成唑类抗真菌药,对深部真菌与浅表真菌均有抗菌作用,三唑环的结构使本品对人体细胞色素 P_{450} 的亲和力降低,但对真菌细胞色素 P_{450} 却仍保持较强的亲和力。该药与食物同时服用时吸收增加,是高度脂溶性化合物。临床主要用于深部真菌引起的系统感染,亦可用于外阴阴道念珠菌病及曲菌病等。

13.治愈标准为治疗结束后,于下次月经干净后复查阴道分泌物,如未见念珠菌,则需再局部用药 1~2 个疗程以巩固疗效。经净后连续复查 3 次阴性方为治愈。

三、细菌性阴道病

细菌性阴道病(BV)为阴道内正常菌群失调所致的一种混合感染,但临床及病理特征无炎症改变,其本质是正常寄生在阴道内的菌群失调,阴道内乳酸杆菌减少而其他细菌大量繁殖,主要有加德纳菌、厌氧菌(普雷沃菌属、动弯杆菌、紫单胞菌、类杆菌、消化链球菌等)及人型支原体。

临床上下列 4 项临床特征中至少具有 3 项可诊断为 BV,其中线索细胞阳性必备。

1.阴道分泌物均匀、稀薄。

2.阴道 pH>4.5(一般为 5.0~5.5)。

3.胺试验阳性。

4.线索细胞阳性(线索细胞占全部上皮细胞 20% 以上者为线索细胞阳性)。

【主诉】

患者阴道分泌物增多,伴异味。

【临床特点】

(一)主要症状

10%~40% 患者无临床症状,有症状者主要表现为白带增多,有鱼腥样恶臭味,性交后加重,有时可见泡沫。其机制在于厌氧菌可以产生胺类物质,碱化阴道,使分泌物增多并有臭味,厌氧菌代谢产生的气体可引起泡沫;酶和有机酸可以破坏宿主的防御机制,如溶解宫颈黏液,促进微生物进入上生殖道,引起炎症。

（二）次要症状

可伴有轻度的外阴瘙痒或烧灼感。

（三）体征

可见白带为均匀一致的量较多的稀薄白带，呈灰白色，容易将其从阴道壁拭去。阴道黏膜无红肿或充血等炎症表现，无滴虫、念珠菌或淋菌感染。

（四）鉴别诊断

1.滴虫性阴道炎

滴虫性阴道炎表现为外阴瘙痒剧烈，外阴分泌物非糊状而呈泡沫状，且无鱼腥臭味，镜检见白细胞增多，并可见活动滴虫。

2.念珠菌性阴道炎

念珠菌性阴道炎也可伴外阴明显瘙痒，阴道分泌物为较稠的白色或黄白色凝乳状或豆腐渣样；阴道壁往往充血，镜检见白细胞增多，并可查到及培养到念珠菌孢子及菌丝。

3.淋球菌性宫颈炎

淋球菌性宫颈炎发生时，宫颈充血明显，宫颈口及阴道可见多量黄色黏稠脓性分泌物，患者常伴尿路刺激征，镜检见上皮细胞内有革兰染色阴性的双球菌存在。

4.性心理异常或性病疑病症

常有不洁性生活史或知配偶有性传播疾病史后，自觉外阴不适，如有不同程度的痒痛及虫咬感，但阴道分泌物无异常、无线索细胞或偶见，且无其他病原菌检出。

5.外阴瘙痒症

可有不洁性生活史，自觉外阴瘙痒，但无分泌物异常及无病原体检出。该病主要与精神因素及个体素质有关，为一种皮肤病而非性传播疾病。

【辅助检查】

（一）首要检查

1.线索细胞阳性

在载玻片上加 1 滴生理盐水，取阴道分泌物混合成悬液，加上盖玻片，置高倍（400 倍）镜检查。线索细胞即阴道脱落的表层鳞状上皮细胞，于细胞边缘贴附大量颗粒状物即加德纳尔菌，细胞边缘呈锯齿状且模糊不清。

2.阴道 pH 测定

正常阴道内的 pH 为 3.8～4.2，细菌性阴道病时 pH 常＞4.5，多为 5.0～5.5。方法：可用阴道窥器扩展阴道，用 pH 试纸接触阴道壁，或用不沾盐水的棉拭子取分泌物后涂于 pH 试纸上。

3.胺试验阳性

取阴道分泌物置于载玻片上，加 1 滴 10％氢氧化钾溶液，则释放出特殊难闻的"鱼腥味"，即氨味。

（二）次要检查

1.阴道微生态

阴道微生态主要包括过氧化氢（阴道乳酸杆菌的标志物）、唾液酸苷酶（加德纳菌、游动弯曲杆菌等 BV 致病菌的标志物）和白细胞酯酶（炎性细胞的标志物）三项指标。其方法为先用棉签于阴道后穹隆处旋转 10～20 秒，以清晰见到棉签上有分泌物附着为准，加 400μl 稀释液，反复挤压棉签,使样品溢出。在试剂盒反应装置的三个孔中滴加一滴处理过的样品,约 35μl,以没过反应孔 1/2 为宜,之后在"唾液酸酐酶"反应孔中滴加一滴显色液,将反应装置放在气温为 37℃ 的水浴箱中显色 15 分钟或室温静置 30 分钟,立即判读结果。

(1)过氧化氢:显红色、紫色或蓝紫色为阴性;显蓝色为阳性。

(2)唾液酸苷酶:不显色或黄色为阴性;显红色、紫色或蓝色为阳性,显蓝色表示唾液酸苷酶活性浓度很高。

(3)白细胞酯酶:参照标准比色板比色判读结果,(－)和(±)为阴性,(＋)、(＋＋)、(＋＋＋)为阳性。

2.加德纳菌培养

加德纳菌培养是指先将阴道分泌物接种到选择性培养基上,然后再把可疑菌落接种到巧克力琼脂或血液琼脂培养基上。加德纳菌在 5% 的二氧化碳环境中在 37℃ 温度条件下培养 48 小时,长成直径约 0.5mm 的菌落。菌落为圆形,不透明,表面光滑,在人血或兔血琼脂培养基上有一圈弥漫的 β 溶血环,但不能溶解羊红细胞。取该菌做涂片,可见 0.3μm×2μm 大小、多形性的革兰染色不稳定的球杆菌。

3.BV 蓝

加德纳菌等造成 BV 的细菌可以产生足量的唾液酸酶,BV 蓝是一种酶活性检测试剂,可用于检测唾液酸酶活性水平。该法快速、简便,20 分钟出结果。将阴道分泌物浸入测试管溶液中 37℃ 温育 10 分钟,加入 1～2 滴显色剂,3 分钟内观察颜色。若测试管或棉拭子上呈蓝色或绿色,则 BV 蓝检测阳性;若呈黄色,则为阴性。

(三)检查注意事项

1.取材应注意取自阴道侧壁的分泌物,不应取自宫颈管或后穹隆。

2.由于阴道中的精液、宫颈黏液、经血及滴虫性阴道炎等均可使阴道 pH 升高,故阴道 pH 测定的特异性不高。

3.胺试验对于 BV 的诊断价值很高,但氨味释放常不敏感,缺乏氨味并不能排除本病。

4.显微镜检查还可以发现细菌的种类及数量发生变化,长杆状的乳酸杆菌数目明显减少,而细菌总数明显增加,短杆菌和球杆菌占优势,可作为诊断本病的参考。

5.加德纳菌是引起 BV 病的主要病原菌之一,培养阳性结合临床有助于诊断。但 40% 的健康女性和 40% 治疗后的女性患者也可培养出加德纳菌,因此,本菌的培养对 BV 的诊断并非必需。但若未培养出该菌,则有助于否定诊断。

6.行阴道微生态检查时,应注意脓性样品、血性样品以及浓稠分泌物可能会出现棕黄色反应,此现象并非唾液酸苷酶的呈色反应,应判读为阴性。受检者取样前 24 小时应禁止性生活、盆浴、阴道灌洗及局部上药等,以免影响检查结果。经期样品对结果判读有影响,不宜检测。

【治疗要点】

(一)治疗原则

治疗原则为灭菌抗炎,对症治疗。

(二)具体治疗方法

1.一般治疗

注意局部卫生,平时尽量不要冲洗阴道,以免引起菌群失调。

2.药物治疗

首选下列方案之一：①甲硝唑 400mg，每日 2 次，口服，共 7 日；②0.75％甲硝唑膏（5g），每日 2 次，阴道上药，共 5 日；③或 2％克林霉素膏（5g），每晚 1 次，阴道上药，共 7 日。

3.替换方案

①甲硝唑 2g，单次顿服，共 1 次；②替硝唑 2g，单次顿服，共 1 次；③克林霉素 300mg，每日 2 次，口服，共 7 日。

4.孕期及哺乳期治疗

（1）首选方案：甲硝唑 250mg，每日 3 次，口服，共 7 日。

（2）替换方案：①甲硝唑 2g，单次顿服，共 1 次；②克林霉素 300mg，每日 2 次，口服，共 7 日；③0.75％甲硝唑膏 5g，每日 2 次，阴道给药，共 5 日。

5.复发性 BV 用药方案

①甲硝唑 500mg，每日 2 次，口服，共 10～14 口；②0.75％甲硝唑膏（5g），每日 1 次，阴道给药，共 10 日；③巩固治疗：应用 0.75％甲硝唑膏（5g），阴道给药，每周 2 次，共 4～6 个月。

（三）治疗注意事项

1.无症状患者

无症状患者无须常规治疗。

2.对拟进行手术的患者

对拟进行子宫全切术、附件切除术、刮宫术及宫腔镜检查等妇科手术的细菌性阴道病患者应进行治疗，以防止术后感染。

3.性伴侣的治疗

本病虽与多个性伴侣有关，但对性伴侣治疗并未改善治疗效果及降低复发率，因此性伴侣无须常规治疗，但若患者是反复发作或难治性细菌性阴道病，应对其性伴侣予以治疗。

4.妊娠期用药

本病在妊娠期有合并上生殖道感染的可能，多选择口服用药，可使用甲硝唑全身治疗，Mayo Clinic 研究 771 名滴虫患者使用甲硝唑，检测 10～20 年，未发现有致癌作用。但应尽量避免应用甲硝唑 2g，单次顿服方案治疗。美国疾病预防和控制中心不主张在妊娠中晚期阴道内使用克林霉素霜，因其全身用药优于局部用药，全身用药可对亚临床和临床上生殖道感染病灶产生一定药物浓度，从而起到降低胎膜早破、早产和低出生体重儿发病率以及减少产褥感染的作用。

5.对有早产史及所有有症状的患者

对有早产史及所有有症状的患者应予治疗，可降低细菌性阴道病所致的早产率。

6.哺乳期用药

克林霉素在乳汁中的浓度为 0.7～3.8μg/mL，有报道提出有引起新生儿血性腹泻的病例，可能是克林霉素引起的肠炎，在哺乳期应用时加以注意。

《细菌性阴道病诊治规范》中建议选择局部克林霉素治疗 BV，避免应用甲硝唑 2g，单次顿服方案治疗。有资料称可选择甲硝唑全身或局部治疗，虽无甲硝唑对婴儿有不良反应的报道，但建议用药后 24 小时内暂不宜哺乳。

7.非孕期妇女

非孕期妇女也可选用替硝唑治疗细菌性阴道病。

8.复发性 BV

复发性 BV 是指在一年内反复发作 3 次或以上。复发性 BV 系患者阴道内相关微生物再激活,而不是再感染。

9.并发症的治疗

(1)盆腔炎:应缓解症状、消除当前感染,并降低远期后遗症的危险。

(2)异常子宫出血和子宫内膜炎:均需给予口服甲硝唑治疗,对于子宫出血可以迅速得以缓解。

(3)妇科术后感染:对手术流产女性口服甲硝唑治疗 BV,可减少 70% 的术后盆腔炎发生率。

(4)不育和流产:BV 患者输卵管因素不育症发生率增高。在助孕治疗中,BV 患者和非BV 患者的胚胎种植率相似,但 BV 患者早孕期流产率高于非 BV 患者。应积极治疗原发病并指导受孕,怀孕期间做好产前检查。

(5)羊膜绒毛膜炎、胎膜早破、早产和低出生体重儿:BV 患者阴道内细菌可通过胎膜进入羊膜腔,导致羊膜炎及羊膜绒毛膜炎,并可进一步发展为胎膜早破、早产和分娩低出生体重儿。因此,对于有早产史及有症状的 BV 患者应予治疗,以降低早产率。对于足月胎膜早破可进行观察,一般在破膜后 12 小时内自行临产;早产胎膜早破应抑制宫缩,防止感染,积极促胎肺成熟。

10.治愈标准

在治疗后 1~2 周及 3~4 周(或月经后)复查,线索细胞阴性(湿片上线索细胞<20%),再加上以下 3 项评价指标中至少 1 项:①白带正常;②阴道 pH≤4.5;③胺试验阴性。

11.随访

治疗后如果症状消失,无须常规随访治疗效果。对孕妇患者需要随访治疗效果。

12.预防

由于 BV 的发病机制不清,目前无有效预防措施,采取屏蔽避孕和避免阴道盥洗对预防本病可能有一定意义。

四、萎缩性阴道炎

萎缩性阴道炎又称老年性阴道炎,常见于绝经前后、手术切除双侧卵巢后、盆腔放射治疗后、哺乳过久以及卵巢功能早衰的妇女。不注意外阴清洁卫生、性生活频繁、营养不良等常为本病的诱因。

【主诉】

患者表现为阴道排液增多,呈黄水样,严重时为脓血性。

【临床特点】

1.主要症状

绝经前后妇女阴道分泌物增多,淡黄色,常呈水样,由于感染病菌不同,也可呈泡沫状,或呈脓性,或带有血性,由于分泌物的刺激,患者可出现外阴瘙痒或灼热疼痛感。由于卵巢功能减退,体内雌激素水平低落,导致阴道黏膜萎缩变薄,上皮细胞内糖原含量减少,乳酸杆菌减少,阴道酸度降低呈碱性,局部抵抗力削弱,故而导致病菌易于入侵、繁殖,引起炎症而出现上述症状。

2.次要症状

常有外阴瘙痒、灼热、下坠感、疼痛及性交痛。若病变累及前庭、尿道口周围黏膜,则出现尿频、尿痛。若阴道黏膜发生浅表溃疡,可致粘连形成,溃疡部瘢痕收缩可致阴道狭窄或部分阴道闭锁致分泌物引流不畅,形成阴道积脓。

3.体征

检查见阴道黏膜萎缩、菲薄、皱襞消失,阴道黏膜充血、红肿,有出血点,严重者可形成溃疡。若溃疡面与对侧粘连,检查时粘连可被分开而引起出血,粘连严重时可造成阴道狭窄或闭锁,有时还会造成阴道积脓。

4.鉴别诊断

(1)糖尿病继发性外阴阴道炎:两者均可有外阴瘙痒,阴道分泌物增多,查尿糖、血糖有助鉴别。

(2)宫颈癌、子宫内膜癌:老年性阴道炎可出现血性白带及少许阴道出血,故需与子宫恶性肿瘤鉴别,可做局部刮片或行阴道镜检查、宫腔镜检查、分段诊刮术及病理组织学检查,依靠病检明确诊断。

(3)阴道癌:老年性阴道炎妇科检查阴道壁可出现溃疡,需与阴道癌鉴别。可对阴道壁肉芽组织及溃疡者局部活检以确诊。

【辅助检查】

根据年龄和患者主诉不难作出诊断。

(一)首要检查

阴道分泌物检查,镜下见大量基底层细胞及白细胞而未见滴虫或念珠菌,清洁度Ⅱ~Ⅲ度。

(二)次要检查

1.性激素测定

性激素测定包括血促卵泡生成素(FSH)及雌二醇(E_2)的测定,可用于评价用药效果。FSH 正常范围:青春期≤5U/L,育龄期5~20U/L,绝经后>40U/L。血 E_2 正常值:青春前期18.35~110.10pmol/L,卵泡期91.75~275.25pmol/L,排卵期734.0~2202.0pmol/L,黄体期367.0~1101.0pmol/L,绝经期18.35~91.75pmol/L。用药后血 FSH 水平显著下降,E_2 水平显著上升为有效。

2.宫颈细胞学检查

有血性白带者,应行宫颈细胞学检查,排除宫颈癌。

3.分段诊刮术及病理组织学检查

有血性白带者,排除子宫内膜癌及阴道癌。

(三)检查注意事项

应注意在涂片中找滴虫、真菌以资鉴别。

【治疗要点】

(一)治疗原则

治疗原则目的是提高机体及阴道的抵抗力,抑制病原菌的生长。

(二)具体治疗方法

1.加强营养

高蛋白饮食,患者应注意补充维生素 B 及维生素 A,有助于阴道炎的消退。

2.改变阴道酸碱度,抑制细菌生长

可用 1‰乳酸溶液 10mL 加入 1000mL 温开水中,冲洗阴道,每日 1 次;或 0.5％醋酸溶液 5mL 加入 1000mL 温开水中,冲洗阴道,每日 1 次。

3.阴道局部消炎,抑制细菌生长

甲硝唑栓剂 0.2g,塞入阴道深部,每晚 1 次,共 7～10 次;或氟哌酸栓剂 0.2g,塞入阴道深部,每晚 1 次,共 7～10 次。对合并子宫内膜炎者口服抗生素,如克林霉素,300mg,每日 3 次,口服,共 5～7 日。

4.提高雌激素水平

提高局部或全身雌激素水平,增强阴道黏膜抵抗力。

5.局部用药

己烯雌酚 0.25mg,每晚 1 次,阴道给药,7 次为一疗程;或倍美力(结合雌激素)软膏或欧维婷(雌三醇)软膏,每日 0.5～1mL,阴道内注入,每晚 1 次,7～10 次为一疗程;或可宝净(氯喹那多-普罗雌烯阴道片),每日 1 片,阴道给药,连续应用 18 日;或更宝芬(普罗雌烯)胶囊,1 粒,塞入阴道,每日 1 次,连用 20 日。

6.全身用药

己烯雌酚 0.125～0.25mg,每晚 1 次,口服,10 次为一疗程;或倍美力(结合雌激素) 0.625mg,每日 1 次,口服,维持 1～2 个月;或尼尔雌醇,首次口服 4mg,以后每 1～2 周口服 1 次,每次 2mg,维持 1～2 个月;替勃龙(利维爱)2.5mg,每日 1 次,口服,共 7 日。

(三)治疗注意事项

1.己烯雌酚为人工合成的非固醇类雌激素,局部涂搽可促使阴道上皮角化而不致于使子宫内膜增生。

2.尼尔雌醇即维尼安,为雌三醇衍生物,剂量小,作用时间长,口服长效雌激素,对子宫内膜的影响小、较安全。长期应用对子宫内膜有促进生长作用,应加用孕激素。

3.有雌激素依赖性肿瘤史的患者,禁忌使用雌激素类药物。故在应用雌激素类药前需检查乳腺及子宫内膜,注意有无乳腺增生或癌,或子宫内膜增生或癌。

4.治愈标准为自觉症状消失,外阴黏膜及阴道黏膜、宫颈黏膜恢复正常,阴道清洁度为Ⅰ度。

第三节　子宫肌瘤

子宫肌瘤是女性生殖器中最常见的一种良性肿瘤,由平滑肌及结缔组织组成,多见于30～50岁妇女,20岁以下少见。根据尸检资料,35岁以上的女性,约20％有大小不等的子宫肌瘤。因肌瘤多无或很少有症状,临床发病率远低于肌瘤真实发病率。

【发病相关因素】

确切病因尚未明了,可能涉及正常肌层的体细胞突变、性激素及局部生长因子间的相互作用。因肌瘤好发于生育年龄,青春期前少见;在妊娠、外源性高雌激素作用下,肌瘤生长较快;抑制或降低雌激素水平的治疗可使肌瘤缩小;绝经后停止生长,萎缩或消退,提示其发生可能与女性激素相关。生物化学检测证实肌瘤中雌二醇的雌酮转化率明显低于正常肌组织;肌瘤中雌激素受体(ER)浓度明显高于周边肌组织,故认为肌瘤组织局部对雌激素的高敏感性是肌瘤发生的重要因素之一。此外研究证实孕激素有促进肌瘤有丝分裂活动、刺激肌瘤生长的作用,肌瘤组织较周边肌组织中孕激素受体浓度升高,分泌期的子宫肌瘤标本中分裂象明显高于增殖期的子宫肌瘤。细胞遗传学研究显示25％～50％子宫肌瘤存在细胞遗传学的异常,包括从点突变到染色体丢失和增多的多种染色体畸变,首先是单克隆起源的体细胞突变,并对突变肌细胞提供一种选择性生长优势;其次是多种与肌瘤有关的染色体重排。常见的有12号和14号染色体长臂片段易位、12号染色体长臂重排、7号染色体长臂部分缺失等。分子生物学研究提示子宫肌瘤由单克隆平滑肌细胞增殖而成,多发性子宫肌瘤由不同克隆细胞形成。还有研究认为,一些生长因子在子宫肌瘤的生长过程中可能起着重要作用,如胰岛素样生长因子(ICF)Ⅰ和Ⅱ、表皮生长因子(EGF)、血小板衍生生长因子(PDGF)A和B等。

【分类】

1.按肌瘤生长部位

按肌瘤生长部位分为宫体肌瘤(90％)和宫颈肌瘤(10％)。

2.按肌瘤与子宫肌壁的关系

按肌瘤与子宫肌壁的关系分为3类:

(1)肌壁间肌瘤:占60％～70％,肌瘤位于子宫肌壁间,周围均被肌层包围。

(2)浆膜下肌瘤:约占20％,肌瘤向子宫浆膜面生长,并突出于子宫表面,肌瘤表面仅由子宫浆膜覆盖。若瘤体继续向浆膜面生长,仅有一蒂与子宫相连,称为带蒂浆膜下肌瘤,营养由蒂部血管供应。若血供不足,肌瘤可变性坏死。如蒂扭转断裂,肌瘤脱落形成游离性肌瘤。如肌瘤位于宫体侧壁向宫旁生长突出于阔韧带两叶之间称阔韧带肌瘤。

(3)黏膜下肌瘤:占10％～15％。肌瘤向宫腔方向生长,突出于宫腔,仅为黏膜层覆盖。黏膜下肌瘤易形成蒂,在宫腔内生长犹如异物,常引起子宫收缩,肌瘤可被挤出宫颈外口而突入阴道。

3.子宫肌瘤

子宫肌瘤常为多个,以上各类肌瘤可单独发生亦可同时发生。2个或2个部位以上肌瘤发生在同一子宫者,称为多发性子宫肌瘤。

此外,还偶见生长于圆韧带、阔韧带、宫骶韧带。

【病理】

1.巨检

肌瘤为实质性球形包块,表面光滑,质地较子宫肌层硬,压迫周围肌壁纤维形成假包膜,肌瘤与假包膜间有一层疏松网状间隙故易剥出。血管由外穿入假包膜供给肌瘤营养,肌瘤越大,血管越粗,假包膜中的血管呈放射状排列,壁缺乏外膜,受压后易引起循环障碍而使肌瘤发生各种退行性变。肌瘤长大或多个相融合时呈不规则形状。肌瘤切面呈灰白色,可见旋涡状或编织状结构。肌瘤颜色和硬度与纤维组织多少有关。

2.镜检

肌瘤主要由梭形平滑肌细胞和不等量纤维结缔组织构成。肌细胞大小均匀,排列成旋涡状或栅状,核为杆状。

3.特殊类型的子宫肌瘤

(1)富于细胞平滑肌瘤:肿瘤中有丰富的平滑肌细胞,排列紧密,细胞大小及形态尚一致,仅个别细胞有异形,偶见分裂相约 1～4 个/10 个高倍视野。

(2)奇怪型平滑肌瘤:肿瘤以圆形或多边形细胞为主,胞质嗜酸,核周呈透亮空隙。其特征为细胞多形性,核异型甚至出现巨核细胞。无分裂象可见。临床呈良性表现。

(3)血管平滑肌瘤:平滑肌瘤中血管丰富,瘤细胞围绕血管排列,与血管平滑肌紧密相连。肿瘤切面色泽较红。

(4)上皮样平滑肌瘤:平滑肌瘤以圆形或多变形细胞组成,常排列成上皮样索或巢。肌瘤呈黄色或灰色。应注意其边缘部分是否有肌层浸润,若有浸润应视为恶性。

(5)神经纤维样平滑肌瘤:肿瘤细胞核呈栅栏状排列,像神经纤维瘤。

【肌瘤变性】

肌瘤变性是肌瘤失去了原有的典型结构。常见的变性有:

1.玻璃样变

玻璃样变又称透明变性,最常见。肌瘤剖面旋涡状结构消失为均匀透明样物质取代。镜下见病变区肌细胞消失,为均匀透明无结构区。

2.囊性变

囊性变继发于玻璃样变,肌细胞坏死液化即可发生囊性变,此时子宫肌瘤变软,很难与妊娠子宫或卵巢囊肿区别。肌瘤内出现大小不等的囊腔,其间有结缔组织相隔,数个囊腔也可融合成大囊腔,腔内含清亮无色液体,也可凝固成胶冻状。镜下见囊腔为玻璃样变的肌瘤组织构成,内壁无上皮覆盖。

3.红色样变

红色样变多见于妊娠或产褥期,为肌瘤的一种特殊类型坏死,发生机制不清,可能与肌瘤内小血管退行性变引起血栓及溶血,血红蛋白渗入肌瘤内有关。患者可有剧烈腹痛伴恶心呕吐、发热,白细胞计数升高,检查发现肌瘤迅速增大、压痛。肌瘤剖面为暗红色,如半熟的牛肉,有腥臭味,质软旋涡状结构消失。镜检见组织高度水肿,假包膜内大静脉及瘤体内小静脉血栓形成,广泛出血伴溶血,肌细胞减少,细胞核常溶解消失,并有较多脂肪小球沉积。

4.肉瘤样变

肌瘤恶变即为肉瘤样变,少见,仅为 0.4%～0.8%,多见于年龄较大妇女。肌瘤在短期内迅速长大或伴有不规则出血者应考虑恶变。若绝经后妇女肌瘤增大更应警惕恶性变可能。肌瘤恶变后,组织变软而且脆,切面灰黄色,似生鱼肉状,与周围组织界限不清。镜下见平滑肌细胞增生,排列紊乱,旋涡状结构消失,细胞有异型性。

5.钙化

钙化多见于蒂部细小血供不足的浆膜下肌瘤以及绝经后妇女的肌瘤。常在脂肪变性后进一步分解成甘油三酯,再与钙盐结合,沉积在肌瘤内。X 线摄片可清楚看到钙化阴影。镜下可见钙化区为层状沉积,呈圆形,有深蓝色微细颗粒。

【临床表现】

1.症状

患者多无明显症状,仅在体检时偶然发现。症状与肌瘤部位、有无变性相关,而与肌瘤大小、数目关系不大。常见症状有:

(1)经量增多及经期延长:多见于大的肌壁间肌瘤及黏膜下肌瘤者,肌瘤使宫腔增大子宫内膜面积增加,并影响子宫收缩可有经量增多、经期延长等症状。此外肌瘤可能使肿瘤附近的静脉受挤压,导致子宫内膜静脉丛充血与扩张,从而引起月经过多。黏膜下肌瘤伴坏死感染时,可有不规则阴道流血或血样脓性排液。长期经量增多可导致继发贫血、乏力、心悸等症状。

(2)下腹包块:肌瘤初起时腹部摸不到肿块,当肌瘤逐渐增大使子宫超过了 3 个月妊娠大小较易从腹部触及。肿块居下腹正中部位,实性、可活动、无压痛、生长缓慢。巨大的黏膜下肌瘤脱出阴道外,患者可因外阴脱出肿物来就医。

(3)白带增多:肌壁间肌瘤使宫腔面积增大,内膜腺体分泌增多,并伴有盆腔充血致使白带增多;子宫黏膜下肌瘤一旦感染可有大量脓样白带,如有溃烂、坏死、出血时可有血性或脓血性有恶臭的阴道溢液。

(4)压迫症状:子宫前壁下段肌瘤可压迫膀胱引起尿频、尿急;子宫颈肌瘤可引起尿困难、尿潴留;子宫后壁肌瘤(峡部或后壁)可引起下腹坠胀不适、便秘等症状。阔韧带肌瘤或宫颈巨型肌瘤向侧向发展嵌入盆腔内压迫输尿管使上泌尿路受阻,形成输尿管扩张甚至发生肾盂积水。

(5)其他:常见下腹坠胀、腰酸背痛,经期加重。患者可引起不孕或流产。肌瘤红色变性时有急性下腹痛,伴呕吐、发热及肿瘤局部压痛;浆膜下肌瘤蒂扭转可有急性腹痛;子宫黏膜下肌瘤由宫腔向外排出时也可引起腹痛。

2.体征

体征与肌瘤大小、位置、数目及有无变性相关。大肌瘤可在下腹部叩及实质性不规则肿块。妇科检查子宫增大,表面不规则单个或多个结节状突起。浆膜下肌瘤可叩及单个实质性球状肿块与子宫有蒂相连。黏膜下肌瘤位于宫腔内者子宫均匀增大;黏膜下肌瘤脱出子宫颈外口,检查即可看到子宫颈口处有肿物,粉红色,表面光滑,宫颈四周边缘清楚。如伴感染时可有坏死、出血及脓性分泌物。

【诊断及鉴别诊断】

根据病史及体征诊断多无困难。个别患者诊断困难可采用 B 型超声检查、宫腔镜、子宫输卵管造影等协助诊断。应与下列疾病鉴别：

1.妊娠子宫

妊娠子宫应注意肌瘤囊性变与妊娠子宫先兆流产鉴别。妊娠时有停经史，早孕反应，子宫随停经月份增大变软，借助尿或血 HCG 测定、B 型超声可确诊。

2.卵巢肿瘤

卵巢肿瘤多无月经改变，呈囊性位于子宫一侧。在某些特定的情况下，两者可能难以鉴别。浆膜下肌瘤可能误诊为卵巢实体或部分实体肿瘤，囊性变的浆膜下肌瘤与卵巢囊肿可能在一般临床检查不易区别。B 超检查有时可以鉴别浆膜下肌瘤、阔韧带肌瘤与卵巢肿瘤，扫描时，应特别注意寻找卵巢与肿块、子宫与肿块的关系。最可靠的方法是采用腹腔镜检查，腹腔镜兼有诊断与治疗的作用。注意实质性卵巢肿瘤与带蒂浆膜下肌瘤鉴别，肌瘤囊性变与卵巢囊肿鉴别。

3.子宫腺肌病

局限型子宫腺肌病类似子宫肌壁间肌瘤，质硬，亦可有经量增多等症状。也可使子宫增大，月经量增多。但子宫腺肌病有继发性渐进性痛经史，子宫多呈均匀增大，很少超过 3 个月妊娠大小，有时经前与经后子宫大小可有变化。有时子宫肌腺病可和子宫肌瘤并存。B 超检查是鉴别子宫肌腺病与子宫肌瘤常用的辅助检查，阴道 B 超、彩色多普勒，特别是经阴道进行彩色多普勒超声检查等的应用可以提高两者鉴别的准确性。两者鉴别有时较困难。

4.子宫内膜息肉

子宫内膜息肉主要表现为月经量多、经期延长及不规则阴道流血等症状，这些症状与子宫黏膜下肌瘤有相似之处，特别是 B 超检查均显示出有宫腔内占位。一般可通过经阴道彩色多普勒超声检查或经阴道宫腔声学造影来进行区别。鉴别子宫内膜息肉及子宫黏膜下肌瘤最为可靠的方法是进行宫腔镜检查。无论诊断或治疗，宫腔镜均是该病的最好选择。

5.功能失调性子宫出血

功能失调性子宫出血主要表现为不规则阴道出血，临床症状与子宫肌瘤有相似之处。较大的肌瘤、子宫明显增大、多发性肌瘤、子宫增大不规则，以及浆膜下肌瘤、子宫表面有结节性突出等情况，一般不会与功血相混淆。鉴别较困难者为子宫肌瘤小，而出血症状又比较明显的病例。一方面是症状相似，均可出现月经过多或不规则出血。另一方面，功血患者有时子宫亦略大于正常。通过 B 超、诊断性刮宫或宫腔镜检查可以对两者进行鉴别诊断。

6.子宫恶性肿瘤

(1)子宫肉瘤：好发于老年妇女，生长迅速，侵犯周围组织时出现腰腿痛等压迫症状。有时从宫口有息肉样赘生物脱出，触之易出血，肿瘤的活组织检查有助于鉴别。

(2)宫颈癌：有不规则阴道流血及白带增多或不正常排液等症状，外生型较易鉴别，内生型宫颈癌则应与宫颈管黏膜下肌瘤鉴别。宫颈黏膜下肌瘤突出宫颈口并伴有坏死感染时，外观有时很难与宫颈癌区别，但阴道检查可发现前者肿瘤仍较规则，有时尚可叩及根蒂。可借助于 B 型超声检查、宫颈细胞学刮片检查、宫颈活组织检查、宫颈管搔刮及分段诊刮等鉴别。

（3）子宫内膜癌：以绝经后阴道流血为主要症状，好发于老年妇女，子宫呈均匀增大或正常，质软。应该强调指出，子宫肌瘤合并子宫内膜癌，远较肌瘤合并宫颈癌为多，也比子宫肌瘤本身癌变为多。因此，子宫肌瘤患者，应警惕合并子宫内膜癌，特别是年龄偏大的患者。不少研究指出，对临床诊断为子宫肌瘤的患者，术前应常规进行诊断性刮宫，因为即使宫颈细胞学阴性者，亦可能发现意料之外的子宫内膜癌。

7.其他

卵巢巧克力囊肿、盆腔炎性包块、子宫畸形等可根据病史、体征及 B 型超声检查鉴别。

【治疗】

治疗应根据患者年龄，生育要求，症状及肌瘤的部位、大小、数目全面考虑。

1.随访观察

肌瘤小（＜5cm），无症状或症状轻微，一般不需治疗，特别是近绝经期妇女，绝经后肌瘤多可萎缩或逐渐消失。每 3～12 个月随访一次，行妇科检查和（或）B 型超声检查均可。若肌瘤明显增大或出现症状，则可考虑进一步治疗。对于未孕的患者，尤其要重视定期随访，以免对今后妊娠产生不良影响。

2.药物治疗

肌瘤小于 2 个月妊娠子宫大小，症状轻，近绝经年龄或全身情况不宜手术者或在术前控制肌瘤的大小以减少手术难度，可给予药物对症治疗。但因为是非根治性治疗，停药后一般肌瘤会重新增大。

（1）雄激素：可对抗雌激素，使子宫内膜萎缩；也可直接作用于子宫，使肌层和血管平滑肌收缩，从而减少子宫出血。近绝经期应用可提前绝经。常用药物：丙酸睾酮 25mg 肌内注射，每 5 日 1 次，经期 25mg/d，共 3 次，每月总量不超过 300mg，可用 3～6 个月；甲睾酮 10mg/d，舌下含服，连用 3 个月。

（2）促性腺激素释放激素类似物（GnRHa）：采用大剂量连续或长期非脉冲式给药可产生抑制 FSH 和 LH 分泌作用，降低雌二醇到绝经水平，以缓解症状并抑制肌瘤生长使其萎缩。但停药后又逐渐增大到原来大小。一般应用长效制剂，间隔 4 周皮下注射 1 次。常用药物有亮丙瑞林每次 3.75mg，或戈舍瑞林每次 3.6mg。目前临床多用于：①术前辅助治疗 3～6 个月，待控制症状、纠正贫血、肌瘤缩小后手术，降低手术难度，减少术中出血，避免输血；②对近绝经期患者有提前过渡到自然绝经作用；③因子宫肌瘤引起不孕的患者，孕前用药使肌瘤缩小以利自然妊娠。用药 6 个月以上可产生绝经期综合征，骨质疏松等副作用，故长期用药受限。有学者指出，在 CnRHa 用药 3 个月加用小剂量雌孕激素，即反向添加治疗，能有效减少症状且可减少这种副作用。

（3）其他药物：米非司酮为人工合成的 19-去甲基睾酮衍生物，具有强抗黄体酮作用，亦可用于子宫肌瘤治疗。一般从月经周期第 2 天开始，10～25mg/d 口服，连续服用 6 个月，作为术前用药或提前绝经使用。但停药后肌瘤会重新增大，且不宜长期使用，以防其拮抗糖皮质激素的副作用。目前，有关该药治疗子宫肌瘤的机制、剂量及疗效，尚在探索之中。此外，在子宫肌瘤出血期，若出血量多，还可用子宫收缩剂（缩宫素）和止血药（如妥塞敏、止血敏、立止血等）。但值得注意的是，子宫肌瘤患者可合并内膜病变，需注意排除。

3.手术治疗

适应证为：子宫大于 10 周妊娠大小、月经过多继发贫血、有膀胱、直肠压迫症状或肌瘤生长较快疑有恶变者、保守治疗失败、不孕或反复流产排除其他原因。手术途径可经腹、经阴道或宫腔镜及腹腔镜辅助下手术。手术术式有：

(1)肌瘤切除术：系将子宫肌瘤摘除而保留子宫的手术。适用于 40 岁以下希望保留生育功能的患者。多剖腹或腹腔镜下切除；黏膜下肌瘤部分可经阴道或宫腔镜摘除。

(2)子宫切除术：肌瘤大，个数多，症状明显，不要求保留生育功能，或疑有恶变者，可行剖腹或腹腔镜下全子宫切除术。必要时可于术中行冰冻切片组织学检查。依具体情况决定是否保留双侧附件。术前应宫颈刮片细胞学检查排除宫颈恶性病变。

(3)子宫动脉栓塞术：自 20 世纪 90 年代起子宫动脉栓塞术用于治疗子宫肌瘤以来，绝大部分患者疗效满意，异常子宫出血减少，症状减轻或消除，月经周期恢复正常，贫血改善，子宫和肌瘤的体积均明显减少。术后 3 个月平均减少 40％～60％。并在随后的时间内体积还会继续缩小。对于症状性子宫肌瘤，尤其是伴有严重的贫血或盆腔疼痛，传统非手术治疗失败者，子宫动脉栓塞术是有效的，尤其是对于那些希望保留子宫的患者是可供选择的治疗方案之一。子宫动脉栓塞术的治疗原理为：由于肌瘤组织与正常子宫组织相比生长分裂活跃，耗氧量大，对无氧代谢耐受力差；子宫血供的特殊性导致子宫正常组织有丰富的血管交通网，并且对血栓的溶解能力较肌瘤组织强。通过对子宫肌瘤供血动脉的栓塞，以达到阻断瘤体血供，瘤组织坏死萎缩，使瘤细胞总数减少，从而达到缓解症状的目的。对＜6cm 的浆膜下肌瘤、＜5cm 的黏膜下肌瘤以及＜8cm 肌壁间肌瘤疗效最佳。该手术的绝对禁忌证相对较少，包括妊娠，未明确性质的盆腔肿块或子宫病变、凝血功能障碍等。手术副作用少，且多轻微。一般术后 7 天内缓解，10～14 天可恢复日常生活工作。常见的并发症有穿刺相关并发症、栓塞后综合征、感染、非靶向栓塞等。

【子宫肌瘤合并妊娠】

肌瘤合并妊娠占肌瘤患者 0.5％～1％，占妊娠 0.3％～0.5％，肌瘤小又无症状者常被忽略，故实际发病率高于报道。

1.肌瘤对妊娠及分娩的影响

肌瘤对妊娠及分娩的影响与肌瘤大小及生长部位有关，黏膜下肌瘤可影响受精卵着床导致早期流产；肌壁间肌瘤过大因机械压迫，宫腔变形或内膜供血不足可引起流产。妊娠后期及分娩时胎位异常、胎盘低置或前置、产道梗阻等难产应作剖宫产。胎儿娩出后易因胎盘粘连、附着面大或排出困难及子宫收缩不良导致产后出血。

2.妊娠期及产褥期易发生红色变性

妊娠期及产褥期易发生红色变性表现为肌瘤迅速长大，剧烈腹痛，发热和白细胞计数升高，通常采用保守治疗能缓解。妊娠合并子宫肌瘤多能自然分娩，但要预防产后出血。若肌瘤阻碍胎儿下降应行剖宫产术，术中是否同时切除肌瘤，需根据肌瘤大小，部位和患者情况决定。

【临床特殊情况的思考和建议】

1.妊娠合并子宫肌瘤患者剖宫产同时是否可行肌瘤切除术

足月妊娠时，子宫肌瘤边界清晰，容易分离，而且对催产素敏感性高。Hassiakos 等研究了 141 例因妊娠合并子宫肌瘤实施剖宫产术的患者,其中 47 例在剖宫产同时行肌瘤切除术。与剖宫产术时未行肌瘤切除术的患者相比,剖宫产术同时行肌瘤切除术的患者手术时间和住院天数延长,但两者在术中出血、术后感染等并发症方面的差异无统计学意义。妊娠合并子宫肌瘤患者在剖宫产同时行子宫肌瘤切除术的意义在于:

(1)避免短期内再次手术,使患者心理上和生理上得到恢复。

(2)肌瘤剔除术后子宫收缩更为协调,有利于子宫修复,对减少术后出血及盆腔感染可能也有一定的作用。但剖宫产术同时行肌瘤切除术需在术前和术中做好充分准备。术前应行 B 型超声检查,了解肌瘤与胎盘位置以决定切口位置及手术方式,并备有充足血源。术中要求手术者技术娴熟,能处理髂内动脉或子宫动脉结扎术或子宫切除术。术中一般先做剖宫产(除黏膜下肌瘤外)、缝合剖宫产切口,然后再行肌瘤切除术。肌瘤挖除前先在瘤体周围或基底部注射缩宫素,可有效减少手术出血量。对一些粟粒大小肌瘤可应用高频电刀,使其碳化,临床上亦收到良好的效果。

2.40 岁以上无生育要求的多发性子宫肌瘤患者是否可行子宫肌瘤切除术

对于此类患者,临床上一般采取全子宫或次全子宫切除术。但近年来,越来越多的患者提出了保留子宫的要求。子宫是胚胎生长发育的场所,对于无生育要求的妇女而言,保留子宫似乎并无必要,而且有可能因肌瘤复发而再次手术。此外,肌瘤切除术还会面临术中出血多的问题。但患者丧失一个器官的心理和精神损害可能会超过这个器官疾病对她造成的生理和病理损害,且子宫肌瘤切除术后总的复发率只有 30% 左右。近年来的研究还发现子宫切除会影响卵巢的功能。英国的妇科手术大师 Bonney 曾报道了从一个患者的子宫上剔除 225 个肌瘤,亦证实即使子宫肌瘤个数过多,还是可以手术剔除的。因此,无生育要求的多发性子宫肌瘤患者若对保留子宫有强烈的愿望,可以行子宫肌瘤切除术,但需告知其术后复发的风险,并强调定期随访的重要性。同时,术前可通过阴道用米索前列醇或术中瘤体内注射垂体后叶素、丁哌卡因联合肾上腺素等药物以及放置止血带等方法减少术中出血。

3.子宫肌瘤的激素替代治疗的思考

研究发现,绝经后使用激素替代疗法的妇女,无论是单用雌激素或雌、孕激素联合应用均有促进子宫肌瘤生长的作用,但一般不会引起绝经后流血等临床症状。目前认为,绝经期子宫肌瘤妇女使用激素治疗不是绝对禁忌证,而是属慎用范围。对于有绝经期症状者可以采用激素治疗,使用时注意孕激素用量不宜过大,雌激素和孕激素采用小剂量、个体化治疗,且口服药物比经皮用药对肌瘤的生长刺激作用较弱。但对绝经期使用激素治疗的子宫肌瘤妇女要强调知情同意和定期检查及随访的重要性,治疗期间应注意观察有无异常阴道流血等临床症状的出现,同时定期进行 B 型超声检查子宫肌瘤大小和子宫内膜厚度。一旦发现子宫肌瘤增大或出现异常阴道流血可停药,并进一步检查异常阴道流血的原因。

4.子宫肌瘤不孕患者治疗的思考

约有 30% 子宫肌瘤患者表现为不孕,这与肌瘤的大小及生长的部位有关。如子宫角部的肌瘤可造成输卵管扭曲、变形,影响精子或受精卵通过,减少受孕机会。黏膜下子宫肌瘤占据宫腔的位置、影响受精卵着床。而较大的肌壁间肌瘤既可改变宫腔的正常形态,又可压迫输卵管。对于这些患者,应考虑行肌瘤切除术。如年轻、不孕年限<2 年,尚不急于妊娠,卵巢储备

功能良好,但有月经多、痛经,子宫如孕 10～12 周大小等可先考虑药物治疗,使肌瘤缩小改善症状。如不能自然怀孕,可考虑行肌瘤切除术。年龄＜30 岁,不孕年限＜2～3 年,浆膜下或肌壁间肌瘤向浆膜突出,不影响宫腔形态,无月经改变,无痛经,生长缓慢者,输卵管至少一侧通畅,卵巢储备功能良好,可随访 6～12 个月。期间监测排卵,指导性生活,对排卵障碍者可用促排卵药物助孕。一般肌壁间肌瘤切除术后建议避孕一年,黏膜下肌瘤宫腔无损者避孕 4～6 个月后考虑妊娠。妊娠后加强管理,警惕孕中、晚期子宫破裂,适当放宽剖宫产指征。

对于拟行辅助生育技术的子宫肌瘤患者,如肌瘤小、宫腔未变形,或为浆膜下肌瘤,一般可采用 IVF-ET。辅助生育的 ICSI 技术对浆膜下肌瘤者胚胎种植率和临床妊娠率无危害作用。有关行辅助生育技术前子宫肌瘤不孕者是否先作肌瘤切除术,尚无统一意见。有认为术后可增加妊娠机会;也有认为增加胚胎移植数,可有较满意的效果。

5.特殊类型子宫肌瘤的治疗

特殊类型子宫肌瘤属良性肿瘤,以手术治疗为主,可按良性子宫肌瘤的手术治疗原则处理。手术式的选择主要取决于患者年龄、有无生育要求及肌瘤本身特点等,以避免过度诊治。但术后要加强随访,以便发现复发病例,及时处理。一旦复发,要做扩大范围的手术,防止肉瘤样变。

第二章　胎儿发育异常

第一节　多胎妊娠

一次妊娠同时怀有两个或两个以上的胎儿时称为多胎妊娠,以双胎最多见(约占99%),三胎较为少见,四胎和四胎以上罕见。Hellin早在1895年就根据大量统计资料得出多胎妊娠的发生定律,按Hellin公式计算多胎妊娠为$1:89^{n-1}$(n代表一次妊娠中的胎儿数),亦即每89次妊娠中有1例双胎,其他可依此类推。此后,经后人做大量统计资料的复核,发现Hellin公式仅为数学上的近似值。

近年来,由于促排卵药物及辅助生育技术(ART)的应用,多胎妊娠的发生率在全球迅速增长。多胎妊娠属高危妊娠,与单胎妊娠相比,多胎妊娠出现流产、早产、胎儿畸形、胎儿生长受限、贫血、妊娠期高血压疾病、羊水过多、胎膜早破、前置胎盘、妊娠期糖尿病、产后出血等发病率大大增加,而且出现一些特殊的并发症如多胎之一胎死宫内或畸形、双胎输血综合征、多胎之一胎膜早破或早产等。因此,它一直是产科临床研究的重点课题之一,也是我们临床医师迫切需要解决的问题。

【主诉】

患者早孕时反应重、胎动频繁,妊娠晚期腹部有坠胀感、呼吸困难。

【临床特点】

(一)主要症状

1.停经后恶心、呕吐等早孕反应重。

2.自觉胎动频繁。

3.孕10周以后腹部增大和体重增加均明显。

4.妊娠晚期由于子宫体积过度膨胀,腹部坠胀感明显,膈肌升高造成呼吸困难甚至不能平卧,行动不便等。

(二)次要症状

患者因子宫体积过大可造成压迫症状,如下肢水肿、静脉曲张、胃部饱胀不适,持久站立可造成体位性腰背部疼痛。

(三)体征

1.宫高、腹围比相同孕周单胎妊娠者明显增大。

2.腹型呈尖腹或悬垂腹。

3.孕妇体重增加明显。

4.孕中、晚期腹部可触及两个胎头或多个小肢体,胎头较小,与子宫大小不成比例。

5.胎心听诊可在腹部两个部位听到频率不同的两个胎心音,即由两个人同时计数 1 分钟,两个胎心率相差 10 次以上,或虽然相差不到 10 次,但在两个胎心音之间隔着一无音区。

(四)鉴别诊断

1.巨大儿

也可出现妊娠晚期呼吸困难、腹部沉重等,查体孕妇腹部明显隆起,呈尖腹或悬垂腹,先露部高浮。B 超检查宫内孕,单活胎,胎儿腹围大于 39.0cm。而双胎妊娠孕中晚期腹部可触及两个胎头或多个小肢体,B 型超声检查两个胎头。

2.羊水过多

也可使孕妇自觉腹部胀痛、呼吸困难、行动不便等,腹部检查子宫过度增大,充满液体,腹壁及子宫壁紧张,张力大,胎位不易查清,胎心遥远或听不清。B 超检查羊水指数>18cm 或羊水最大暗区垂直深度>7cm,可明确诊断。

【辅助检查】

(一)首要检查

B 型超声检查是目前早期诊断多胎妊娠最主要的非损伤性方法。

1.妊娠 6 周

B 超即可最早检出多胎妊娠,表现为子宫较单胎子宫大,宫腔内含两个或两个以上胎囊,胎囊间互相靠拢,其间有明显的间隔。

2.妊娠 8 周

妊娠 8 周于妊娠囊内可见胎芽回声及原始心管搏动,即可确诊。

3.妊娠 11 周

妊娠 11 周可显示胎头声像,多胎妊娠可出现两个或两个以上胎头。阴道超声优于腹部超声,可提早 1 周左右观察到妊娠囊,尤其对胎芽、胎心的观察更清晰。

(二)次要检查

1.尿或血的 HCG 或 β-HCG

尿或血的 HCG 或 β-HCG 可确定有无妊娠。

2.血清甲胎蛋白(AFP)

多胎妊娠时血清 AFP 值明显增高,据戴仲英报道在 Hacfarlane 多胎资料中,双胎血清 AFP 值升高者仅 29.13%,三胎为 44.18%,四胎及四胎上者达 80.10%。因此,筛查孕妇血清 AFP,如果异常升高者,应疑为多胎,须进一步检查。

(三)检查注意事项

1.B 超诊断多胎妊娠的正确率随孕周的增加而升高,临床如疑为多胎,应继续随访,直到多胎妊娠数目完全确定。

2.多胎胎盘往往比单胎的覆盖面积大,应注意胎盘是否低置或有前置胎盘的可能。

3.目前认为超声是双胎输血综合征(TTTS)产前诊断的唯一手段。其诊断标准包括:单绒毛膜双羊膜囊双胎,性别相同;两胎儿之间腹围差异>18mm;受血胎儿羊水过多(>8cm)伴膀胱扩大;供血胎儿羊水过少(<2cm)伴膀胱小或未见;双胎间脐动脉 S/D 差异>0.4。

4.双胎妊娠的胎儿畸形发病率比单胎妊娠高。单卵双胎发生的胎儿畸形为双卵双胎的 3～7

倍,畸形以神经管缺陷、无心儿、联体双胎、消化系统及泌尿系统为多。故孕中期需 B 型超声检查,仔细排除胎儿畸形。

(1)无心儿:在双胎中多见。双胎儿之一为无心儿,其种类亦有数种:可仅有一头,也可仅有下半身、无上半身(无心肝肺)或仅见一软组织块等。

(2)联体双胎:十分罕见,其发病率为 1:50 000,联体双胎系单卵单羊膜腔于妊娠早期未能完全分离所致,或分裂过晚,两个胚胎伴一个共同的卵黄囊而构成较大面积的联体畸形。联体双胎为同性别。

5.双胎儿之一死亡,孕早期子宫内可见两个不相等的胎囊,在一正常胎囊旁见一变形或塌陷胎囊,常见不到胎芽,多因孕卵毁损,并逐渐吸收,称为双胎之一流失。孕中、晚期如胎儿之一死亡则可见颅骨变形,塌陷缩小,胎体萎缩,内脏结构不清,另一胎儿发育正常。

【治疗要点】

(一)治疗原则

加强多胎妊娠的孕期监护,尽早发现并发症并予以处理,努力降低围生期母儿病死率。

(二)具体治疗方法

1.妊娠期处理

(1)产前检查:于妊娠 10～12 周行 B 超检查,以明确绒毛膜羊膜囊类型,为围生期处理及分析预后提供依据。单绒毛膜双羊膜囊双胎应定期行有关双胎输血综合征方面的检查。由于多胎妊娠胎儿先天畸形的发病率较高,在孕 18～26 周应行超声产前诊断。多胎妊娠孕妇应提早产前检查并缩短其间隔时间。孕 20 周后每周测宫高、腹围及每 3 周测定 1 次脐动脉血流指数,以了解胎儿生长及血液循环状况。妊娠 31～32 周以后每周行无应激试验(NST),NST 无反应者应行胎儿生物物理评分及脐带动脉血流波形检测。应定期行早产预测,一般无宫缩情况下,可每月测定宫颈管长度及胎儿纤维结合蛋白。

(2)孕期营养:孕期需增加蛋白质摄入量,补充多种维生素及矿物质,每日比平时应多摄入 628kJ 的热量。于孕 12 周后每日补充铁剂 30mg 及叶酸 300μg 以预防贫血的发生。从孕 20 周开始,每日补钙 2g,有预防妊娠期高血压疾病的作用。

(3)卧床休息:早期卧床休息能改善子宫胎盘血液循环,减轻宫内胎物对子宫颈管的机械性压迫,从而减少早产并促进胎儿发育。

(4)选择性减胎术:一般来讲,双胎妊娠如无胎儿异常可不予减胎。但三胎以上妊娠,行减胎术,根据情况减为双胎或三胎。发现胎儿有致命性异常时,可于孕期任何时间行减胎术。根据情况经腹部、经宫颈或经阴道实施。

(5)特殊情况的处理:

双胎之一胎死宫内:国内外研究表明双胎之一胎儿死亡基本上不会造成对母体凝血功能的影响。目前比较一致的观点是,如孕周尚早,存活胎儿未成熟,一般采用期待治疗,同时监测母体凝血功能,包括每周 1 次血常规、血小板计数及每 2 周一次凝血酶原时间、血浆鱼精蛋白副凝试验(3P 试验)、纤维蛋白原测定。孕 34 周以后可考虑终止妊娠。

双胎输血综合征(TTTS):绝大多数都发生在双羊膜囊单绒毛膜双胎,发病率占单绒毛膜双胎的 10%～15%,是影响单绒毛膜双胎围生期结局的重要原因。B 超是产前诊断 TTTS 的重要手段。TTTS 主要的期待治疗方法包括超声密切监测和药物治疗,口服吲哚美辛(3mg/kg)是国内外公认的治疗羊水过多的有效药物,可以通过减少肾血流量使胎尿生成减少而降低羊水量,缓解症状,但疗效不理想,而且长期使用可能会导致胎儿动脉导管狭窄。目前已有一些针对 TTTS 的宫内治疗方法用于临床,常用的干预性治疗包括经腹羊膜腔穿刺、双胎间羊膜隔切开术、胎儿镜下激光凝固胎盘血管交通支和选择性灭胎。但总的来说目前尚无大样本的随机对照研究提供足够证据证实 TTTS 的最佳宫内治疗方法。

联体双胎:若确诊为联体双胎,26 周前行引产碎胎术,26 周以后一般需要剖宫取胎术。

2.分娩期的处理

(1)双胎妊娠终止妊娠指征:①急性羊水过多,有压迫症状,孕妇腹部过度膨胀,呼吸困难,严重不适;②胎儿畸形;③母亲有严重并发症,不允许继续妊娠时;④妊娠达足月尚未临产,胎盘功能减退者。

(2)分娩方式选择:无论是阴道分娩还是剖宫产,均应做好输液、输血及抢救新生儿的准备。防治产后出血,胎儿娩出后应立即应用促宫缩药物,并使其作用维持到产后 2 小时。

多数能经阴道分娩:若两个胎儿均为头位或第一个胎儿为头位均可考虑阴道分娩,第一胎娩出后,助手应在腹部将胎儿维持在纵产式,同时注意脐带脱垂及胎盘早剥,必要时产钳或臀位助产结束分娩。如第一胎娩出后,一切情况正常,人工破膜后 10 分钟内无规律宫缩,可用缩宫素静脉滴注以加强宫缩,促使阴道分娩。极少数情况下,一胎娩出后,如果宫内胎儿过小,也有延迟数日甚至数周分娩的。

双胎妊娠如有下列情况之一,应考虑剖宫产指征:①第一胎儿为肩先露、臀先露;②宫缩乏力致产程延长,经治疗效果不佳;③胎儿窘迫,短时间内不能经阴道分娩者;④联体双胎孕周超过 26 周;⑤严重妊娠并发症需要尽快终止妊娠,如子痫前期、胎盘早剥等。

(三)治疗注意事项

1.双胎更可靠的分娩方式是依胎儿的组合、妊娠周数,以及胎儿体重来决定。胎儿组合为头先露-头先露者经阴道分娩,但先入盆的胎儿非头先露时要采取剖宫产。

2.双胎的分娩,后入盆胎儿大多数是紧接着先入盆胎儿的娩出而开始分娩的,但有时对已确认脐带脱垂和上肢脱出形成迁延性横位或胎儿窘迫者,应迅速行剖宫产。有时还必须行内倒转术牵出胎儿。

3.在多胎分娩之际,管理孕妇和管理胎儿的医师要分开,医师人数必须与胎儿数量相对应(双胎为二人,三胎为三人)。无论进行怎样的严格训练,也不应认为只有一名医师就有能力管理好母体加上两名胎儿。

4.对≥33 孕周的三胎以上妊娠,估计胎儿体重>1500g,在促胎肺成熟的基础上,根据病情适当放宽剖宫产指征;<32 孕周的多胎妊娠,除非有剖宫产的绝对指征,一般不主张手术产。

5.一旦发生医源性多胎妊娠,要积极推荐并及时实施选择性多胎妊娠减胎术,使妊娠胎数≤2 个,从根本上消除多胎妊娠对母体和子代的危害。一般不推荐难以接受的终止妊娠处理,也禁忌性别的选择,除非有医学指征。

第二节　巨大胎儿

胎儿体重达到或超过 4000g 称为巨大胎儿。近年来,由于围生期保健改善、孕期营养过剩、孕妇运动减少等因素,巨大胎儿的发生有逐年增高的趋势。国内巨大胎儿发病率为 7%,国外发病率为 15.1%,男婴多于女婴。巨大胎儿是胎儿性难产的原因之一,并发肩难产机会多,处理不当可发生子宫破裂、软产道损伤、新生儿窒息、颅内出血、锁骨骨折等,给母儿造成极大的伤害。

【主诉】

孕妇在妊娠晚期出现呼吸困难、腹部沉重及两肋胀痛。

【临床特点】

1.主要症状

主要症状为孕妇体重增加迅速,妊娠晚期出现呼吸困难,腹部沉重及两肋胀痛等症状。

2.次要症状

(1)腹部的负重引起腰背疼痛、行动不便。

(2)母亲患糖尿病是导致巨大胎儿的常见原因,孕妇可有多饮、多食、多尿等"三多"症状。

3.体征

孕妇腹部明显隆起,呈尖腹或悬垂腹。宫高>35cm,先露部高浮,到临产尚未入盆。若宫高加腹围≥140cm,巨大胎儿的可能性较大。

4.鉴别诊断

(1)双胎妊娠:妊娠晚期也可出现呼吸困难,甚至不能平卧,行动不便等。检查子宫大于相应孕周的单胎妊娠,孕中、晚期腹部可触及两个胎头或多个小肢体。可在腹部两个部位听到频率不同的两个胎心音,B 型超声检查两个胎头可以确诊。

(2)羊水过多:也可使孕妇自觉腹部胀痛、呼吸困难、行动不便等,腹部检查子宫过度增大,充满液体,腹壁及子宫壁紧张,张力大,胎位不易查清,胎心遥远或听不清。B 超检查羊水指数>18cm 或羊水最大暗区垂直深度>7cm 可明确诊断。

【辅助检查】

(一)首要检查

1.超声检查估计胎儿体重

(1)用于测量参数的超声切面:

双顶径(BPD):双顶径应在丘脑水平做头颅横切面。超声图像:头颅呈椭圆形,丘脑两半球居中央,其间为第三脑室,中线两侧应基本对称,图像前三分之一处可见透明隔。测量据点可置于近场颅板的外缘及远场颅板的内缘,两点之间垂直穿过第三脑室之间的距离即为双顶径。

头围(HC):头围的测量切面与双顶径测量切面完全相同,可在测量双顶径的同一切面上进行。不同的是要将测量据点完全放置在颅板的外缘,打点或划线均要完全包围在头颅的最外缘。如果仪器不能直接读出所划出的头围,也可分别测双顶径及枕额径,用公式计算出头围。

公式：头围＝（双顶径＋枕额径）×1.57

腹围（AC）：腹围的标准切面：胎儿腹部胃泡水平横切面。超声图像：基本呈圆形，背侧脊柱呈圆形，左侧为胃泡暗区，腹前壁完整，看不到脐静脉入腹壁，可见到肝门静脉或静脉导管。图像中不要包括有肾脏或心脏的影像。掌握了这些特点，一定可获得最佳的标准腹围测量切面。方法与测头围相同。

股骨长度（FL）：测量股骨时超声声束应完全与股骨呈垂直方向，要包括全部骨干，但不包括远端的骨骺。

（2）最常用的体重计算公式：

Hadlock 等用多项参数所得出的公式，目前公认较准确，许多高档超声仪器中设有产科软件，多用其公式。如果仪器有此设备，只要将所测数据一一输入，仪器会自动报出所得的估计体重。如果仪器无此设备，就需要自己将数据代入公式进行运算。但应注意数据准确计算，不要有错误。

$\log_{10}$ 出生体重 ＝ $1.3596 - 0.00386 \times AC \times FL + 0.0064 \times HC + 0.00061 \times BPD \times AC + 0.0424 \times AC + 0.174 \times FL$

Shepard 等用双顶径及腹围计算：

$\log_{10}$ 出生体重 ＝ $-1.7492 + 0.166 \times BPD + 0.046 \times AC - 2.646 \times AC \times BPD/1000$

（3）巨大胎儿的超声诊断：巨大胎儿超声诊断方法与估计胎儿体重一样。用同样的测量参数，推算出胎儿体重。也可以单项参数估测巨大胎儿，如 BPD≥9.5cm，FAC≥35cm，FL≥7.5cm，均提示巨大胎儿可能。三者中以 FAC 最为敏感。近年来国内有学者用 B 超测量胎儿肱骨软组织厚度预测巨大胎儿，认为如果以胎儿肱骨软组织厚度≥11mm 为截断值，预测巨大儿的灵敏度可达 91.3％。

2.宫高、腹围预测胎儿体重

"宫腹法"是粗略预测胎儿体重简单易行的方法，它的精确性虽不及 B 超，但对于 B 超水平不够的基层医院，"宫腹法"不失为一种很好的方法。目前临床上常用以下几种公式估计胎儿体重[所有公式的胎儿体重（g）用 W 表示，测量的数值单位均为 cm]：

（1）宫高＞35cm，宫高＋腹围＞140cm，先露浮动不易衔接，提示巨大胎儿。

（2）胎儿体重＝（宫高－n）×155，n 为常数，先露位棘下时，n＝11，先露达棘平或棘上 1cm 时，n＝12，先露位棘上 2cm 以上时，n＝13。

（3）胎儿体重＝宫高×腹围＋150

（4）胎儿体重＝2900＋0.3×宫高×腹围

（5）胎头衔接者，胎儿体重＝腹围×宫底高＋200；胎头浮动或臀位者，胎儿体重＝腹围×宫底高；胎膜已破胎头衔接者，胎儿体重＝腹围×宫底高度＋300。

（二）次要检查

血糖水平在普通孕妇中，孕 24～28 周时，OGTT 中的空腹血糖（FPG）＞5.0mmol/L，预测巨大儿（＞4000g）的敏感性为 100％，特异性为 64％。

（三）检查注意事项

超声检查由于对胎儿无害,方法简捷,可重复性强,成为目前最常用的检查方法。但超声诊断仍有不足之处,存在一定程度的假阴性或假阳性,临床上除了尽可能做到标准要求,还应当结合临床有关资料适当考虑结果。

影响超声对巨大胎儿诊断的因素有:

1.所采用的测量切面不标准

未按所要求的切面来进行测量。其原因可能是操作人员不够熟练,对标准切面掌握不好,也可能由于仪器分辨率差,测量标尺不精确。

2.胎儿位置影响

胎位常影响对标准切面的获取,尤其在孕末期,儿头入盆,头俯屈,胎体过度屈曲,均不易获得理想的超声断面图像。

3.超声探头所能探达的范围有限

胎儿过大,尤其足月后胎儿腹围太大,而超声探头的范围有限,常不能将过大胎儿的身体部分完全包括在图像之内。测量时只能估计可能超出的范围,使所得数据出现误差。

【治疗要点】

（一）治疗原则

尽可能准确估计胎儿体重,并结合骨盆测量结果选择分娩方式。

（二）具体治疗方法

1.剖宫产

估计非糖尿病孕妇胎儿体重≥4500g 或糖尿病孕妇胎儿体重≥4000g,即使骨盆正常,但为防止母儿产时损伤,应行剖宫产结束分娩。

2.经阴道分娩

（1）巨大胎儿试产在分娩过程中应严密观察:监护产程进展及胎儿安危,认真填写产程图,防止产科并发症。第一产程中,因子宫过度膨胀,可导致原发或继发宫缩乏力。产程稍有延迟就要及时查找原因,不易试产过久。若第一产程及第二产程延长,胎头停止在中骨盆迟迟不能下降者应尽早行剖宫产。若胎头双顶径已达坐骨棘水平以下 2cm,第二产程延长时,可行较大会阴侧切,行产钳助产。

（2）在助产时特别要注意肩难产:当胎儿较大时,不宜过早进行外旋转,使胎儿双肩径沿骨盆入口横经或斜径下降至中骨盆,再协助旋转胎肩,使双肩沿骨盆最大径线下降。

3.肩难产及其处理

胎头娩出后胎儿前肩嵌顿于耻骨联合上方,用常规助产手法不能娩出胎儿双肩称为肩难产。肩难产发生突然,情况紧急,必须迅速处理,否则,将导致母婴严重并发症。

临床上肩难产有时很难预测,一旦发生,应迅速采取有效的助产方法,尽快娩出胎肩,这是新生儿存活的关键。肩难产发生后,首先应快速清理胎儿口鼻内的黏液及羊水。请有经验的产科医师、新生儿科医师、麻醉科医师到场抢救的同时,双侧阴部神经阻滞麻醉并行足够大的双侧会阴后斜侧切开,使产道松弛。

肩难产助产应采取以下方法:

（1）屈大腿助产法（McRobert 法）：即在助手帮助下使产妇的双侧髋关节向腹部高度屈曲，使大腿贴近腹部，可通过耻骨联合向母体头部方向转动，使骶骨和腰椎间角度变平，骨盆倾斜度减少，骨盆入口平面与产力的方向更加垂直，胎儿后肩较易通过骶骨岬而下降，前肩随之从耻骨联合后方下降。此法可使耻骨联合向上移动 8cm，使骨盆入口与第五腰椎水平面的角度由原来的 26°变成 10°。此法是处理肩难产的首选，对母婴的损伤较少。

（2）压前肩法：在产妇耻骨联合上方适度压胎儿前肩，使双肩径缩小，同时向下牵拉胎头，两者相互配合持续加压与牵引，有助于嵌顿的前肩娩出。此法多与屈大腿助产手法合用。

（3）旋肩法（Wood 旋转法）：当胎肩嵌顿于骨盆入口前后径时，需将其转到骨盆入口斜径上才能娩出。具体操作为术者一手指或两手指在胎儿后肩，向顺时针转动 180°，使前肩从耻骨联合下转动，双肩径位于骨盆斜径。此法可用于 McRobert 法失败者。

（4）后肩娩出法：术者手顺骶骨深入至后肩，向上至后肘窝，使胎儿在胸前属肘屈前臂，然后握住胎手，沿胸的方向轻柔将手、前臂牵出阴道，娩出后肩，然后向下牵引胎头即可娩出前肩。

（5）Rubin 法：一手入阴道，找到易触到的胎肩（一般为前肩），将其推向胎儿前胸壁，使双肩径缩小，而松动嵌顿之前肩。

（6）Gasbin 法：产妇用双掌和双膝支撑身体跪于产床上，以使胎儿后肩通过骶骨岬，据报道第一次宫缩即可使 83% 胎儿后肩通过骶骨岬，如不能自动娩出，则可配用 Wood 手法。

（7）还纳胎头后剖宫产法（Zavanelli 法）：在子宫松弛剂及麻醉下，将胎头以枕前或枕后位屈曲，慢慢还纳入阴道内，然后立刻行剖宫产分娩。该方法一般在上述方法均失败时使用，至今人们对此法评价不一。若失败则母婴并发症严重，甚至导致死亡。

（8）锁骨切断术：尽量牵引胎头，使锁骨距阴道口近，然后以长剪刀在一手保护下切断锁骨中段，缩小肩径，娩出胎儿，如一侧锁骨切断后仍不能娩出则断另一侧锁骨。此法多用于胎儿已死的病例。存活胎儿行此术时注意勿伤及锁骨下动脉。

（9）耻骨联合切开术：可在局部麻醉下进行，切开耻骨联合之软骨及纤维组织，使骨盆径线增大，胎肩很易娩出，术后制动固定，伤口容易愈合。此法在发展中国家应用较多，但手术时注意勿损伤膀胱及输尿管。

（三）治疗注意事项

1.目前要准确做出巨大胎儿的诊断有时有一定的难度，许多巨大胎儿往往是在出生后才做出诊断。

2.选择合适的分娩方式非常重要，虽然巨大胎儿也可以经阴道分娩，但毕竟发生难产、软产道损伤、新生儿产伤的机会增加，一般建议放宽剖宫产指征。注意防止产后出血的发生，剖宫产时子宫壁的切口要充分防止裂延。

3.巨大胎儿出生后 1～2 小时开始喂糖水，及早开奶，预防低血糖的发生；易发生低钙血症，应补充钙剂，多用 10% 葡萄糖酸钙 1mL/kg 加入葡萄糖溶液中滴注。积极治疗高胆红素血症，多选用蓝光治疗。

4.由于肩难产较少见，临床医师想在实践中熟悉操作机会较少，平时若不注意练习，一旦有肩难产就不易处理好。所以产科医师必须在平时要经常在模型上练习，达到熟练掌握肩难产的操作手法。处理肩难产时不能慌乱,要冷静、有条不紊地进行,否则将造成严重后果。

5.处理肩难产应避免过度牵拉胎头。过度牵拉胎头可并发臂丛神经损伤,因为过度侧牵胎头牵拉了侧神经根,常可导致上脊髓神经的损伤($C_5 \sim C_6$),最终导致肩和上臂的损伤和麻痹(Erb-duchenne 麻痹)。少数病例可致低位神经根受影响($C_7 \sim T_1$),使手活动障碍(Klumpke 麻痹)。$T_1 \sim T_3$ 损伤可致非常罕见的 Horner 综合征。有研究认为,臂丛神经损伤有一部分是宫内来源的,即是对胎儿不匀称的牵拉力或者推力。

6.肩难产后,产妇需仔细检查有无产道裂伤,预防产后出血及感染。注意膀胱功能恢复。新生儿应积极处理新生儿窒息,仔细检查有无产伤,如臂丛神经损伤,胸锁乳突肌血肿,颅内出血,锁骨、肱骨骨折等,并预防感染。

第三节　胎儿生长受限

胎儿生长受限(FGR)是指胎儿受各种不利因素影响,未能达到其潜在所应有的生长速率。表现为足月胎儿出生体重<2500g;或胎儿体重低于同孕龄平均体重的两个标准差;或低于同孕龄正常体重的第 10 百分位数。其发病率为 3%～10%,我国发病率平均为 6.39%。胎儿生长受限时围生儿患病率和病死率均高于正常体重儿,对远期体格与智能发育也有一定影响。

【主诉】
孕妇自觉腹部膨隆速度缓慢或体重增加缓慢、停滞。

【分型】
胎儿生长受限根据其发生时间、胎儿体重以及病因分为三种类型。

1.内因性均称型 FGR
内因性均称型 FGR 属于原发性胎儿生长受限。在胎儿发育的第一阶段,抑制生长因素即发生作用。因胎儿在体重、头围和身长三方面均受限,头围与腹围均小,故称均称型。其病因包括基因或染色体异常、病毒感染、接触放射性物质及其他有毒物质。

2.外因性不均称型 FGR
外因性不均称型 FGR 属于继发性胎儿生长受限。胚胎早期发育正常,至孕晚期才受到有害因素影响,如合并妊娠期高血压疾病等所致的慢性胎盘功能不全。

3.外因性均称型 FGR
外因性均称型 FGR 为上述两型的混合型。其病因有母儿双方因素,多系缺乏重要生长因素,如叶酸、氨基酸、微量元素,或由有害物质影响所致。在整个妊娠期间均产生影响。

【临床特点】
(一)主要症状
足月胎儿出生体重<2500g;或胎儿体重低于同孕龄平均体重的两个标准差;或低于同孕龄正常体重的第 10 百分位数。

三类胎儿生长受限的特点如下。

1.内因性均称型FGR

体重、生长、头径相称，但均小于该孕龄正常值。外表无营养不良表现，器官分化或成熟度与孕龄相符，但各器官的细胞数量均减少，脑重量轻，神经元功能不全和髓鞘形成迟缓；胎盘小，但组织无异常。胎儿无缺氧表现。胎儿出生缺陷发病率高，围生儿病死率高，预后不良。产生新生儿多有脑神经发育障碍，伴小儿智力障碍。

2.外因性不均称型FGR

新生儿外表呈营养不良或过熟儿状态，发育不均称，身长、头径与孕龄相符而体重偏低。胎儿常有宫内慢性缺氧及代谢障碍，各器官细胞数量正常，但细胞体积缩小，以肝脏为著。胎盘体积正常，但功能下降，伴有缺血、缺氧的病理改变，常有梗死、钙化、胎膜黄染等，加重胎儿宫内缺氧，使胎儿在分娩期对缺氧的耐受力下降，导致新生儿脑神经受损。新生儿在出生后躯体发育正常，容易发生低血糖。

3.外因性均称型FGR

新生儿身长、体重、头径均小于该孕龄正常值，外表有营养不良表现。各器官细胞数目减少，导致器官体积均缩小，肝脾严重受累，脑细胞数也明显减少。胎盘小，外观正常。胎儿少有宫内缺氧，但存在代谢不良。新生儿的生长与智力发育常受到影响。存在影响胎儿生长的因素，包括母亲营养供应、胎盘转运和胎儿遗传潜能。

（二）次要症状

1.羊水过少

临床症状多不典型，孕妇可于胎动时感腹痛，有子宫紧裹胎儿感，子宫敏感，轻微刺激可诱发宫缩。

2.脐带异常

脐带过长、脐带过细（尤其近脐带根部过细）、脐带扭转、脐带打结等都可影响胎儿获得营养，引起FGR。

（三）体征

1.子宫长度、腹围值连续3周测量均在第10百分位数以下者，为筛选FGR指标，预测准确率达85%以上；宫高明显小于相应孕周是FGR最明显且最容易识别的体征。孕18～30周时宫底高度与孕周有明确相关性，若低于正常宫高2个标准差，则考虑FGR。

计算宫高和孕周关系的公式如下。

（1）第50百分位数＝0.7×孕周＋6

（2）第10百分位数＝0.7×孕周＋3

（3）第90百分位数＝0.7×孕周＋9

2.在孕晚期，孕妇每周增加体重0.5kg，发生FGR时妊娠晚期孕妇体重增加缓慢或停滞。

3.计算胎儿发育指数。

胎儿发育指数＝子宫长度(cm)－3×(月份＋1)

胎儿发育指数在－3和＋3之间为正常，小于－3提示可能为FGR。

（四）鉴别诊断

FGR 应与早产儿及其他原因引起的孕妇体重增加缓慢或停滞、羊水过少鉴别。

1.早产儿

两者的共同表现为出生体重＜2500g，可根据胎龄、体重、神态、皮肤、耳廓、乳腺、指纹等方面加以鉴别。

2.死胎

两者的共同表现为孕妇体重增加缓慢或停滞。区别点在于死胎者还存在胎动停止，胎心消失的表现，同时 B 型超声检查可见胎心和胎动消失。

3.过期妊娠

两者的共同表现为妊娠期间出现的羊水过少，区别点在于检查时过期妊娠者胎儿发育无异常，故胎儿发育指数，子宫长度、腹围值均在正常范围。

4.胎儿畸形

胎儿泌尿系统畸形时可出现妊娠期间的羊水过少，区别点在于 B 超检查可发现胎儿异常。

【辅助检查】

（一）首要检查

1.B 型超声测量

可以通过以下数据的测量来筛选 FGR。常用的测量参数如下。

(1)测头围与腹围比值(HC/AC)：比值小于正常，在同孕周平均值的第 10 百分位数以下，即应考虑可能为 FGR，有助于估算不均称型 FGR。HC/AC 正常平均值及 95% 上限。

(2)测量胎儿双顶径(BPD)：孕 28 周＜70mm，孕 30 周＜75mm，孕 32 周＜80mm。

(3)股骨长径与腹围比率(FL/AC×100)：正常值为 22±2(平均值±2 倍标准差)，比率大于 24，则不均称型 FGR 的诊断可以成立。

(4)羊水量与胎盘成熟度：多数 FGR 出现羊水过少(羊水最大暗区垂直深度测定≤2cm、羊水指数≤5cm)胎盘老化的 B 型超声图像。35 周前出现Ⅲ级胎盘为病理性成熟图像，应警惕有无 FGR。

(5)彩色多普勒超声检查：妊娠晚期脐动脉收缩期血流与舒张期末血流(S/D)比值≤3 为正常值，脐血 S/D 比值升高时，应考虑有 FGR 的可能。频谱多普勒表现为舒张期血流速度降低，消失或反向，血流搏动指数(PI)≥1，血流阻力指数(RI)≥0.7，脐动脉舒张期末波缺失或倒置。

2.胎儿生物物理评分

胎儿生物物理评分应用 B 型超声监测胎儿呼吸运动、肌张力、胎动、羊水量，及根据胎儿电子监护结果进行综合评分，满分为 10 分。FGR 时，小于 6 分。

（二）次要检查

1.胎盘功能检查

(1)测定孕妇尿 E_3 和 E/C 比值：正常 24 小时尿 E_3＞15mg 为正常值，10～15mg 为警戒值，妊娠晚期多次测得尿 E_3 值＜10mg 表示胎盘功能低下。也可测尿 E/C，＞15 为正常值，

10～15 为警戒值,<10 为危险值。

（2）血清胎盘生乳素值（HPL）：采用放射免役法,妊娠足月 HPL 值为 5～15mg/L,若该值于妊娠足月<4mg/L 或突然降低 50%,提示胎盘功能低下。若同时合并 E_3 低值 FGR 的发生可接近 95%。

（3）妊娠特异性 β 糖蛋白（$PSβ_1G$）：通常以 SP_1 表示,于妊娠 4 周后随孕周增加而升高,孕 34～38 周可达到高峰,当 SP_1、HPL、尿 E/C 比值均低时,胎盘功能不全的发生率可达 100%,其 FGR 发生率高。

2.脐血、羊水细胞遗传学或分子遗传学检查

唐氏综合征（21-三体综合征）、18-三体综合征、13-三体综合征及 Turner 综合征等常可伴有 FGR,对羊水和脐血中的胎儿细胞进行基因病检测、染色体核型分析或荧光原位杂交等可以对许多遗传病做出产前诊断,从而筛选 FGR 的高危因素,对胎儿作出评估。

3.血糖测定

孕妇患严重糖尿病伴有血管病变时,FGR 的发生率大大提高,可达 21%。正常空腹血糖值为 3.89～6.11mmol/L。

4.甲状腺功能检查

重症或控制不当的甲状腺功能亢进患者可发生 FGR。

5.血常规检查

重度贫血时可引起 FGR。

6.TORCH 检测

孕妇感染人巨细胞病毒及单纯疱疹病毒后可引起 FGR 的发生。

（三）检查注意事项

1.孕期准确诊断 FGR 并不容易,往往需要在分娩后才能确诊。密切关注胎儿发育情况是提高 FGR 诊断率及准确率的关键。没有高危因素的孕妇应在孕早期明确孕周,并通过孕妇体重和子宫长度的变化,初步筛查出 FGR,进一步经超声检查确诊。有高危因素的孕妇还需要从孕早期开始定期行超声检查,根据各项指标衡量胎儿生长发育指标及其动态情况,及早诊断 FGR。

2.孕妇应在孕早期明确孕周,尤其是对于月经周期不规律的妇女,可根据早孕反应出现的时间、胎动出现的时间、基础体温提示的排卵期、性交日期等来估计孕周。不能仅凭一次检查结果确定诊断,需动态观察,并增加产前检查次数。

3.B 超是胎儿生长受限首选的最准确的检查的方法,可以直接测量胎头、躯体、四肢等各个部位的大小,但某 1～2 个测量数据并不能代表胎儿全面情况,可采用多参数测量综合分析。孕 36 周前采用头围、腹围、双顶径为宜,孕 36 周后采用头围、腹围、股骨长为宜。如果 HC/AC 比值增高超过正常值 95% 以上,不均称型 FGR 的诊断可以成立,此法较为准确,几乎可以检出所有不均称型 FGR。但是 HC/AC 比值不适应于均称型 FGR。

4.血清 SP_1 值和孕周数、胎儿体重及胎盘重量呈正相关,连续测定血清 SP_1 可作为预测 FGR 的一项有价值的指标。

【治疗要点】

(一)治疗原则

积极寻找病因,早期治疗,适时终止妊娠。

(二)具体治疗方法

1.寻找病因

对临床怀疑FGR的孕妇,应尽可能找出可能的致病原因,如及早发现妊娠期高血压疾病,行TORCH感染检查,抗磷脂抗体测定,必要时脐血穿刺行染色体核型分析。

2.孕期治疗

治疗越早,效果越好,孕32周前开始治疗疗效佳,孕36周后疗效差。

(1)一般治疗:卧床休息,均衡膳食,吸氧,左侧卧位改善子宫胎盘血液循环。

(2)补充营养物质:口服复合氨基酸片,每次1片,每日1～2次;脂肪乳注射剂250～500mL,静脉滴注,每3日1次,连用1～2周;10%葡萄糖溶液500mL加维生素C或能量合剂,静脉滴注每日1次,连用10日;叶酸5～10mg,每日3次,连用15～30日,适量补充维生素E(100mg,每日1～2次)、B族维生素(维生素B_1、维生素B_2,应每日分别从膳食中摄入1.8mg)、钙剂(以饮食摄入为主,例如牛奶、菠菜、动物肝脏。必要时服用含钙药物,如钙尔奇碳酸钙D_3片,每日1次,口服)、铁剂(自孕4～5个月开始,给予硫酸亚铁0.3g或富马酸亚铁0.2g,每日1次,口服)、锌剂(自孕3月起,每日从饮食中补锌20mg,例如羊肉的含锌量为6.06mg/100g,牛肉为4.73mg/100g)等。

(3)改善微循环:β受体激动剂能舒张血管、松弛子宫,改善子宫胎盘血流,促进胎儿生长发育,可选用口服沙丁胺醇(硫酸舒喘宁),每次2.4mg,每日3次;利托君每次10～30mg,每日4次,口服;均连续7～10日为一疗程。硫酸镁能恢复胎盘正常的血流灌注,可给予每日10g,静脉滴注,但用药过程中应注意呼吸(每分钟不少于16次)、膝跳反射(存在)及尿量(每小时不少于25mL)。丹参能促进细胞代谢、改善微循环、降低毛细血管通透性,有利于维持胎盘功能,用法:右旋糖酐-40 500mL,加复方丹参注射液4mL,静脉滴注,每日1次,连续7～10日为一疗程。低分子肝素(5000U,每日2次)、阿司匹林(75mg/d)用于抗磷脂抗体综合征引起FGR者有效。

3.产科处理

(1)继续妊娠指征:胎儿状况良好,胎盘功能正常,妊娠未足月,孕妇无合并症及并发症者,可以在密切监护下妊娠至足月,但不应超过预产期。B超测定估计胎儿体重已达2500g以上,可考虑终止妊娠。

(2)终止妊娠指征:①治疗后FGR无改善,胎儿停止生长3周以上;②胎盘提前老化,伴有羊水过少等胎盘功能低下表现;③NST、胎儿生物物理评分及脐动脉S/D比值测定等,提示胎儿缺氧;④妊娠合并症、并发症病情加重,继续妊娠将危害母婴健康或生命者,均应尽快停止妊娠。一般在孕34周左右考虑终止妊娠,如孕周未达34周者,应促胎肺成熟后再终止妊娠。

(3)分娩方式选择:FGR胎儿对缺氧耐受力差,胎儿胎盘贮备不足,难以耐受分娩过程中宫缩时的缺氧状态,应适当放宽剖宫产指征,阴道分娩应加强监护,缩短第二产程。

阴道产:胎儿情况良好,胎盘功能正常,胎儿成熟,Bishop 宫颈成熟度评分≥7 分,羊水量及胎位正常,无其他禁忌者,可经阴道分娩;若胎儿难以存活,无剖宫产指征时予以引产。

剖宫产:胎儿病情危重,产道条件欠佳,阴道分娩对胎儿不利,均应进行剖宫产结束分娩。

(三)治疗注意事项

1.早发现,早诊断,治疗越早,效果越好。

2.FGR 胎儿对缺氧耐受力差,分娩过程中应注意密切监测胎心变化。

3.新生儿出生后应仔细清理呼吸道,及时清除鼻和口腔的羊水和黏液,避免羊水和胎粪的吸入,预防胎粪吸入综合征的发生。

4.不要将脐血管的血液挤入胎儿循环,预防红细胞增多症。

5.新生儿为高危儿,注意保暖,早喂糖水,以防低血糖发生。

6.加强新生儿的近期和远期随访,早日进行智力开发。

第四节　胎儿先天畸形

胎儿先天畸形是出生缺陷的一种,指胎儿在宫内发生的结构异常。发生的原因甚多,主要为遗传、环境、食品、药物、病毒感染、母儿血型不合等。

据我国卫生部出生缺陷检测机构进行的调查资料,全国出生缺陷总发病率 13.07‰,男性13.1‰,女性 12.5‰,其缺陷发生顺序为无脑儿、脑积水、开放性脊柱裂、脑脊膜膨出、腭裂、先天性心脏病、唐氏综合征、腹裂、脑膨出。在围生儿死亡中胎儿先天畸形占第一位。

【主诉】

该病多为产前检查时,B 超发现胎儿畸形。出现羊水过多时孕妇可自觉腹部增大较快,合并羊水过少时孕妇可于胎动时感腹痛,有子宫紧裹胎儿感,子宫敏感,轻微刺激可诱发宫缩。

【分类】

胎儿畸形根据人体器官系统分为以下几类。

1.无脑畸形类:是神经管缺陷的最严重类型,50%以上病例伴脊柱裂,部分病例可伴有畸形足、肺发育不良、唇腭裂、脐膨出、腹裂等,常伴有羊水过多。

2.脊柱裂:脊椎管部分未完全闭合的状态有三种:①脊椎管缺损,多位于腰骶部,外面有皮肤覆盖,称为隐形脊柱裂,脊髓和脊神经多正常,无神经症状;②两个脊椎骨缺损,脊膜可从椎间孔突出,表面可见皮肤包着的囊,囊大时可含脊膜、脊髓及神经,称为脊髓脊膜膨出,多有神经症状;③形成脊髓部分的神经管缺失,停留在神经褶和神经沟阶段,称为脊髓裂,同时合并脊柱裂。

3.其他神经系统的先天畸形:露脑畸形、脑或脑膜膨出、脑积水等。

4.先天性眼畸形。

5.耳、面、颈先天畸形。

6.动脉球及心脏间隔关闭畸形。

7.其他先天性心脏畸形。

8.其他循环系统先天性畸形。

9.先天性呼吸系统畸形。

10.腭裂及唇裂。

11.其他上消化道先天畸形:消化道闭锁及脐疝,内脏膨出和内脏外翻。

12.生殖器官先天畸形。

13.泌尿系统先天畸形:肾不发育及肾发育不全,多囊肾、肾积水、尿路梗阻或闭锁。

14.某些先天性肌肉骨骼畸形。

15.其他先天性肢体畸形。

16.其他先天性肌肉骨骼畸形。

17.先天性皮肤畸形。

18.染色体畸变。

19.其他非特指先天畸形。

【临床特点】

(一)主要症状

1.此次妊娠 B 超检查发现胎儿畸形。

2.B 超检查提示羊水过多(羊水最大暗区垂直深度＞7cm,羊水指数＞18cm)发生于胎儿神经系统畸形,消化道畸形,或羊水过少(羊水最大暗区垂直深度≤2cm、羊水指数≤5cm)发生在胎儿泌尿系统畸形。

(二)次要症状

1.存在导致胎儿畸形发生的环境因素及遗传因素。

2.孕妇有既往的不良孕产史。

(三)体征

1.无脑儿腹部触诊

胎头较小。合并羊水过多时可有羊水过多的体征。无脑儿出生后可见外观颅骨缺失、双眼暴突、颈短。

2.脑积水腹部触诊

在耻骨联合上方触到宽大、骨质薄软、有弹性的胎头。胎头大于胎体并高浮,跨耻征阳性。阴道检查盆腔空虚,胎先露部过高,颅缝宽,颅骨软而薄,囟门大且紧张,胎头有乒乓球感。

3.羊水过多的体征

腹壁皮肤发亮、变薄。触诊时感到子宫张力大,有液体震颤感,胎位不清,胎心遥远。

(四)鉴别诊断

1.无脑儿需与面先露鉴别

两者的共同表现为直肠指检和阴道检查时可扪及凹凸不平的先露部,区别点在于若为面先露,宫口开大时可触及胎儿、口鼻、眼眶等。

2.其他原因引起的羊水过多

除胎儿畸形外多胎妊娠、母儿血型不合、孕妇患糖尿病、妊娠期高血压疾病等也可发生羊水过多。区别点在于胎儿畸形时 B 超检查可发现胎儿异常,甲胎蛋白测定明显增高。

3.其他原因引起的羊水过少

除胎儿畸形外胎盘功能减退、羊膜病变、胎膜早破、孕妇脱水血容量不足时均可引起羊水过少。区别点在于胎儿畸形时 B 超检查可发现胎儿异常。

【辅助检查】

（一）首要检查

1.B 超检查

(1)无脑儿:胎头回声紊乱,头端有不规则"瘤结"。

(2)脊柱裂:表现为某段脊柱两行强回声的间距变宽,或形成角度,呈"V"或"W"形,脊柱短小、不完整、不规则弯曲,或伴有不规则的囊性膨出物。

(3)脑积水:表现为颅内大部分被液性暗区占据,中线漂动,胎头周径明显大于腹周径。胎儿双顶径多数较同孕周胎儿增大,头围明显大于腹围。

(4)食管闭锁:表现为胎儿左上腹胃泡的无回声区消失,妊娠末期胎儿结肠管状无回声区不能显示。

(5)十二指肠闭锁:表现为胎儿腹部有两个局限性无回声区,呈"双泡征"。

(6)空肠-半回肠闭锁:表现为多个大小不等、形态各异的无回声区,随肠蠕动而发生变化。

(7)肛门闭锁:胎儿盆腔内可见双叶状局限性无回声。

(8)脐疝:胎儿脐部向腹壁外突出一低回声或无回声囊性肿物

(9)内脏外翻:胎儿腹部失去正常形态,周界不清。显示腹壁缺如,肝、脾、肠管等漂浮于羊水中,合并胸壁缺损时可见外翻的心脏在羊水中搏动。

(10)肾不发育及肾发育不全:单侧肾不发育及发育不全,表现为一侧肾脏正常,而另一侧显示不出肾脏;双肾不发育及发育不全则不能显示双肾的图像,且无膀胱图像。

(11)肾积水:肾窦回声分离,呈无回声区,分离宽径＞1.0cm,严重者可达6～7cm。双肾积水时膀胱无回声区增大。

2.甲胎蛋白(AFP)正常妊娠羊水中甲胎蛋白在孕 15 周时最高,可达 40 000ng/mL,32 周后降至 25 000ng/mL。在开放性神经管缺损时羊水及孕妇血清中的 AFP 浓度显著升高,可高于正常的 10 倍以上。用中位数的倍数 MOM 来判断,≥2.5MOM 为异常。

3.胎儿镜

胎儿镜能更直观、准确地观察胎儿或胚胎情况。

（二）次要检查

1.雌三醇

无脑儿垂体及肾上腺发育不良,孕妇尿 E_3 值常呈低值,为正常值的 1/10,正常值为尿 E_3＞15mg/24h。

2.TORCH 等病原微生物感染的血清学检测

检测相应 TORCH 病原体的 IgG 和 IgM 抗体有助于 TORCH 感染的判定,从而确定或除外 TORCH 引起的胎儿致畸。

3.羊水乙酰胆碱酯酶测定(AchE)

开放性神经管缺陷时羊水乙酰胆碱酯酶会增高。

4.妊娠相关血浆蛋白 A(PAPP-A)

PAPP-A<0.5MOM 应做产前诊断。

5.染色体核型分析。

（三）检查注意事项

1.AFP 的浓度在孕 24 周以后个体差异明显增加,在神经管畸形筛查时,孕 15～20 周测得的 AFP 更有意义。AFP 测定对于闭合性神经管缺陷没有意义。

2.由于胎儿血中 AFP 含量比羊水中高 150～200 倍,故若穿刺伤及胎儿及胎盘时,羊水中 AFP 可出现假性升高。

3.AchE 对无脑畸形及开放性脊柱裂的筛查阳性率可达到 99.5%。测定羊水中 AchE 的理想时间是 15～25 孕周。

4.孕妇血清 PAPP-A 含量低于相应孕周正常妊娠组,但有报道说孕 14 周后唐氏综合征妊娠和正常妊娠 PAPP-A 值无明显差别,因此建议 PAPP-A 的最佳筛查时间为孕 10～14 周。

5.联合筛查孕妇血清 AFP、β-HCG、PAPP-A＋NT(胎儿颈背透明层厚度)是一种简便有效的产前诊断方法,筛查高风险者,其胎儿患先天畸形和神经管畸形的风险度高。

【治疗要点】

（一）治疗原则

胎儿畸形为无脑儿、严重脊柱裂、脑积水应终止妊娠,羊水过多及羊水过少合并胎儿畸形经确诊后应终止妊娠。处理时应以产妇免受伤害为原则。

（二）具体治疗方法

引产首选阴道分娩,可选择依沙吖啶引产(经腹壁羊膜腔注射依沙吖啶 100mg),合并羊水过多时可高位人工破膜后缩宫素引产。如遇胎肩娩出困难可等待或行毁胎术。

（三）治疗注意事项

1.神经系统的先天畸形发生一次,再发生的危险性为 2‰～5‰,发生两次,再发的危险性可达 10‰,由环境因素所致如叶酸缺乏,可补充叶酸治疗,每日 5mg,宜在孕前 3 个月开始干预。

2.脑积水可致梗阻性难产、子宫破裂、生殖道瘘等,在引产过程中若出现先兆子宫破裂,需行剖腹探查术。

3.产后应及时服用退奶药物。

第三章　产科并发症

第一节　妊娠剧吐

妊娠剧吐是在妊娠早期发生,以频繁恶心呕吐为主要症状的一组症候群,严重时可以导致脱水、电解质紊乱及代谢性酸中毒,甚至肝肾衰竭、死亡。其发病率通常为 0.3% ～1%。恶性呕吐是指极为严重的妊娠剧吐。晨吐是妊娠早期发生的一种早孕反应,表现为于清晨空腹出现的轻度恶心、呕吐,但常可持续整天。

【病因】

病因尚未明确,可能与下列因素有关:

1.绒毛膜促性腺激素(hCG)

一般认为妊娠剧吐与 hCG 水平高或突然升高密切相关。研究发现,早孕反应的发生和消失过程与孕妇血 hCG 的升降时间相符,呕吐严重时,孕妇 hCG 水平较高;多胎妊娠、葡萄胎患者 hCG 水平显著增高,呕吐发生率也高,发生的时间也提早,症状也较重;妊娠终止后,呕吐消失。但值得注意的是症状的轻重程度和 hCG 水平不一定呈正相关。

2.雌激素

除了血清中高浓度的 hCG 水平,有人提出雌激素水平升高可能也是相关因素之一。

3.精神和社会因素

恐惧妊娠、精神紧张、情绪不稳、经济条件差的孕妇易患妊娠剧吐,提示精神及社会因素对发病有影响。

4.幽门螺旋杆菌

有研究表明,与无症状的孕妇相比,妊娠剧吐患者血清抗幽门螺旋杆菌的 IgG 浓度升高,因此认为其与幽门螺旋杆菌-消化性溃疡的致病因素可能有关。

5.一些激素水平

一些激素水平包括胎盘血清标记物、ACTH、泌乳素和皮质醇等可能与之有关。

6.其他

维生素缺乏,尤其是维生素 B_6 的缺乏可导致妊娠剧吐。至于有学者提出的妊娠呕吐是母亲为保护胎儿的发育,避免危险食物进入是没有证据支持的。

【临床表现】

1.恶心、呕吐

恶心、呕吐多见于初孕妇,常于停经 6 周左右出现。首先出现恶心、呕吐等早孕反应,以后症状逐渐加剧,直至不能进食,呕吐物中有胆汁和咖啡渣样物。

2.水、电解质紊乱

严重呕吐和不能进食可导致脱水及电解质紊乱,使氢、钠、钾离子大量丢失;患者明显消瘦,神疲乏力,皮肤黏膜干燥,口唇干裂,眼球内陷,脉搏增快,尿量减少,尿比重增加并出现酮体。

3.酸、碱平衡失调

酸、碱平衡失调可出现饥饿性酸中毒,呕吐物中盐酸的丢失可致碱中毒和低钾血症。

4.脏器功能损伤

若呕吐严重,不能进食,可出现脏器功能损伤。若肝功能受损,则出现血转氨酶和胆红素增高;若肾功能受损,则血尿素氮、肌酐升高,尿中可出现蛋白和管型;眼底检查可有视网膜出血。严重并发症如 Wemicke-Korsakoff 综合征主要是由于维生素 B_1 缺乏导致的脑病,主要表现为中枢神经系统症状:眼球震颤、视力障碍、步态及站立姿势异常、食管破裂和气胸极少发生,病情继续发展,可致患者意识模糊,陷入昏迷状态。

【诊断与鉴别诊断】

根据病史、临床表现、妇科检查及辅助检查,诊断并不困难。但必须进行 B 型超声检查以排除葡萄胎。此外,尚需进行必要的检查以与可致呕吐的消化系统疾病如急性病毒性肝炎、胃肠炎、胰腺炎、胆道疾病、脑膜炎及脑肿瘤等鉴别。确诊妊娠剧吐后,为判断病情轻重,尚需进行以下检查:

1.血液检查

测定血红细胞计数、血红蛋白、血细胞比容、全血及血浆黏度,以了解有无血液浓缩及其程度;测定二氧化碳结合力,或作血气分析,以了解血液 pH、碱储备及酸碱平衡情况;测定血钾、钠、氯,以了解有无电解质紊乱。监测肝肾功能以了解其有无受损。

2.尿液检查

记录 24 小时尿量,监测尿比重、酮体情况,检查有无尿蛋白及管型。

3.心电图

通过心电图以及时发现有无低钾血症引起的心肌受损情况。

4.眼底检查

眼底检查可了解有无视网膜出血。

5.MRI

一旦出现神经系统症状,需要采用 MRI 头颅检查,排除其他的神经系统病变。同时,Wemicke-Korsakoff 综合征可有特征性的表现:对称性第三、四脑室,中脑导水管周围,乳头体、四叠体、丘脑等为主要受累部位;MRI 上可见上述部位病变呈稍长 T_1 长 T_2 信号,FILAIR 序列呈现高信号,DWI 序列病变急性期为高信号,亚急性期为低信号,急性期由于血脑屏障破坏病变可强化。

【治疗】

首先排除其他疾病引起的呕吐,根据酮体的情况了解疾病的严重程度,决定治疗方案。治疗原则:心理支持,纠正水、电解质紊乱及酸碱失衡,补充营养,防治并发症。

1.心理支持及饮食指导

了解患者的精神状态、思想顾虑,解除其思想负担,缓解其压力,多加鼓励。指导饮食,一般首先禁食 2～3 日,待患者精神好转,略有食欲后,再逐渐改为半流质,宜进食清淡、易消化的食物,避免油腻、甜品及刺激性食物,避免"有气味"的食物,"少食多餐"避免过饱。

2.补液及纠正电解质紊乱

对于病情严重至脱水、酸中毒、电解质紊乱者需禁食、补液治疗及营养支持。根据尿量补液,每日静脉滴注葡萄糖、林格液共 3000mL,维持每日尿量≥1000mL。对低钾者,静脉补充钾离子;对代谢性酸中毒者,适当补充碳酸氢钠;对营养不良者,可予必需氨基酸及脂肪乳等营养液。

3.药物治疗

可在上述补液中加入维生素 B_6 每日及维生素 C,肌内注射维生素 B_1,每日 100mg。对病情较重者,可用止吐药如丙氯拉嗪及氯丙嗪减轻恶心和呕吐。经过以上治疗 2～3 日,一般病情大多迅速好转,症状缓解,若治疗效果不佳,则可用氢化可的松 200～300mg 加入 5％葡萄糖液 500mL 中静脉滴注;

4.其他

食用姜有益于止吐,结合指压按摩和针灸也可能有益处。

5.终止妊娠

若经治疗后病情不能缓解,反而有加重趋势,出现以下情况时应考虑终止妊娠:①体温持续高于 38℃;②脉搏＞120 次/分;③持续黄疸或蛋白尿;④多发性神经炎及神经性体征;⑤Wernicke-Korsakoff 综合征。

第二节 流 产

流产是指妊娠不足 28 周、胎儿体重不足 1000g 而终止妊娠者。流产发生于妊娠 12 周前者称早期流产,发生在妊娠 12 周至不足 28 周者称晚期流产。流产又分为自然流产和人工流产,本节内容仅限于自然流产。自然流产的发生率占全部妊娠的 15％左右,多数为早期流产,是育龄妇女的常见病,严重影响了妇女生殖健康。

【病因和发病机制】

导致自然流产的原因很多,可分为胚胎因素和母体因素。早期流产常见的原因是胚胎染色体异常、孕妇内分泌异常、生殖器官畸形、生殖道感染、血栓前状态、免疫因素异常等;晚期流产多由宫颈功能不全等因素引起。

1.胚胎因素

胚胎染色体异常是自然流产最常见的原因。据文献报道,46％～54％的自然流产与胚胎染色体异常有关。流产发生越早,胚胎染色体异常的频率越高,早期流产中染色体异常的发生率为 53％,晚期流产为 36％。

胚胎染色体异常包括数量异常和结构异常。在数量异常中第一位的是染色三体,占

52%,除 1 号染色三体未见报道外,各种染色三体均有发现,其中以 13、16、18、21 及 22 号染色体最常见,16-三体约占 1/3;第二位的是 45,X 单体,约占 19%;其他依次为三倍体占 16%,四倍体占 5.6%。染色体结构异常主要是染色体易位,占 3.8%,嵌合体占 1.5%,染色体倒置、缺失和重叠也见有报道。

多数三体胚胎是以流产或死胎告终,但也有少数能成活,如 21-三体、13-三体、18-三体等。单体是减数分裂不分离所致,以 X 单体最为多见,少数胚胎如能存活,足月分娩后即形成特纳综合征。三倍体常与胎盘的水泡样变性共存,不完全水泡状胎块的胎儿可发育成三倍体或第 16 号染色体的三体,流产较早,少数存活,继续发育后伴有多发畸形,未见活婴。四倍体活婴极少,绝大多数极早期流产。在染色体结构异常方面,不平衡易位可导致部分三体或单体,易发生流产或死胎。总之,染色体异常的胚胎多数结局为流产,极少数可能继续发育成胎儿,但出生后也会发生某些功能异常或合并畸形。若已流产,妊娠产物有时仅为一空孕囊或已退化的胚胎。

2.母体因素

(1)夫妇染色体异常:习惯性流产与夫妇染色体异常有关,习惯性流产者夫妇染色体异常发生频率为 3.2%,其中多见的是染色体相互易位,占 2%,罗伯逊易位占 0.6%。着床前配子在女性生殖道时间过长,配子发生老化,流产的机会也会增加。在促排卵及体外受精等辅助生殖技术中,是否存在配子老化问题目前尚不清楚。

(2)内分泌因素

1)黄体功能不良(LPD):黄体中期孕酮峰值低于正常标准值,或子宫内膜活检与月经时间同步差 2 天以上即可诊断为 LPD。高浓度孕酮可阻止子宫收缩,使妊娠子宫保持相对静止状态;孕酮分泌不足,可引起妊娠蜕膜反应不良,影响孕卵着床和发育,导致流产。孕期孕酮的来源有两条途径:一是由卵巢黄体产生,二是胎盘滋养细胞分泌。孕 6～8 周后卵巢黄体产生孕酮逐渐减少,之后由胎盘产生孕酮替代,如果两者衔接失调则易发生流产。在习惯性流产中有 23%～60% 的病例存在黄体功能不全。

2)多囊卵巢综合征(PCOS):有人发现在习惯性流产中多囊卵巢的发生率可高达 58%,而且其中有 56% 的患者 LH 呈高分泌状态。现认为 PCOS 患者高浓度的 LH 可能导致卵细胞第二次减数分裂过早完成,从而影响卵细胞受精和着床过程。

3)高泌乳素血症:高水平的泌乳素可直接抑制黄体颗粒细胞增生及其分泌功能。高泌乳素血症的临床主要表现为闭经和泌乳,当泌乳素水平高于正常值时,则可表现为黄体功能不全。

4)糖尿病:血糖控制不良者流产发生率可高达 15%～30%,妊娠早期高血糖还可能造成胚胎畸形的危险因素。

5)甲状腺功能:目前认为甲状腺功能减退或亢进与流产有着密切的关系,在妊娠前期和早孕期进行合理的药物治疗,可明显降低流产的发生率。有作者报道,甲状腺自身抗体阳性者流产发生率显著升高。

(3)生殖器官解剖因素

1)子宫畸形:米勒管先天性发育异常导致子宫畸形,如单角子宫、双角子宫、双子宫、子宫纵隔等。子宫畸形可影响子宫血供和宫腔内环境造成流产。母体在孕早期使用或接触己烯雌酚可影响女胎子宫发育。

2）Asherman 综合征：由宫腔创伤（如刮宫过深）、感染或胎盘残留等引起宫腔粘连和纤维化。宫腔镜下行子宫内膜切除或黏膜下肌瘤切除手术也可造成宫腔粘连。子宫内膜受损伤可影响胚胎种植，导致流产发生。

3）宫颈功能不全：是导致中晚期流产的主要原因。宫颈功能不全在解剖上表现为宫颈管过短或宫颈内口松弛。由于存在解剖上的缺陷，随着妊娠的进程子宫增大，宫腔压力升高，多数患者在中、晚期妊娠出现无痛性的宫颈管消退、宫口扩张、羊膜囊突出、胎膜破裂，最终发生流产。宫颈功能不全主要由于宫颈局部创伤（分娩、手术助产、刮宫、宫颈锥形切除、Manchester 手术等）引起，先天性宫颈发育异常较少见；另外，胚胎时期接触己烯雌酚也可引起宫颈发育异常。

4）其他：子宫肿瘤可影响子宫内环境，导致流产。

（4）生殖道感染：有一些生殖道慢性感染被认为是早期流产的原因之一。能引起反复流产的病原体往往是持续存在于生殖道而母体很少产生症状，而且此病原体能直接或间接导致胚胎死亡。生殖道逆行感染一般发生在妊娠 12 周以前，过此时期后，胎盘与蜕膜融合，构成机械屏障，而且随着妊娠进程，羊水抗感染力也逐步增强，感染的机会减少。

1）细菌感染：布鲁菌属和弧菌属感染可导致动物（牛、猪、羊等）流产，但在人类还不肯定。

2）沙眼衣原体：有文献报道，妊娠期沙眼衣原体感染率为 3%～30%，但是否直接导致流产尚无定论。

3）支原体：流产患者宫颈及流产物中支原体的阳性率均较高，血清学上也支持人支原体和解脲支原体与流产有关。

4）弓形虫：弓形虫感染引起的流产是散发的，与习惯性流产的关系尚未完全证明。

5）病毒感染：巨细胞病毒经胎盘可累及胎儿，引起心血管系统和神经系统畸形，致死或流产。妊娠前半期单纯疱疹感染流产发生率可高达 70%，即使不发生流产，也易累及胎儿、新生儿。妊娠初期风疹病毒感染者流产的发生率较高。人免疫缺陷病毒感染与流产密切相关，Temmerman 等报道，HIV-1 抗体阳性是流产的独立相关因素。

（5）血栓前状态：系凝血因子浓度升高，或凝血抑制物浓度降低而产生的血液易凝状态，尚未达到生成血栓的程度，或者形成的少量血栓正处于溶解状态。

血栓前状态与习惯性流产的发生有一定的关系，临床上包括先天性和获得性血栓前状态，前者是由于凝血和纤溶有关的基因突变造成，如凝血因子 V 突变、凝血酶原基因突变、蛋白 C 缺陷症、蛋白 S 缺陷症等；后者主要是抗磷脂抗体综合征、获得性高半胱氨酸血症以及机体存在各种引起血液高凝状态的疾病等。

各种先天性血栓形成倾向引起自然流产的具体机制尚未阐明，目前研究的比较多的是抗磷脂抗体综合征，并已肯定它与早、中期胎儿丢失有关。普遍的观点认为高凝状态使子宫胎盘部位血流状态改变，易形成局部微血栓，甚至胎盘梗死，使胎盘血供下降，胚胎或胎儿缺血缺氧，引起胚胎或胎儿发育不良而流产。

(6)免疫因素:免疫因素引起的习惯性流产,可分自身免疫型和同种免疫型。

1)自身免疫型:主要与患者体内抗磷脂抗体有关,部分患者同时可伴有血小板减少症和血栓栓塞现象,这类患者可称为早期抗磷脂抗体综合征。在习惯性流产中,抗磷脂抗体阳性率约为21.8%。另外,自身免疫型习惯性流产还与其他自身抗体有关。

在正常情况下,各种带负电荷的磷脂位于细胞膜脂质双层的内层,不被免疫系统识别;一旦暴露于机体免疫系统,即可产生各种抗磷脂抗体。抗磷脂抗体不仅是一种强烈的凝血活性物质,激活血小板和促进凝血,导致血小板聚集,血栓形成;同时可直接造成血管内皮细胞损伤,加剧血栓形成,使胎盘循环发生局部血栓栓塞,胎盘梗死,胎死宫内,导致流产。近来的研究还发现,抗磷脂抗体可能直接与滋养细胞结合,从而抑制滋养细胞功能,影响胎盘着床过程。

2)同种免疫型:现代生殖免疫学认为,妊娠是成功的半同种异体移植现象,孕妇由于自身免疫系统产生一系列的适应性变化,从而对宫内胚胎移植物表现出免疫耐受,不发生排斥反应,妊娠得以继续。

在正常妊娠的母体血清中,存在一种或几种能够抑制免疫识别和免疫反应的封闭因子,也称封闭抗体,以及免疫抑制因子,而习惯性流产患者体内则缺乏这些因子。因此,使得胚胎遭受母体的免疫打击而排斥。封闭因子既可直接作用于母体淋巴细胞,又可与滋养细胞表面特异性抗原结合,从而阻断母儿之间的免疫识别和免疫反应,封闭母体淋巴细胞对滋养细胞的细胞毒作用。还有人认为,封闭因子可能是一种抗独特型抗体,直接针对T淋巴细胞或B淋巴细胞表面特异性抗原受体(BCR/TCR),从而防止母体淋巴细胞与胚胎靶细胞起反应。

几十年来,同种免疫型习惯性流产与HLA抗原相容性的关系一直存有争议。有学者提出,习惯性流产可能与夫妇HLA抗原的相容性有关,在正常妊娠过程中夫妇或母胎间HLA抗原是不相容的,胚胎所带的父源性HIA抗原可以刺激母体免疫系统,产生封闭因子。同时,滋养细胞表达的HLA-G抗原能够引起抑制性免疫反应,这种反应对胎儿具有保护性作用,能够抑制母体免疫系统对胎儿胎盘的攻击。

(7)其他因素

1)慢性消耗性疾病:结核和恶性肿瘤常导致早期流产,甚至威胁孕妇的生命;高热可导致子宫收缩;贫血和心脏病可引起胎儿胎盘单位缺氧;慢性肾炎、高血压可使胎盘发生梗死。

2)营养不良:严重营养不良直接可导致流产。现在更强调各种营养素的平衡,如维生素E缺乏也可造成流产。

3)精神、心理因素:焦虑、紧张、恐吓等严重精神刺激均可导致流产。近来还发现,噪音和振动对人类生殖也有一定的影响。

4)吸烟、饮酒等:近年来育龄妇女吸烟、饮酒,甚至吸毒的人数有所增加,这些因素都是流产的高危因素。孕期过多饮用咖啡也增加流产的危险性。

5)环境毒性物质:影响生殖功能的外界不良环境因素很多,可以直接或间接对胚胎造成损害。过多接触某些有害的化学物质(如砷、铅、苯、甲醛、氯丁二烯、氧化乙烯等)和物理因素(如放射线、噪声及高温等),均可引起流产。

尚无确切的依据证明使用避孕药物与流产有关,然而,有报道宫内节育器避孕失败者,感染性流产发生率有所升高。

【病理】

早期流产时胚胎多数先死亡,随后发生底蜕膜出血,造成胚胎的绒毛与蜕膜层分离,已分离的胚胎组织如同异物,引起子宫收缩而被排出。有时也可能蜕膜海绵层先出血坏死或有血栓形成,使胎儿死亡,然后排出。8 周以内妊娠时,胎盘绒毛发育尚不成熟,与子宫蜕膜联系还不牢固,此时流产妊娠产物多数可以完整地从子宫壁分离而排出,出血不多。妊娠 8～12 周时,胎盘绒毛发育茂盛,与蜕膜联系较牢固。此时若发生流产,妊娠产物往往不易完整分离排出,常有部分组织残留宫腔内影响子宫收缩,致使出血较多。妊娠 12 周后,胎盘已完全形成,流产时往往先有腹痛,然后排出胎儿、胎盘。有时由于底蜕膜反复出血,凝固的血块包绕胎块,形成血样胎块稽留于宫腔内。血红蛋白因时间长久被吸收形成肉样胎块,或纤维化与子宫壁粘连。偶有胎儿被挤压,形成纸样胎儿,或钙化后形成石胎。

【临床表现】

1.停经

多数流产患者有明显的停经史,根据停经时间的长短可将流产分为早期流产和晚期流产。

2.阴道流血

阴道流血发生在妊娠 12 周以内流产者,开始时绒毛与蜕膜分离,血窦开放,即开始出血。当胚胎完全分离排出后,由于子宫收缩,出血停止。早期流产的全过程均伴有阴道流血,而且出血量往往较多。晚期流产者,胎盘已形成,流产过程与早产相似,胎盘继胎儿分娩后排出,一般出血量不多。

3.腹痛

早期流产开始阴道流血后宫腔内存有血液,特别是血块,刺激子宫收缩,呈阵发性下腹痛,特点是阴道流血往往出现在腹痛之前。晚期流产则先有阵发性的子宫收缩,然后胎儿胎盘排出,特点是往往先有腹痛,然后出现阴道流血。

【临床类型】

根据临床发展过程和特点的不同,流产可以分为 7 种类型。

1.先兆流产

先兆流产指妊娠 28 周前,先出现少量阴道流血,继之常出现阵发性下腹痛或腰背痛。妇科检查:宫颈口未开,胎膜未破,妊娠产物未排出,子宫大小与停经周数相符。妊娠有希望继续者,经休息及治疗后,若流血停止及下腹痛消失,妊娠可以继续;若阴道流血量增多或下腹痛加剧,则可能发展为难免流产。

2.难免流产

难免流产是先兆流产的继续,妊娠难以持续,有流产的临床过程,阴道出血时间较长,出血量较多,而且有血块排出,阵发性下腹痛,或有羊水流出。妇科检查:宫颈口已扩张,羊膜囊突出或已破裂,有时可见胚胎组织或胎囊堵塞于宫颈管中,甚至露见于宫颈外口,子宫大小与停经周数相符或略小。

3.不全流产

不全流产指妊娠产物已部分排出体外,尚有部分残留于宫腔内,由难免流产发展而来。妊娠 8 周前发生流产,胎儿胎盘成分多能同时排出;妊娠 8～12 周时,胎盘结构已形成并密切连接于子宫蜕膜,流产物不易从子宫壁完全剥离,往往发生不全流产。由于宫腔内有胚胎组织残留,影响子宫收缩,以致阴道出血较多,时间较长,易引起宫内感染,甚至因流血过多而发生失血性休克。妇科检查:宫颈口已扩张,不断有血液自宫颈口内流出,有时尚可见胎盘组织堵塞于宫颈口或部分妊娠产物已排出于阴道内,而部分仍留在宫腔内。一般子宫小于停经周数。

4.完全流产

完全流产指妊娠产物已全部排出,阴道流血逐渐停止,腹痛逐渐消失。妇科检查:宫颈口已关闭,子宫接近正常大小。常常发生于妊娠 8 周以前。

5.稽留流产

稽留流产又称过期流产,指胚胎或胎儿已死亡滞留在宫腔内尚未自然排出者。患者有停经史和(或)早孕反应,按妊娠时间计算已达到中期妊娠但未感到腹部增大,病程中可有少量断续的阴道流血,早孕反应消失。尿妊娠试验由阳性转为阴性,血清 β-HCG 值下降,甚至降至非孕水平。B超检查子宫小于相应孕周,无胎动及心管搏动,子宫内回声紊乱,难以分辨胎盘和胎儿组织。妇科检查:阴道内可少量血性分泌物,宫颈口未开,子宫较停经周数小,由于胚胎组织机化,子宫失去正常组织的柔韧性,质地不软,或已孕 4 个月尚未听见胎心,触不到胎动。

6.习惯性流产

习惯性流产指自然流产连续发生 3 次或 3 次以上者。每次流产多发生于同一妊娠月份,其临床经过与一般流产相同。早期流产的原因常为黄体功能不足、多囊卵巢综合征、高泌乳素血症、甲状腺功能减退、染色体异常、生殖道感染及免疫因素等。晚期流产最常见的原因为宫颈内口松弛、子宫畸形、子宫肌瘤等。宫颈内口松弛者于妊娠后,常于妊娠中期,胎儿长大,羊水增多,宫腔内压力增加,胎囊向宫颈内口突出,宫颈管逐渐短缩、扩张。患者多无自觉症状,一旦胎膜破裂,胎儿迅即排出。

7.感染性流产

是指流产合并生殖系统感染。各种类型的流产均可并发感染,包括选择性或治疗性的人工流产,但以不全流产、过期流产和非法堕胎为常见。感染性流产的病原菌常常是阴道或肠道的寄生菌(条件致病菌),有时为混合性感染。厌氧菌感染占 60% 以上,需氧菌中以大肠杆菌和假芽孢杆菌为多见,也见有 β-溶血链球菌及肠球菌感染。患者除有各种类型流产的临床表现和非法堕胎史外,还出现一系列感染相关的症状和体征。妇科检查:宫口可见脓性分泌物流出,宫颈举痛明显,子宫体压痛,附件区增厚或有痛性包块。严重时感染可扩展到盆腔、腹腔乃至全身,并发盆腔炎、腹膜炎、败血症及感染性休克等。

【病因筛查及诊断】

诊断流产一般并不困难。根据病史及临床表现多能确诊,仅少数需进行辅助检查。确诊流产后,还应确定流产的临床类型,同时还要对流产的病因进行筛查,这对决定流产的处理方法很重要。

1.病史

应询问患者有无停经史和反复流产史,有无早孕反应、阴道流血,应询问阴道流血量及其持续时间,有无腹痛,腹痛的部位、性质及程度,还应了解阴道有无水样排液,阴道排液的色、量及有无臭味,有无妊娠产物排出等。

2.体格检查

观察患者全身状况,有无贫血,并测量体温、血压及脉搏等。在消毒条件下进行妇科检查,注意宫颈口是否扩张,羊膜囊是否膨出,有无妊娠产物堵塞于宫颈口内;宫颈阴道部是否较短,甚至消退,内外口松弛,可容一指通过,有时可触及羊膜囊或见有羊膜囊突出子宫颈外口。子宫大小与停经周数是否相符,有无压痛等。并应检查双侧附件有无肿块、增厚及压痛。检查时操作应轻柔,尤其对疑为先兆流产者。

3.辅助检查

对诊断有困难者,可采用必要的辅助检查。

(1)B型超声显像:目前应用较广,对鉴别诊断与确定流产类型有实际价值。对疑为先兆流产者,可根据妊娠囊的形态、有无胎心反射及胎动来确定胚胎或胎儿是否存活,以指导正确的治疗方法。一般妊娠5周后宫腔内即可见到孕囊光环,为圆形或椭圆形的无回声区,有时由于着床过程中的少量出血,孕囊周围可见环形暗区,此为早孕双环征。孕6周后可见胚芽声像,并出现心管搏动。孕8周可见胎体活动,孕囊约占宫腔一半。孕9周可见胎儿轮廓。孕10周孕囊几乎占满整个宫腔。孕12周胎儿出现完整形态。不同类型的流产及其超声图像特征有所差别,可帮助医师鉴别诊断。

1)先兆流产声像图特征:子宫大小与妊娠月份相符,少量出血者孕囊一侧见无回声区包绕,出血多者宫腔有较大量的积血,有时可见胎膜与宫腔分离,胎膜后有回声区,孕6周后可见到正常的心管搏动。

2)难免流产声像图特征:孕囊变形或塌陷,宫颈内口开大,并见有胚胎组织阻塞于宫颈管内,羊膜囊未破者可见到羊膜囊突入宫颈管内或突出宫颈外口,心管搏动多已消失。

3)不全流产声像图特征:子宫较正常妊娠月份小,宫腔内无完整的孕囊结构,代之以不规则的光团或小暗区,心管搏动消失。

4)完全流产声像图特征:子宫大小正常或接近正常,宫腔内空虚,见有规则的宫腔线,无不规则光团。

B超检查在确诊宫颈功能不全引起的晚期流产中也很有价值。通过B超可以观察宫颈长度、内口宽度、羊膜囊突出等情况,能够客观地评价妊娠期宫颈结构,且具有无创伤可重复等优点,近年来临床应用较多。可作为宫颈功能评价的超声指标较多,如宫颈长度、宫颈内口宽度、宫颈漏斗宽度、羊膜囊楔度等。一般认为,宫颈结构随着妊娠进程有所变化,故动态观察妊娠期宫颈结构变化的意义更大。目前国内规定:孕12周时如三条径线中有一异常即提示宫颈功能不全,这包括宫颈长度<25mm、宽度>32mm和内径>5mm。

另外,以超声多普勒血流频谱显示孕妇子宫动脉和胎儿脐动脉,可判断宫内胎儿健康状况及母体并发症。目前常用动脉血流频谱的收缩期速度峰值与舒张期速度最低值的比值,估计动脉血管的阻力,早孕期动脉阻力高者,胎儿血供和营养不足,可诱发胚胎发育停止。

(2)妊娠试验:用免疫学方法,近年临床多用试纸法,对诊断妊娠有很大意义。为进一步了解流产的预后,多选用血清 β-hCG 的定量测定。一般妊娠后 8~9 天在母血中即可测出 β-hCG,随着妊娠的进程,β-hCG 逐渐升高,早孕期 β-hCG 倍增时间为 48 小时左右,孕 8~10 周达高峰。血清 β-hCG 值低或呈下降趋势,提示可能发生流产。

(3)其他激素测定:其他激素主要有血孕酮的测定,可以协助判断先兆流产的预后。甲状腺功能低下和亢进均易发生流产,测定游离 T_3 和 T_4 有助于孕期甲状腺功能的判断。人胎盘泌乳素(hPL)的分泌与胎盘功能密切相关,妊娠 6~7 周时血清 hPL 正常值为 0.02mg/L,8~9周为 0.04mg/L。hPL 低水平常常是流产的先兆。正常空腹血糖值为 5.9mmol/L,异常时应进一步做糖耐量试验,排除糖尿病。

(4)血栓前状态测定:血栓前状态的妇女可能没有明显的临床表现,但母体的高凝状态使子宫胎盘部位血流状态改变,形成局部微血栓,甚至胎盘梗死,使胎盘血供下降,胚胎或胎儿缺血缺氧,引起胚胎或胎儿发育不良而流产。如下诊断可供参考:D-二聚体、FDP 数值增加表示已经产生轻度凝血-纤溶反应的病理变化;而对虽有危险因子参与,但尚未发生凝血。纤溶反应的患者,却只能用血浆凝血功能亢进动态评价,如血液流变学和红细胞形态检测;另外凝血和纤溶有关的基因突变造成凝血因子 V 突变、凝血酶原基因突变、蛋白 C 缺陷症、蛋白 S 缺陷症、抗磷脂抗体综合征、获得性高半胱氨酸血症以及机体存在各种引起血液高凝状态的疾病等均需引起重视。

4.病因筛查

引发流产发生的病因众多,特别是针对习惯性流产者,进行系统的病因筛查,明确诊断,及时干预治疗,为避免流产的再次发生是必要的。筛查内容包括:胚胎染色体及夫妇外周血染色体核型分析、生殖道微生物检测、内分泌激素测定、生殖器官解剖结构检查、凝血功能测定、自身抗体检测等。

【处理】

流产为妇产科常见病,一旦发生流产症状,应根据流产的不同类型,及时进行恰当的处理。

1.先兆流产处理原则

(1)休息镇静:患者应卧床休息,禁止性生活,阴道检查操作应轻柔,精神过分紧张者可使用对胎儿无害的镇静剂,如苯巴比妥(鲁米那)0.03~0.06g,每日 3 次。加强营养补充,保持大便通畅。

(2)应用黄体酮或 hCG:黄体功能不足者,可用黄体酮 20mg,每日或隔日肌内注射 1 次,也可使用 hCG 以促进孕酮合成,维持黄体功能,用法为 1000U,每日肌内注射 1 次,或 2000U,隔日肌内注射 1 次。

(3)其他药物:维生素 E 为抗氧化剂,有利孕卵发育,每日 100mg 口服。基础代谢率低者可以服用甲状腺素片,每日 1 次,每次 40mg。

(4)出血时间较长者,可选用无胎毒作用的抗生素,预防感染,如青霉素等。

(5)心理治疗:要使先兆流产患者的情绪安定,增强其信心。

(6)经治疗两周症状不见缓解或反而加重者,提示可能胚胎发育异常,进行 B 型超声检查及 β-hCC 测定,确定胚胎状况,给以相应处理,包括终止妊娠。

2.难免流产处理原则

(1)孕 12 周内可行刮宫术或吸宫术,术前肌内注射催产素 10U。

(2)孕 12 周以上可先催产素 5~10U 加于 5％葡萄糖液 500mL 内静脉滴注,促使胚胎组织排出，出血多者可行刮宫术。

（3）出血多伴休克者，应在纠正休克的同时清宫。

（4）清宫术后应详细检查刮出物，注意胚胎组织是否完整，必要时做病理检查或胚胎染色体分析。

（5）术后应用抗生素预防感染。出血多者可使用肌内注射催产素以减少出血。

3.不全流产处理原则

（1）一旦确诊，无合并感染者应立即清宫，以清除宫腔内残留组织。

（2）出血时间短，量少或已停止，并发感染者，应在控制感染后再做清宫术。

（3）出血多并伴休克者，应在抗休克的同时行清宫术。

（4）出血时间较长者，术后应给予抗生素预防感染。

（5）刮宫标本应送病理检查，必要时可送检胎儿的染色体核型。

4.完全流产处理原则

如无感染征象，一般不需特殊处理。

5.稽留流产处理原则

（1）早期过期流产：宜及早清宫，因胚胎组织机化与宫壁粘连，刮宫时有可能遇到困难，而且此时子宫肌纤维可发生变性，失去弹性，刮宫时出血可能较多并有子宫穿孔的危险。故过期流产的刮宫术必须慎重，术时注射宫缩剂以减少出血，如一次不能刮净可于 5～7 天后再次刮宫。

（2）晚期过期流产：均为妊娠中期胚胎死亡，此时胎盘已形成，诱发宫缩后宫腔内容物可自然排出。若凝血功能正常，可先用大剂量的雌激素，如己烯雌酚 5mg，每日 3 次，连用 3～5 天，以提高子宫肌层对催产素的敏感性，再静脉滴注缩宫素（5～10 单位加于 5％葡萄糖液内），也可用前列腺素或依沙吖啶等进行引产，促使胎儿、胎盘排出。若不成功，再做清宫术。

（3）预防 DIC：胚胎坏死组织在宫腔稽留时间过长，尤其是孕 16 周以上的过期流产，容易并发 DIC。所以，处理前应检查血常规、出凝血时间、血小板计数、血纤维蛋白原、凝血酶原时间、凝血块收缩试验、D-二聚体、纤维蛋白降解产物及血浆鱼精蛋白副凝试验（3P 试验）等，并作好输血准备。若存在凝血功能异常，应及早使用纤维蛋白原、输新鲜血或输血小板等，高凝状态可用低分子肝素，防止或避免 DIC 发生，待凝血功能好转后再行引产或刮宫。

（4）预防感染：过期流产病程往往较长，且多合并有不规则阴道流血，易继发感染，故在处理过程中应使用抗生素。

6.习惯性流产处理原则

有习惯性流产史的妇女，应在怀孕前进行必要的检查，包括夫妇双方染色体检查与血型鉴定及其丈夫的精液检查，女方还需进行内分泌、生殖道感染、血栓前状态、生殖道局部或全身免疫等检查及生殖道解剖结构的详细检查，查出原因者，应于怀孕前及时纠治。

（1）染色体异常：若每次流产均由于胚胎染色体异常所致，这提示流产的病因与配子的质量有关。如精子畸形率过高者建议到男科治疗，久治不愈者可行供者人工授精（AID）。如女方为高龄，胚胎染色体异常多为三体，且多次治疗失败可考虑做赠卵体外受精——胚胎移植术（IVF）。夫妇双方染色体异常可做 AID，或赠卵 IVF 及种植前诊断（PGD）。

（2）生殖道解剖异常：完全或不完全子宫纵隔可行纵隔切除术。子宫黏膜下肌瘤可在宫腔镜下行肌瘤切除术，壁间肌瘤可经腹肌瘤挖出术。宫腔粘连可在宫腔镜下做粘连分离术，术后放置宫内节育器 3 个月。宫颈内口松弛者，于妊娠前作宫颈内口修补术。若已妊娠，最好于妊娠 14～16 周行宫颈内口环扎术，术后定期随诊，提前住院，待分娩发动前拆除缝线，若环扎术后有流产征象，治疗失败，应及时拆除缝线，以免造成宫颈撕裂。国际上有对于有先兆流产症状的患者进行紧急宫颈缝扎术获得较好疗效的报道。

（3）内分泌异常：黄体功能不全者主要采用孕激素补充疗法。孕时可使用黄体酮 20mg 隔日或每日肌内注射至孕 10 周左右，或 hCG 1000～3000U，隔日肌内注射 1 次。如患者存在多囊卵巢综合征、高泌乳素血症、甲状腺功能异常或糖尿病等，均宜在孕前进行相应的内分泌治疗，并于孕早期加用孕激素。

（4）感染因素：孕前应根据不同的感染原进行相应的抗感染治疗。

（5）免疫因素：自身免疫型习惯性流产的治疗多采用抗凝剂和免疫抑制剂治疗。常用的抗凝剂有阿司匹林和肝素，免疫抑制剂以泼尼松为主，也有使用人体丙种球蛋白治疗成功的报道。同种免疫型习惯性流产采用主动免疫治疗，自 20 世纪 80 年代以来，国外有学者开始采用主动免疫治疗同种免疫型习惯性流产。即采用丈夫或无关个体的淋巴细胞对妻子进行主动免疫致敏，其目的是诱发女方体内产生封闭抗体，避免母体对胚胎的免疫排斥。

（6）血栓前状态：目前多采用低分子肝素（LMWH）单独用药或联合阿司匹林是目前主要的治疗方法。一般 LMWH 5000IU 皮下注射，每天 1～2 次。用药时间从早孕期开始，治疗过程中必须严密监测胎儿生长发育情况和凝血-纤溶指标，检测项目恢复正常，即可停药。但停药后必须每月复查凝血-纤溶指标，有异常时重新用药。有时治疗可维持整个孕期，一般在终止妊娠前 24 小时停止使用。

（7）原因不明习惯性流产：当有怀孕征兆时，可按黄体功能不足给以黄体酮治疗，每日 10～20mg 肌内注射，或 hCG 2000U，隔日肌内注射一次。确诊妊娠后继续给药直至妊娠 10 周或超过以往发生流产的月份，并嘱其卧床休息，禁忌性生活，补充维生素 E 并给予心理治疗，以解除其精神紧张，并安定其情绪。同时在孕前和孕期尽量避免接触环境毒性物质。

7.感染性流产

流产感染多为不全流产合并感染。治疗原则应积极控制感染，若阴道流血不多，应用广谱抗生素 2～3 日，待控制感染后再行刮宫，清除宫腔残留组织以止血。若阴道流血量多，静脉滴注广谱抗生素和输血的同时，用卵圆钳将宫腔内残留组织夹出，使出血减少，切不可用刮匙全面搔刮宫腔，以免造成感染扩散。术后继续应用抗生素，待感染控制后再行彻底刮宫。若已合并感染性休克者，应积极纠正休克。若感染严重或腹、盆腔有脓肿形成时，应行手术引流，必要时切除子宫。

【临床特殊情况的思考和建议】

1.激素测定在流产中的应用价值

（1）孕激素：黄体期测定 24 小时尿孕二醇，正常值为 6～22μmol/24h 尿，小于下限者为黄体功能不全。黄体期血清孕二醇峰值为 20.7～102.4nmol/L，低于 16nmol/L 者为黄体功能不全。妊娠后孕激素水平持续升高，孕 7 周为（76.4±23.7）nmol/L，孕 8 周为（89.2±24.6）nmol/L，孕 9～12 周为(18.6±40.6)nmol/L,孕 13～16 周为(142.0±4.0)nmol/L。正常妊娠的特点是孕 7～9 周时黄体-胎盘替换,这时胎盘滋养细胞接替黄体产生孕激素并维持妊娠,孕 10 周以前发生的流产可能因正常孕激素产生和利用障碍造成。有报道,孕酮单一指标测定预测宫内胎儿存活的敏感性和特异性均为 88%。自然流产患者血清孕酮降低,孕酮水平低于31.2nmol/L 则提示胚胎已死亡。但值得指出:孕酮测定个体差异较大,每天不同时间测定其值也存在变异,特别是孕 7～9 周时黄体-胎盘替换时,数值不稳定。特别是孕早期孕龄对孕酮浓度的影响非常大,且根据末次月经计算的孕龄存在误差,很难对一个个体在特定的时刻确定正常值范围。另外,很多患者在孕早期服用孕激素类制剂,对血孕酮的测定有影响,故测定值只能作为参考。

(2)血 β-hCG:单次 β-hCG 浓度的意义有限,一般采用动态观察其趋势。妊娠后 8～9 天在母血中即可测出 β-hCG,随着妊娠的进程,β-hCG 逐渐升高,早孕期 β-hCG 倍增时间为 48 小时左右,孕 8～10 周达高峰。若血清 β-hCG 值低或呈下降趋势,提示可能发生流产,对临床的进一步治疗的指导意义比孕激素作用大,但也需排除患者曾使用 hCG 针剂对测量值的干扰。若结合 B 超和 β-hCG 值,则更具有临床应用价值。

(3)甲状腺激素:甲状腺功能异常伴有生殖异常如排卵障碍和黄体功能不足,早期妊娠的代谢需求对甲状腺激素的需要增加,甲状腺功能的紊乱会导致流产。因此,流产患者需要排除甲状腺功能障碍,甲状腺激素(FT_3、FT_4、sTSH、TPO-Ab 等)的测定不能忽视。

2.晚期流产宫颈功能不全的诊断标准

在习惯性流产的病因筛查中,特别是晚期流产,宫颈功能不全是其主要原因,但临床上对宫颈功能不全的诊断仅为经验性判断,而且多数在晚期流产发生时才发现,所以预测宫颈功能不全对预防流产的发生有重要价值。目前国内常用的标准如下:

(1)未孕时诊断:①宫颈扩张试验:无阻力通过 8 号宫颈扩张器提示宫颈功能不全;②宫颈气囊牵引试验:将 Foley 导尿管插入宫腔,囊内注入 1mL 生理盐水,如小于 600g 重量即可牵出,提示宫颈功能不全;③子宫输卵管碘油造影:宫颈管缩短,管径大于 6mm,提示宫颈功能不全。

(2)妊娠期诊断:①宫颈指检:宫颈阴道部较短,甚至消退,内外口松弛,可容 1 指通过,有时可触及羊膜囊或见有羊膜囊突出子宫颈外口;②B 超检查:孕 12 周时如三条径线中有一条异常即提示宫颈功能不全,这包括宫颈长度<25mm、宽度>32mm 和内径>5mm,以此法诊断宫颈功能不全的敏感性和阳性提示值较高,平均达到 90%以上,并且具有宫颈结构显示清晰、测量准确,操作简便等优点,更适合临床应用。

3.血栓前状态的诊断、治疗和监测

血栓前状态的妇女并没有明显的临床表现,血液学检查也没有明确的诊断标准。但血栓前状态,如凝血因子浓度升高,或凝血抑制物浓度降低而产生的血液易凝状态,血栓的程度,或者形成的少量血栓正处于溶解状态,均与习惯性流产的发生有一定的关系。

(1)血栓前状态实验室诊断指标:D-二聚体、FDP 反映的血栓前状态,表示已经产生轻度凝血-纤溶反应的病理变化。而对虽有危险因子参与,但尚未发生凝血-纤溶反应的患者却只能用血浆凝血功能亢进动态评价,如血液流变学和红细胞形态检测。用针对性的药物或手段进行干预后能减低血栓的发生率。

(2)血栓前状态的治疗:低分子肝素(LMWH)单独用药或联合阿司匹林是目前主要的治疗方法。低分子肝素和普通肝素一样属于抗凝血酶Ⅲ(ATⅢ)依赖性凝血酶抑制剂,但有许多普通肝素所不具备的特点,其半衰期长,对血小板功能、脂质代谢影响少,抗 Xa/APTT 活性比肝素大,极少增加出血倾向,一般 5000IU 皮下注射,每天 1~2 次。阿司匹林是通过抑制血小板的环氧酶,减少前列腺素的生成而起作用。阿司匹林推荐剂量为 50~75mg/d。许多报道指出单独应用阿司匹林临床效果不及单独应用低分子肝素或者两者合用疗效好。

(3)用药监测:应用肝素和阿司匹林时要注意检测血小板计数、凝血功能及纤溶方面的指标。监测从早孕期开始,如果胎儿生长发育良好,与孕周相符,凝血-纤溶指标检测项目恢复正常,即可停药。但停药后必须每月复查凝血-纤溶指标,有异常时重新用药。有时治疗可维持整个孕期,一般在终止妊娠前 24 小时停止使用。孕期使用 LMWH 和小剂量阿司匹林对母体和胎儿是相对安全的,药物不良反应发生机会很小。但在发生药物过敏、严重的出血事件及肝素诱导的血小板减少症时仍要注意及时停药。对于骨质疏松,通常可以应用钙剂及 VitD 预防。目前尚未有发现 LMWH 和阿司匹林引起胎儿畸形的报道,LMWH 不通过胎盘屏障,也不会增加胎儿出血事件的发生。因此,可以在妊娠期安全使用。

4.主动免疫治疗安全性的探讨

正常妊娠作为一种成功的半同种移植,胎儿之所以不被母体免疫系统所排斥,与母胎界面生理性抑制反应增强有关。这种免疫状态又称为妊娠免疫耐受,有学者认为,这种免疫耐受主要和封闭抗体相关。封闭抗体可通过与母体反应性淋巴细胞结合,或通过与半同种异体抗原结合,达到阻断细胞免疫反应的目的。因此,封闭抗体阴性者可用淋巴细胞注射主动免疫治疗,刺激封闭抗体的产生。

(1)主动免疫疗法:注射方法为皮内注射,需采用丈夫新鲜淋巴细胞,但当丈夫存在传染病或其他身体疾患时,也可注射健康第三者的淋巴细胞。治疗从孕前开始,国内多采用孕前、孕后各免疫 2 次,免疫淋巴细胞总数(20~30)×10^6,间隔 3 周。第一疗程结束后鼓励患者在 3个月内妊娠,如获妊娠则再进行 1 个疗程。如未妊娠则在排除不孕症的情况下重新进行 1 个疗程免疫。

(2)主动免疫疗法的安全性:主动免疫的指征之一是患者封闭抗体缺乏或低下,早期有少数病例报道经主动免疫治疗后可见封闭抗体水平增高,但是多数研究报道没有观察到这种阳性结果。一般说来主动免疫是比较安全的,无明显严重副反应,但是如果供血者的健康条件缺乏严格控制或治疗操作过程无菌消毒隔离不够严格,有可能发生血行性感染。罕见情况下母亲输注异体淋巴细胞也有可能出现移植物抗宿主反应。所以国际上目前不存在公认的、统一的、可靠的观察主动免疫疗效的指标,主动免疫治疗的安全性,还有待进一步验证。

5.自身抗体联合检测的意义

自身免疫型习惯性流产主要与患者体内抗磷脂抗体(ACA)有关,部分患者同时可伴有血小板减少症和血栓栓塞现象,这类患者可称为早期抗磷脂抗体综合征(APS)。APS 的诊断标准至少有以下一项临床症状(复发性流产或血栓栓塞)和一项 ACA 阳性实验室指标。目前常用的 ACA 检测指标为:抗心磷脂抗体(ACL)、抗 β_2-GPⅠ抗体、狼疮抗凝因子(LAC)。阳性诊断标准是指出现 2 次以上 ACA 阳性,其间隔时间 6 周或以上。但临床上通常对习惯性流产患者,只单独检测 ACL 1～2 次,导致 ACA 的阳性率波动较大,而对抗 β_2-GP I 抗体的检测,应用甚少。很多报道指出:APS 患者 ACL 呈阴性,而抗 β_2-GP I 抗体却呈阳性,且抗 β_2-GP I 抗体也能够通过与 β_2-GP I 结合发挥与 ACL 相似的病理作用。所以,为减少 ACA 检测的漏诊率和误诊率,建议习惯性流产自身抗体病因筛查时,应在排除急性感染等干扰因素的条件下,联合检测 ACL、抗 β_2-GP I 抗体和 LAC,有助于降低自身免疫型习惯性流产的漏诊率。

6.子宫动脉血流及脐动脉血流

胎儿通过脐动脉、子宫动脉从母体获取营养及进行氧交换,流产妇女的子宫动脉血流灌注不足是引起该病的基础之一。在脐动脉和子宫动脉中,血流速波可受血液的黏滞性、血管壁的弹性、末梢循环阻力等影响。子宫动脉阻力指数(RI)及脉动指数(PI)升高,反映子宫动脉血流及周围血管阻力升高,其发生的原因可能与血液的黏滞性升高、血球间摩擦力及血流与管壁间的摩擦增加相关。利用超声多普勒技术对妊娠过程中脐动脉及子宫动脉血流变化进行定性和定量估计,可了解胎儿发育生长情况及有无母体并发症。因此,流产妇女动脉血流的测定需引起临床的重视。

第三节　妊娠期高血压疾病

妊娠期高血压疾病是妊娠期特有的疾病,包括妊娠期高血压、子痫前期、子痫、慢性高血压并发子痫前期以及慢性高血压。以前我国把妊娠高血压、子痫前期和子痫统称为妊娠高血压综合征。妊娠期高血压疾病的发病率在各地报道不一,国外报道初产妇无慢性高血压和糖尿病病史者妊娠期高血压疾病的发病率为 5％～9％,子痫前期的发病率为 5％～7％;初产妇妊娠期高血压疾病的发病率是经产妇的 4～5 倍。妊娠期高血压疾病的发病率在不同孕周的分布并不均衡,随着孕龄的增加其发病率相应增加,超过 50％ 的妊娠期高血压疾病发生于孕 37 周后。本类疾病以高血压、蛋白尿、水肿为特征,并伴有全身多脏器的损害;严重患者可出现抽搐、昏迷、脑出血、心力衰竭、胎盘早剥和弥漫性血管内凝血,甚至死亡。该病严重影响母婴健康,是孕产妇和围生儿发病及死亡的主要原因之一。

【高危因素和病因】

病因和发病机制至今尚未完全阐明,子痫前期和子痫的发病机制可能与遗传易感性、免疫适应不良、胎盘缺血和氧化应激反应有关。

1.高危因素

流行病学调查发现如下高危因素均与妊娠期高血压疾病发病风险增加密切相关:初产妇、孕妇年龄小于 18 岁或大于 40 岁、多胎妊娠、妊娠期高血压病史及家族史、慢性肾炎、抗磷脂综合征、糖尿病、血管紧张素基因 T235 阳性、营养不良、低社会经济状况。

2.病因

(1)免疫机制:妊娠被认为是成功的自然同种异体移植。胎儿在妊娠期内不受排斥是因胎盘的免疫屏障作用、胎膜细胞可抑制 NK 细胞对胎儿的损伤、母体内免疫抑制细胞及免疫抑制物的作用,其中以胎盘的免疫屏障作用最重要。

研究发现,患本病者同种异体抗原如滋养叶细胞抗原超负荷,影响子宫胎盘血管床的发育和重铸过程;母胎免疫平衡失调、封闭抗体产生不足,使胎盘局部免疫反应与滋养细胞表达的 TCX 抗原形成的保护性作用减弱;补体活化,在子痫前期患者血中补体被激活的现象较普遍,C_3 和 C_4 均明显减少,被激活的补体进一步激活白细胞,白细胞在胎儿胎盘血循环中被激活后,随着血液流动,可停滞在微循环中破坏血管内皮,引起脏器的损伤;细胞和体液免疫异常,子痫前期患者,Th1 细胞的数目往往增多,可刺激细胞毒性因子的增多,包括肿瘤坏死因子、白细胞介素-1 和白细胞介素-6。这些细胞因子诱导脂肪细胞降解,破坏肝脂肪酸氧化,影响前列环素和一氧化氮的合成,另外 TNF-α、IL-1 使血液中血小板源性生长因子、内皮素、纤溶酶原激活物抑制物-1 等含量增加,造成毛细血管高凝状态及毛细血管通透性增加。本病患者夫妇、母婴 HLA-DR4 出现频率明显高于正常孕妇,夫妇 HLA 共享亦显著增加。HLA-DR4 在子痫前期发病中的作用可能为:①直接作为免疫基因,通过免疫基因产物如抗原影响巨噬细胞呈递抗原;②与疾病致病基因连锁不平衡;③使母胎间抗原呈递及识别功能降低,导致封闭抗体产生不足,最终导致子痫前期的发生。

(2)胎盘浅着床:子痫前期常见于子宫张力过高及合并有全身血管病变的孕妇,其发生可能与"胎盘浅着床"有关。"胎盘浅着床"可能是 HLA-G 的表达下降或缺失,导致 HLA-G 表达缺陷的滋养细胞易受到母体免疫系统的攻击,不能侵入母体螺旋动脉,影响血管重铸,形成胎盘浅着床,使胎盘缺血缺氧。妊娠是一种成功的自然半同种异体移植,有赖于母胎间免疫平衡,平衡一旦失调就可能引起免疫排斥反应,导致病理妊娠。HDCP 与免疫相关的有力证据是螺旋小动脉发育受阻于黏膜段(即胎盘浅着床),且螺旋小动脉管壁出现急性粥样硬化病变。另外,患者血管壁上可见明显的免疫球蛋白 IgM 和补体 C_3 沉积。

(3)血管内皮细胞受损:来源胎盘及蜕膜的细胞毒性物质和炎性介质如氧自由基、过氧化脂质、肿瘤坏死因子、白细胞介素-6、极低密度脂蛋白等可能引起血管内皮损伤。当血管内皮细胞受损失时血管内皮源性舒张因子(EDRF)、一氧化氮(NO)、血管舒张因子前列环素(PGI_2)分泌减少,血管内皮收缩因子血栓素 A(TXA_3)产生增加,导致收缩因子和舒张因子比例失调,致使血压升高,从而导致一系列病理变化。鉴于胎盘在妊娠中的特殊作用,认为这些毒性因子可能来源胎盘。因此胎盘血管内皮损伤可能先于全身其他脏器。

(4)遗传因素:子痫前期的家族多发性提示该病可能存在遗传因素,目前发现的易感基因有内皮型一氧化氮合酶基因、肾素-血管紧张素-醛固酮系统基因、Fas/FasL 基因、VLeiden,基因、凝血酶原基因、凝血酶原调节蛋白(TM)、亚甲基四氢叶酸还原酶(MTHFR)基因、线粒体DNA 突变、脂蛋白脂肪酶基因(LPL)、载脂蛋白 E 基因、TNF-α 基因、HLA-G、HLA-DR4、印迹基因等。单基因假设能够解释子痫前期的发生,但多基因遗传也不能排除。

(5)胰岛素抵抗:子痫前期-子痫患者存在胰岛素抵抗,高胰岛素血症导致 NO 合成下降及脂质代谢紊乱,影响前列腺素 E_2 合成,增加外周血管的阻力,血压升高,因而认为胰岛素抵抗与子痫前期-子痫的发生密切相关。其他因素如血清抗氧化剂活性、血浆高半胱氨酸浓度等的作用正在研究之中。

Cundy 等发现 1 型糖尿病患者与 2 型糖尿病患者子痫前期的总体发生率是相似的,分别为 41% 和 45%，但 2 型糖尿病妇女更易患慢性高血压(孕周<20 周即诊断)，而子痫前期的发生率少于 1 型糖尿病。糖尿病的孕妇子痫前期的发病率随 White 分类的严重程度增加而增加，并发妊娠期糖尿病肾病的妇女发病率最高。

【妊娠期高血压疾病的分类】

1.妊娠期高血压妊娠期

首次出现 BP≥140/90mmHg 并于产后 12 周恢复正常；尿蛋白(一)；少数患者可伴有上腹部不适或血小板减少。在妊娠 20 周后，如果血压持续升高，虽然未出现蛋白尿，但母儿的危险性增加，约有 10%妊娠期高血压患者在出现蛋白尿之前就发生子痫。妊娠期高血压是暂时的，可能发展为子痫前期，也可能产后 12 周血压仍未恢复而诊断为慢性高血压，所以妊娠期高血压在产后 12 周以后才能确诊。

2.子痫前期

蛋白尿是子痫前期的重要依据，是全身的微小动脉痉挛导致肾脏血流量减少的结果，标志着孕妇的肾脏功能受到损害。临床上蛋白尿往往出现在血压升高以后，但许多研究表明肾脏病理生理变化可能在血压升高等临床症状出现以前 3～4 个月就已开始。

因此血压升高和尿蛋白轻度升高是子痫前期诊断的基本条件，子痫前期可以分成：轻度子痫前期和重度子痫前期。高血压加重，尿蛋白增加，或者肾、肝、血液系统的实验室指标异常，或者子痫发作前的症状，如头痛、眼花、上腹部疼痛等任何一方面的出现均表明病情加重，使子痫前期的诊断更加明确。

轻度子痫前期：妊娠 20 周以后出现 BP≥140/90mmHg，尿蛋白≥0.3g/24h 或随机尿蛋白(+)；可伴有上腹不适、头痛等症状。

重度子痫前期：BP≥160/110mmHg，尿蛋白≥2.0g/24h 或随机尿蛋白≥(++)；血清肌酐>106μmol/L，血小板<100×10^9/L；血乳酸脱氢酶(LDH)升高；血 ALT 或 AST 升高；持续性头痛或其他脑或视觉障碍；持续性上腹不适。

下列标准至少一条符合者可诊断为重度子痫前期。

(1)中枢神经系统异常表现：视力模糊、头痛、头晕；严重者神志不清、昏迷等。

(2)肝包膜下血肿或肝破裂的症状：包括上腹部不适或右上腹持续性疼痛等。

(3)肝细胞损伤的表现：血清转氨酶升高。

(4)血压改变：收缩压≥160mmHg，或舒张压≥110mmHg。

(5)血小板减少：<100×10^9/L。

(6)蛋白尿：≥5g/24h，或间隔 4 小时两次尿白尿(+++)。

(7)少尿：24 小时尿量<500mL。

(8)肺水肿。

(9)脑血管意外。

(10)血管内溶血：贫血、黄疸或乳酸脱氢酶升高。

(11)凝血功能障碍。

(12)胎儿生长受限或羊水过少。

3.子痫

在子痫前期的基础上进而有抽搐发作,或伴有昏迷,不能用其他原因解释,称为子痫。少数患者病情进展迅速,子痫前期的征象不明显而骤然发作。子痫的典型发作过程首先表现为眼球固定,瞳孔散大,头偏向一侧,牙关紧闭;继而口角及面肌颤动,数秒后发展为全身及四肢肌强直,双手紧握,双臂屈曲,迅速发生强烈抽动。抽搐时呼吸暂停,面色青紫。持续1分钟左右,抽搐强度减弱,全身肌肉松弛,随即深长吸气,发出鼾声而恢复呼吸。抽搐发作前及抽搐期间,神志丧失。抽搐次数少,间隔时间长,抽搐过后短期即可苏醒;抽搐频繁且持续时间长,往往陷入深昏迷。在抽搐过程中易发生种种创伤,如唇舌咬伤、摔伤甚至骨折,昏迷中呕吐可造成窒息或吸入性肺炎。子痫发生在妊娠晚期或临产前,称为产前子痫,多见;发生于分娩过程,称为产时子痫,较少见;发生于产后称为产后子痫,大部分在产后48小时以内,个别甚至在产后10天发生。

抽搐前常有头痛、视觉异常,10%的子痫发作出现在明显蛋白尿之前。重危:抽搐10次以上,昏迷持续6小时或以上。呼吸≥30次/分,脉率>120次/分,体温>39℃,少尿,无尿或血尿,心衰,肺水肿。

4.原发性高血压合并子痫前期

高血压孕妇妊娠20周以前无尿蛋白,若出现尿蛋白≥0.3g/24h;高血压孕妇妊娠20周后突然尿蛋白增加或血压进一步升高或血小板<100×10⁹/L。在妊娠前出现高血压,并已予以降压治疗者的诊断并不困难。对于在妊娠前和妊娠早期均未进行检查,在妊娠晚期首次发现高血压的患者,与子痫前期的鉴别比较困难,需要随访到产后12周才能确诊。

一般妊娠合并慢性高血压在妊娠中期血压有所下降,在妊娠晚期恢复到妊娠前的水平。妊娠合并慢性高血压的围生儿死亡率升高3倍,胎盘早剥的风险升高2倍;同时,胎儿生长受限、妊娠35周前早产的发生率均明显升高。

慢性高血压最大风险是并发子痫前期的概率升高,25%慢性高血压合并妊娠时可能会并发子痫前期;若存在肾功能不全,病程超过4年,或既往妊娠时曾经出现过高血压,子痫前期的发生率更高;若并发子痫前期,发生胎盘早剥的比率明显升高。

5.妊娠合并慢性高血压

妊娠前或妊娠20周前舒张压≥90mmHg(除外妊娠滋养细胞疾病),妊娠期无明显加重;妊娠20周后首次诊断高血压并持续到产后12周后。不管是何种原因导致的慢性高血压,在妊娠期均有可能发展为子痫前期和子痫。在妊娠中期才首次检查并发现高血压者的诊断和处理较为困难。当出现下列情况之一时,应考虑可能存在潜在的慢性高血压:①妊娠前曾有高血压(≥140/90mmHg);②妊娠20周前发现高血压(≥140/90mmHg),除外妊娠滋养细胞疾病;③产后12周高血压仍持续存在。

【临床表现】

典型临床表现为妊娠20周后出现高血压、水肿、蛋白尿。视病变程度不同,轻者可无症状或有轻度头晕,血压轻度升高,伴水肿或轻微蛋白尿;重者出现头痛、眼花、恶心、呕吐、持续性右上腹疼痛等,血压明显升高,蛋白尿增多,水肿明显;甚至昏迷、抽搐。

【诊断】

根据病史、临床表现、体征及辅助检查即可作出诊断,同时应注意有无并发症及凝血机制障碍。

1.病史

有本病的高危因素及上述临床表现,应特别注意有无头痛、视力改变、上腹不适等。

2.体格检查

(1)高血压:收缩压≥140mmHg 或舒张压≥90mmHg。

(2)蛋白尿:24 小时内尿液中蛋白含量≥300mg 或相隔 6 小时的两次随机尿液蛋白浓度为 30mg/L(定性+)。蛋白尿在 24 小时内有明显波动,应留取 24 小时尿作定量检查。

(3)水肿:特点是自踝部逐渐向上延伸的凹陷性水肿,经休息后不缓解。水肿局限于膝以下为"+",延及大腿为"++",延及外阴及腹壁为"+++",全身水肿或伴有腹水为"++++"。

3.辅助检查

(1)孕妇方面

1)尿液检查:应测尿比重、尿常规,当尿比重≥1.020 时说明尿液浓缩。尿蛋白定性比较方便,但是容易受到外界因素的影响;24 小时尿蛋白定量比较客观、准确,但比较麻烦,可以用 12 小时或 6 小时尿蛋白定量替代。尿蛋白(+)时通常尿蛋白含量为 300mg/24h。

2)血液检查:含全血细胞计数、血红蛋白含量、血细胞比容、血黏度,根据病情轻重可反复检查。血浓缩支持子痫前期的诊断,是疾病严重程度的指标。若合并有溶血的情况,血色素降低,涂片可见破损的红细胞。血小板降低提示为重度子痫前期。

3)凝血功能测定:对于妊娠期高血压疾病的凝血功能的变化,越来越受到重视,目前认为子痫前期-子痫处于高凝状态,称为易栓症。评价机体凝血状态的指标有:凝血酶原时间(PT)、活化部分凝血活酶时间(APTT)、凝血酶时间(TT)、纤维蛋白原(FIB)、D-二聚体(D-DIMER)、3P 试验(3Ptest)。

①PT:是检查外源性凝血因子的一种过筛试验,正常值 12～16 秒,超过 3 秒以上为异常。国际标准化比值(INR):0.8～1.5。

②APTT:是检查内源性凝血因子的一种过筛试验,正常值 24～36 秒,超过 10 秒以上为异常。

③TT:正常参考值 16～18 秒,超过 3 秒以上为异常。TT 延长可作为临床低(无)纤维蛋白原血症、异常纤维蛋白原血症、FDP 增多症、肝素增多或类肝素抗凝物质存在如 SLB、肝病、肾病等的诊断依据。

④FIB:正常值 2～4g/L,妊娠期可以比非妊娠升高 50%,FIB 减少主要见于 DIC、原发性纤溶亢进、重症肝炎和溶栓治疗时。

⑤D-DIMER:是交联纤维蛋白的特异性降解产物,只有在血栓形成后才会在血浆中增高,是诊断血栓形成的重要分子标志物。D-DIMER 对 DIC 诊断的特异性要强于 FDP 检测。DIC 时,血浆 D-二聚体明显升高,呈阳性反应,是诊断 DIC 的重要依据。

⑥3P 试验:正常参考值为阴性。临床意义:DIC 早期有继发性纤溶亢进 3P 试验阳性,DIC 晚期 3P 试验阴性。

4)肝功能测定:肝细胞功能受损可致 ALT、AST 升高。胆红素检查不仅能反映肝脏损害的程度,而且对黄疸的鉴别具有重要意义。肝细胞损害引起的黄疸,因为同时有摄取、结合、排泄的障碍,因此直接和间接胆红素均可升高,但一般直接胆红素升高比间接胆红素升高的幅度大。乳酸脱氢酶升高提示存在有溶血。血清白蛋白降低说明内皮细胞渗漏的程度(低白蛋白血症),可出现白蛋白缺乏为主的低蛋白血症,白/球蛋白比值倒置。

5)肾功能测定:肾功能受损时,血清肌酐、尿素氮、尿酸升高,肌酐升高与病情严重程度相平行。血清肌酐升高尤其是合并有少尿时,提示重度子痫前期;尿酸在慢性高血压患者中升高不明显,因此可用于本病与慢性高血压的鉴别诊断。

6)血清电解质、二氧化碳结合力测定:重度子痫前期与子痫应测定电解质与二氧化碳结合力,以早期发现酸中毒并纠正。冬眠合剂治疗,可导致出现低血钾;酸中毒时细胞内 K^+ 外游导致高血钾。

7)心电图检查:了解有无心肌损害或传导异常以及可以发现高血钾或低血钾的波形变化。

8)眼底检查:视网膜小动脉可以反映体内器官的小动脉情况。视网膜小动静脉比例可由 2∶3 变为1∶2或 1∶3,且有反光增强、并可有视网膜水肿、有渗出物及视网膜剥离、亦可有点状或火焰状出血。

(2)胎儿监护

1)胎动计数:<10 次/12 小时或突然下降50%。

2)胎心监护:胎儿电子监测,NST 或宫缩刺激试验、缩宫素刺激试验。

3)胎儿超声:评价胎儿生长发育情况、多普勒脐动脉血流监测评价胎儿是否存在宫内缺氧。

4)生物物理评分法:国内外多采用 Manning 的五项指标来判断,即 NST、胎动(FM)、胎儿呼吸动度(FBM)、胎儿张力(FT)和羊水量(AFV)。

5)胎儿-胎盘功能测定:尿雌三醇(E_3)<6mg/24h,胎盘催乳素(HPL)<4μg/mL 则表示胎盘功能显著减退。

【鉴别诊断】

1.慢性肾炎合并妊娠

在妊娠期血压升高的孕妇中,除妊娠期高血压疾病以外,还有慢性肾炎合并妊娠。主要的鉴别点在于:慢性肾炎合并妊娠的患者往往会有肾炎的病史,实验室检查会有先有蛋白尿、肾功能的损害,然后出现血压升高,结束妊娠以后肾功能损害和蛋白尿依然存在。

2.妊娠期发生抽搐患者的鉴别诊断

子痫应与癫痫、脑炎、脑肿瘤、脑血管畸形破裂出血、糖尿病高渗性昏迷、低血糖昏迷等鉴别。鉴别主要依靠病史、临床表现、影像学检查、血液检查等。另外,妊娠期高血压疾病本身并发症——脑血管意外,包括脑出血、脑梗死、脑水肿。妊娠期高血压疾病死亡的主要原因是脑血管意外,死于子痫的孕产妇尸检中 80% 有脑出血,并且缺血与出血同时存在。脑实质出血轻者仅见瘀点,重者呈大片状,出血部位多见于双顶叶、枕叶皮质及皮质下区,其次为基底节和矢状窦,血液还可流入脑室系统。临床表现与出血部位密切相关。一般脑梗死发病呈亚急性可慢性,意识障碍不明显,可有头痛、恶心、呕吐等颅内压增高症状。子痫是颅内出血最常见的原因,发生子痫前常有额部剧烈搏动性疼痛,使用镇静剂无效,伴有兴奋、反射亢进,以后发生抽搐,注意抽搐发生后的无偏瘫、喷射性呕吐、失明和长时间昏迷,如出现上述症状,应怀疑有脑出血,可行 CT 或 MRI 检查确诊。

【治疗】

治疗目的:①防止子痫发生,或一旦发生,经首次急症处理后不再发作;②降低婴儿病率及病死率,避免新生儿出现严重后遗症;③降低孕产妇病率和病死率及严重后遗症。

根据病情程度不同,治疗原则略有不同:①妊娠期高血压:一般采用休息、镇静、对症等处理后,病情可得到控制,若血压升高,可予以降压治疗;②子痫前期:除一般处理,还要进行解痉、降压等治疗,必要时终止妊娠;③子痫:需要及时控制抽搐的发作,防治并发症,经短时间控制病情后及时终止妊娠;④妊娠合并慢性高血压:以降血压为主。

1.妊娠期高血压

(1)休息:保证充足的睡眠,取左侧卧位,每日休息不少于 10 小时。左侧卧位可减轻子宫对腹主动脉、下腔静脉的压迫,使回心血量增加,改善子宫胎盘的血供。以前认为住院卧床休息可预防和减少重度子痫前期的发生。但是有研究表明:住院休息并不能改善母儿结局,在分娩孕周、重度子痫前期、早产、FGR、新生儿转新生儿加强监护病房、围产儿死亡率方面均无差别。

(2)镇静:对于精神紧张、焦虑或睡眠欠佳者可给予镇静剂。

(3)密切监护母儿状态:应注意孕妇是否出现头痛、视力改变、上腹不适等症状。每日测体重及血压,定期复查尿蛋白、监测血液、胎儿发育状况和胎盘功能。

(4)间断吸氧:可增加血氧含量,改善全身主要脏器和胎盘的氧供。

(5)饮食:应包括充足的蛋白质、热量,不限盐和液体,但对于全身水肿者应适当限制盐的摄入。

2.子痫前期

应住院治疗,防止子痫及并发症发生。

治疗原则:①镇静;②解痉,降压,改善微循环,保护脏器功能;③密切监测母胎状态,适时终止妊娠;④有指征的使用利尿剂与扩容剂等。

(1)休息:同妊娠期高血压。

(2)镇静:适当镇静可消除患者的焦虑和精神紧张,达到降低血压、缓解症状及预防子痫发作的作用。

1)地西泮:具有较强的镇静、抗惊厥、肌肉松弛作用,对胎儿及新生儿的影响较小。用法:2.5～5mg 口服,每日 3 次;或 10mg 肌内注射或静脉缓慢推入(>2 分钟)。必要时间隔 15 分钟后重复给药。1 小时内用药超过 30mg 可能发生呼吸抑制,24 小时总量不超过 100mg。

2)冬眠药物:可广泛抑制神经系统,有助于解痉降压,控制子痫抽搐。用法:①哌替啶 50mg、异丙嗪 25mg 肌内注射,间隔 12 小时可重复使用,若估计 6 小时内分娩者应禁用;②哌替啶 100mg、氯丙嗪 50mg、异丙嗪 50mg 加入 10％葡萄糖 500mL 内静脉滴注；紧急情况下，可将 1/3 量加入 25％葡萄糖液 20mL 缓慢静脉推注（＞5 分钟），余 2/3 量加入 10％葡萄糖 250mL 静脉滴注。

其优点：能解除血管痉挛，改善微循环；降压作用迅速，而且可降低机体新陈代谢速度，因而可有助于提高机体对缺氧的耐受性；并对大脑皮质和自主神经系统有广泛抑制作用，从而减轻机体对不良刺激的反应，有利控制子痫抽搐。

其缺点：如血压易急速下降，可使肾及胎盘血流量更不足，对胎儿不利，重症患者常有肝损，如使用较多的冬眠合剂，可加重肝功能损害；氯丙嗪又可抑制 ATP 酶系统，影响细胞的钠泵功能，有时可导致低血钾出现。

3）其他镇静药物：苯巴比妥钠、异戊巴比妥钠、吗啡等，具有较好的抗惊厥、抗抽搐作用，可用于子痫发作时控制抽搐及产后预防或控制子痫发作。由于该药可致胎儿呼吸抑制，分娩 6 小时前宜慎重。

（3）解痉：首选药物为硫酸镁。硫酸镁对重度子痫前期与子痫的主要作用是防止重度子痫前期进展成子痫，以及控制子痫抽搐及再抽搐。

1）作用机制：①镁离子抑制运动神经末梢释放乙酰胆碱，阻断神经肌肉接头间的信息传导，使骨骼肌松弛；②镁离子刺激血管内皮细胞合成前列环素，抑制内皮素合成，降低机体对血管紧张素Ⅱ的反应，从而缓解血管痉挛状态；③镁离子通过阻断谷氨酸通道阻止钙离子内流，解除血管痉挛、减少血管内皮损伤；④镁离子可提高孕妇和胎儿血红蛋白的亲和力，改善氧代谢。

2）用药指征：①控制子痫抽搐及防止再抽搐；②预防重度子痫前期发展成为子痫；③子痫前期临产前用药预防抽搐。

3）用药方案：静脉给药结合肌内注射。静脉给药：①首次负荷剂量 25％硫酸镁 20mL 加于 10％葡萄糖注射液 20mL 中，缓慢静脉注入，5～10 分钟推完；②继之 25％硫酸镁 60mL 加入 5％葡萄糖注射液 500mL 静脉滴注，滴速为 1～1.5g/h。每日总量为 25～30g，用药过程中可监测血清镁离子浓度。

4）硫酸镁该何时应用、持续多长时间：美国推荐在分娩期使用，持续到产后 12～24 小时。

①轻度子痫前期：即使不接受硫酸镁治疗，发生子痫的概率很低，大约为 1/200。大多数是于足月后或产后发生。如果是临产后发展为子痫，常为自限性，对母体不会带来非常大的并发症。如果要使子痫发生率降低 50％，需要治疗 400 例轻度子痫前期才能预防 1 例子痫的发生，硫酸镁治疗产生的副作用远大于所带来的好处。因此，在轻度子痫前期患者常规使用硫酸镁预防子痫，值得商榷。

②重度子痫前期：不用硫酸镁治疗时重度子痫前期发生子痫的发生率为 2％，用硫酸镁治疗时子痫发生率为 0.6％，因此治疗 71 例重度子痫前期就可以能预防 1 例子痫。用硫酸镁治疗提示有发生子痫征兆的重度子痫前期的患者，每治疗 36 例就能预防 1 例子痫的发生，这类患者是硫酸镁的最佳适应证。

5）毒性反应：正常孕妇血清镁离子浓度为 0.75～1mmol/L，治疗有效浓度为 2～3.5mmol/L，若血清镁离子浓度超过 5mmol/L 即可发生镁中毒。首先表现为膝反射减弱或消失,继之出现全身肌张力减退、呼吸困难、复视、语言不清,严重者可出现呼吸肌麻痹,甚至呼吸、心跳停止,危及生命。

6)注意事项:用药前及用药过程中应注意以下事项:定时检查膝腱反射是否减弱或消失;呼吸不少于 16 次/分;尿量每小时不少于 25mL 或每 24 小时不少于 600mL;硫酸镁治疗时需备钙剂,一旦出现中毒反应,立即静脉注射 10% 葡萄糖酸钙 10mL,1g 葡萄糖酸钙静脉推注可以逆转轻至中度呼吸抑制;肾功能不全时应减量或停用硫酸镁;有条件时监测血镁浓度。

(4)降压药物:降压的目的是为了延长孕周或改变围产期结局。对于血压 ≥160/110mmHg、舒张压≥110mmHg 或平均动脉压≥140mmHg 者,以及原发性高血压、妊娠前高血压已用降压药者,须应用降压药物。降压药物选择的原则:对胎儿无毒副作用,不影响心搏出量、肾血浆流量及子宫胎盘灌注量,不致血压急剧下降或下降过低。理想降压至收缩压 140~155mmHg,舒张压 90~105mmHg。

1)肼屈嗪:周围血管扩张剂,能扩张周围小动脉,使外周阻力降低,从而降低血压,并能增加心排血量、肾血浆流量及子宫胎盘血流量。降压作用快,舒张压下降较显著。用法:每 15~20 分钟给药 5~10mg,直至出现满意反应(舒张压控制在 90~100mmHg);或 10~20mg,每日 2~3 次口服;或 40mg 加入 5% 葡萄糖 500mL 内静脉滴注。有妊娠期高血压疾病性心脏病心力衰竭者,不宜应用此药。妊娠早期慎用。副反应为头痛、心率加快、潮热等。

2)拉贝洛尔:为 α、β 能肾上腺素受体阻断剂,降低血压但不影响肾及胎盘血流量,并增加前列环素水平、降低血小板消耗及对抗血小板的凝集,促进胎儿肺成熟。该药显效快,不会引起血压过低或反射性心动过速。在早孕期使用 B 受体拮抗剂,可能导致 FGR。用法:100mg 口服,2 次/日,最大量 2400mg/日,或盐酸拉贝洛尔 20mg 静脉注射,10 分钟后剂量加倍,最大单次剂量 80mg,直到血压被控制。在紧急治疗高血压时,静脉用药其降压作用较肼苯达嗪更快,而且不致引起反射性心动过速或血压过低等不良反应。每日最大总剂量 220~300mg。副反应为头皮刺痛及呕吐。但是如果有房室传导阻滞、脑出血等情况,拉贝洛尔要慎用,哮喘和充血性心力衰竭的患者是禁忌。

3)硝苯地平:钙离子通道阻滞剂,可阻止细胞外钙离子穿透细胞膜进入细胞内,并抑制细胞内肌浆网的钙离子释入细胞质,从而可解除外周血管痉挛,使全身血管扩张,血压下降,由于其降压作用迅速,目前不主张舌下含化。用法:10mg 口服,每日 3 次,24 小时总量不超过 60mg。其副反应为心悸、头痛,与硫酸镁有协同作用。

4)尼莫地平:亦为钙离子通道阻滞剂,其优点在于可选择性的扩张脑血管。用法:20mg 口服,每日 2~3 次;或 20~40mg 加入 50% 葡萄糖 250mL 中静脉滴注,每日 1 次,每日总量不超过 360mg,该药副反应为头痛、恶心、心悸及颜面潮红。

5)酚妥拉明(立其丁):强效仅受体阻滞剂,静脉滴注 20mg 加于 5% 葡萄糖 500mL,严密观察血压变化;口服:50mg,4 次/天。血容量不足时应纠正后使用。副作用为心动过速及体位性低血压。

6)硝酸甘油:为速效动脉扩张剂,可使血管扩张,降低心脏前后负荷,增加心排出量,多用于急性心衰、肺水肿时。0.5mg,舌下含化或 20mg 加入 5% 葡萄糖中静脉滴入,血压降至预期值时 10~15 滴/分维持。副作用为面部潮红、搏动性头痛,量大时可致体位性低血压。青光眼及颅内高压禁用。

7)甲基多巴:可兴奋血管运动中枢的 α 受体,抑制外周交感神经而降低血压,妊娠期使用效果较好。用法:250mg 口服,每日 3 次。其副作用为嗜睡、便秘、口干、心动过缓。

8)硝普钠:强有力的速效血管扩张剂,扩张周围血管使血压下降。由于药物能迅速通过胎盘进入胎儿体内,并保持较高浓度,其代谢产物(氰化物)对胎儿有毒性作用,不宜在妊娠期使用。分娩期或产后血压过高,应用其他降压药效果不佳时,方考虑使用。剂量为 50mg 加入 5%葡萄糖 500mL,静脉缓滴,开始以 6 滴/分,以后每 5 分钟测血压一次,按血压下降情况,每 5 分钟加 2 滴,直至出现满意降压效果为止,一般控制血压在 140/90mmHg 即可,并继续维持此血压水平。硝普钠溶液必须避光。用药不宜超过 72 小时。用药期间,应严密监测血压及心率。

9)肾素血管紧张素类药物:可导致胎儿生长受限、胎儿畸形、新生儿呼吸窘迫综合征、新生儿早发性高血压,妊娠期应禁用。

(5)扩容:一般不主张应用扩容剂,在严重子痫前期患者扩容治疗易导致肺水肿心衰。仅用于严重的低蛋白血症、贫血,可选用人血白蛋白、血浆、全血等,同时进行利尿治疗。

(6)利尿药物:利尿剂减少血容量、加重血液浓缩、减少胎盘灌流,目前不主张常规使用利尿剂,因此主张有指征应用。其指征是全身水肿、肺水肿、脑水肿、心力衰竭。

1)氢氯噻嗪(双氢克尿塞):作用于肾髓襻升支皮质部及远曲小管前段的利尿剂,使钠、钾、氯和水分排出增多。此药较为安全。常用量:每日 2 次,每次 25mg。

2)呋塞米(速尿):主要作用于肾髓襻升支,为高效利尿剂,有较强的排钠、钾作用,容易造成电解质平衡失调,对脑水肿、无尿或少尿患者的疗效显著,与洋地黄并用,对于控制妊娠期高血压疾病相关的心力衰竭作用良好,常用量 20~40mg,静注(溶于 50%葡萄糖溶液 20mL)如果 1 小时未见效,可加倍剂量静注,甚至单剂量注射 500~600mg,24 小时累积可达 1g。

3)甘露醇:本品为渗透性利尿剂,注入体内后由肾小球滤过,极少由肾小管再吸收,所有滤过的甘露醇均在尿中排出。在尿内排出甘露醇颗粒时,带出大量水分,导致渗透性利尿,同时可丢失大量钠离子,防止出现低血钠症;大剂量快速滴注甘露醇可导致一过性的血容量增加,故有肺水肿心衰倾向的患者慎用。子痫或子痫前期有颅内压升高时,应用甘露醇降低颅内压可取得一定疗效。常用剂量为 20%甘露醇 250mL 在 15~20 分钟内快速静脉滴注。如静脉滴注速度缓慢,则利尿作用差。但心衰和肺水肿时禁用。

(7)适时终止妊娠:终止妊娠是治疗妊娠期高血压疾病的有效措施。

1)终止妊娠的指征:①子痫前期患者经积极治疗 24~48 小时仍无明显好转者;②子痫前期患者孕周已超过 34 周;③子痫前期患者孕龄不足 34 周,胎盘功能减退,胎儿已成熟者;④子痫前期患者,孕龄不足 34 周,胎盘功能减退,胎儿尚未成熟者,可用地塞米松促胎肺成熟后终止妊娠;⑤子痫控制后 2 小时可考虑终止妊娠。

2)终止妊娠的方式:①引产:适用于病情控制后,宫颈条件成熟者。先行人工破膜,羊水清亮者,可给予缩宫素静脉滴注引产。第一产程应密切观察产程进展状况,保持产妇安静和充分休息。第二产程应以会阴后一侧切开术、胎头吸引或低位产钳助产缩短产程。第三产程应预防产后出血。产程中应加强母儿安危状况及血压监测,一旦出现头痛、眼花、恶心、呕吐等症状,病情加重,立即以剖宫产结束分娩。②剖宫产:适用于有产科指征者,宫颈条件不成熟,不能在短时间内经阴道分娩,引产失败,胎盘功能明显减退,或已有胎儿窘迫征象者。

3.子痫

子痫是妊娠期高血压疾病最严重的阶段,是妊娠期高血压疾病所致母儿死亡的最主要原因,应积极处理。立即左侧卧位减少误吸,开放呼吸道,建立静脉通道。

(1)子痫处理原则:控制抽搐,纠正缺氧和酸中毒,控制血压,抽搐控制后终止妊娠。

1)控制抽搐:①25％硫酸镁 20mL 加于 25％葡萄糖液 20mL 静脉推注(>5 分钟),继之静脉滴注,维持血药浓度,同时应用有效镇静药物,控制抽搐;②20％甘露醇 250mL 快速静脉滴注降低颅压。

2)血压过高时给予降压药。

3)纠正缺氧和酸中毒:面罩和气囊吸氧,根据二氧化碳结合力及尿素氮值,给予适量 4％碳酸氢钠纠正酸中毒。

4)终止妊娠:抽搐控制后 2 小时可考虑终止妊娠。对于早发性子痫前期治疗效果较好者,可适当延长孕周,但须严密监护孕妇和胎儿。

(2)护理:保持环境安静,避免声光刺激;吸氧,防止口舌咬伤;防止窒息;防止坠地受伤;密切观察体温、脉搏、呼吸、血压、神志、尿量(应保留导尿管监测)等。

(3)密切观察病情变化:及早发现心力衰竭、脑出血、肺水肿、HELLP 综合征、肾衰竭、DIC 等并发症,并积极处理。

4.慢性高血压合并妊娠

收缩压 140～160mmHg/舒张压在 90～110mmHg、肾功正常者,孕期发生相关合并症的概率较低,围产期预后较好,适合于非药物治疗,尚无证据表明药物治疗可改善新生儿预后。

血压高过 160/110mmHg 或是过去已长期服用降血压药的患者,可使用肾上腺素能受体阻滞剂如拉贝洛尔(柳胺苄心定)、甲基多巴。当血压迅速恶化,收缩压持续超过 110mmHg 并出现严重的蛋白尿、肾功能损害或 FGR 时,应终止妊娠。

5.早发型重度子痫前期

近年来,国内外许多学者提出早发型子痫前期的概念,其中早发型重度子痫前期是产科医师所要面对的棘手而又挑战性的难题。目前对早发型重度子痫前期尚无统一限定范围。有将 32 孕周定为早发型和晚发型重度子痫前期的分界点,但是目前还是倾向于把 34 孕周前的重度子痫前期称为早发型重度子痫前期(EOSP),但孕 32 周之前的早发型重度子痫前期对母儿的危险更加不容忽视。以往认为,子痫前期好发于初产妇,Sibai 发现早发型重度子痫前期的初产妇当再次妊娠时复发率达 40％,并且已有学者发现早发重度子痫前期与晚发型重度子痫前期的病因或发病机制不一样。

对于早发型重度子痫前期,以前的观点为:不考虑孕龄大小均提倡立即终止妊娠,结果导致围产儿发病率和死亡率增加。后来在对早发型重度子痫前期进行促胎肺成熟的过程中发现,一些早发型重度子痫前期病例的病情经过对症治疗后有好转,遂有学者提出,对于无其他严重并发症的早发型重度子痫前期可以在严密监测母儿情况下,可以继续妊娠,即所谓的保守治疗或期待疗法,旨在保证孕妇安全的情况下适度延长孕龄,减少因胎儿不成熟而致的围产儿死亡。但是对于已经有严重并发症者,则要毫不犹豫的终止妊娠。

因为期待治疗是为了延长胎儿孕龄,但无疑是将孕妇置于有可能发生严重并发症的危险境地。所以在决定进行期待治疗之前,首先也是极其重要的一步,要对孕妇和胎儿进行严格的评估,判断母儿病情是否适合期待治疗。所谓评估就是通过各种检查,评价早发型重度子痫前期发病孕周、孕妇各个脏器功能状况、胎儿生长发育以及有无宫内缺氧,另外也要对所处地区和医疗机构母儿救治条件和医疗水平(特别是孕产妇、危重早产儿救治和护理水平,所以早发型重度子痫前期都应在三级医疗机构进行监测和分娩),以及患者的经济状况和对于胎儿的期望程度作出客观评价,然后在孕妇和胎儿之间、终止妊娠的时机寻找一个最佳的平衡点。

在决定进行期待治疗之后,要对母儿进行严密和认真的监测包括孕妇终末器官受累的症状、体征和相应实验室结果的变化、胎儿宫内安危和生长情况以及孕周。孕妇方面包括:严密临床观察(孕妇主诉)、血压监测和尿蛋白定性检测;24 小时尿蛋白总量测定;肝肾功能检查;电解质测定;血常规和血小板检查;凝血功能检测;眼底检查;心电图和或动态心电图检查;等等。胎儿方面包括:胎动计数、胎心率、胎儿电子监测、超声检查(胎儿生长情况)、脐带血流的多普勒测定、生物物理评分以及生化指标等。

终止妊娠是治疗重度子痫前期的最有效的方法。在对孕妇和胎儿进行监测的同时,要进行治疗。

作出适时终止妊娠的决定:主要是在如果继续妊娠对孕妇和胎儿所产生的危险和延长孕周对胎儿的好处之间作一个平衡。但如果孕妇和胎儿安全受到威胁,不管孕周多大或期待治疗时间多长,都应终止妊娠:不能控制的严重高血压,尤其舒张期血压持续大于 110mmHg;肺水肿;子痫反复发作;HELLP 伴有消化系统症状和右上腹压痛;胎盘早剥;出现持续性头疼和视觉障碍;胎心监护显示反复晚期减速和重度变异减速;超声估计胎儿体重小于第 5 百分位数或经治疗 1~2 周后胎儿体重增长不明显;脐动脉舒张末期血流缺失或反向。

在期待治疗期间,若病情控制平稳,无母儿并发症发生,在孕 34 周可以考虑终止妊娠,若出现孕妇病情恶化或产科并发症,则应及时终止妊娠。对此也有不同观点,有学者提出,即使孕妇和胎儿情况良好,如果期待治疗时间已经达到 11 天,也以终止妊娠为佳。

虽然国内外的研究表明:在早发型重度子痫前期中,剖宫产是其主要的终止妊娠方式,主要与以下因素有关:引产和产程期间母儿状况的变化;孕周小,宫颈条件不成熟。但是由于早发型重度子痫前期极低体重儿和超低体重儿发生率高,与此相关的死亡率也较高,剖宫产并不是最佳方式。

【HELLP 综合征】

自 1922 年有报道在子痫的患者中出现溶血和血小板减少,直到 1982 年 Weinstein 在文献中提出缩写词 HELLP。HELLP 综合征是妊娠期高血压疾病的严重并发症,具有三个典型的临床表现:H(hemolysis)代表微血管病变的溶血性贫血;EL 代表肝酶的病理性增高,LP 代表血小板减少。国外报道 HELLP 综合征的发病率为 4%~16%,国内约为 2.7%,其中初产妇占比 52%~81%,平均起病孕龄为 32~34 周。

1.HELLP 综合征的分类

血小板计数和血清乳酸脱氢酶反映病情的严重程度、病情的变化以及恢复。

密西西比分类系统主要参考血小板计数,进行病情严重的分类。除微血管溶血和肝酶升高以外,HELLP 综合征 class 1:血小板≤50 000/μl;class 2:血小板＞50 000 以及≤100 000/μl;class 3:血小板＞100 000 和≤150 000/μl。HELLP 综合征 class 1 的围产期病率和死亡率最高,恢复时间最长。

Memphis 分类:完全性和部分性 HELLP。完全性 HELLP 除微血管溶血以外,血清乳酸脱氢酶≥600IU/L,血小板＜100 000/μl,AST≥70IU/L;部分性仅仅有一项或两项异常(LDH、AST 或 BPC)。

2.病理生理

本病的主要病理改变与妊娠期高血压疾病相同,如血管痉挛、血管内皮损伤、血小板聚集与消耗、纤维蛋白沉积和终末器官缺血等,但启动机制尚不清楚。血管内皮细胞损伤可引起管腔内纤维蛋白沉积,使管腔中流动的有形物质和损伤。部位接触后遭到破坏,血小板被激活释放出缩血管物质,包括血栓素 A2、内皮素等,导致血管收缩,促使血管内皮进一步损伤,促进血小板凝集,增加了血小板消耗而使血小板减少;红细胞通过内皮损伤的血管和纤维蛋白网沉淀物时变形、破坏而发生溶血;血管内皮损伤,末梢血管痉挛,在门脉周围和(或)肝实质形成局灶性肝细胞坏死、出血和玻璃样物质沉积,肝窦内也有大片纤维素样物质沉着,甚至出现包囊下或肝实质内出血,引起肝酶升高和肝区疼痛,偶可导致肝包膜破裂。

3.临床表现

子痫前期好发于年轻的初产妇,而 HELLP 好发于年龄较大的经产妇。本病可发生于妊娠中期至产后数日的任何时间,1980～1991 年美国密西西比医学中心收治 454 例和 1977～1992 年期间田纳西州孟菲斯收治 442 例 HELLP 综合征,近 1/3 发生在产后,2/3 发生在产前;10％发生在孕 27 周之前,20％在 37 周以后,70％发生在孕 27～37 周;产后发生 HELLP 综合征伴肾衰竭和肺水肿者危险性更大。

本病多为非特异性症状,HELLP 综合征最显著的临床症状为右上腹痛或者胃区痛,占86％～92％,其中 20％～40％在实验室检查异常前出现右上腹痛;45％～86％恶心和(或)呕吐;50％～67％的 HELLP 综合征患者出现全身性的水肿;至少有 20％的 HELLP 综合征不表现为高血压,5％～15％没有或仅有轻度蛋白尿,15％既没有高血压也没有蛋白尿(即没有子痫前期的 HELLP 综合征),高血压或者蛋白尿的严重程度与实验室检查异常程度无关。

4.诊断

临床表现的多变性、非特异性,常常导致临床诊断的延误,关键是对有右上腹或上腹部疼痛、恶心、呕吐的妊娠期高血压疾病患者保持高度警惕,通过实验室检查确诊。无高血压,特别是疾病早期,以及缺乏蛋白尿,使 HELLP 早期诊断遇到困难。

HELLP 综合征的诊断主要基于实验室检查:微血管性溶血性贫血、肝功能受损和血小板减少。乳酸脱氢酶升高和血清结合珠蛋白降低是其敏感和早期指标,发生在间接胆红素升高和血红蛋白之前。血清结合珠蛋白降低提示溶血即将发生。肝功能受损表现为 AST、ALT和 LDH 的升高。除非病情严重,间接胆红素通常只有轻度升高。

5.实验室检查

(1)血管内溶血:外周血存在红细胞碎片,但碎片数量并不与多器官受累的程度有关,微血管溶血性贫血表明小血管受累和内皮功能失调的程度。血红蛋白 60～90g/L,血清总胆红素 $>20.5\mu mol/L$,以间接胆红素为主,血细胞比容 <0.30,网织红细胞 >0.015。

(2)肝酶升高:血清丙氨酸转氨酶、门冬氨酸转氨酶、乳酸脱氢酶均升高,其中乳酸脱氢酶升高出现最早。

(3)血小板减少:正常血小板寿命 8～10 天,子痫前期血小板的寿命降低到 3～5 天;而 HELLP 综合征的血小板寿命更加短,结构不完整,导致血小板进一步聚集和受破坏。血小板减少是 HELIP 综合征最重要、也是最早的实验室指标。根据血小板减少程度将 HELLP 综合征分 3 级:Ⅰ级:血小板计数 $\leqslant 50\times10^9/L$;Ⅱ级:血小板计数 $>50\times10^9/L,\leqslant100\times10^9/L$;Ⅲ级:血小板计数 $>100\times10^9/L,\leqslant150\times10^9/L$。血小板计数和血乳酸脱氢酶水平与该病的严重程度关系密切。大多数 HELLP 综合征的血小板产后持续下降,产后 3 天开始升高,产后 6 天即使没有地塞米松和大剂量可的松治疗血小板也能达到 $>100\ 000/\mu l$。产后 96 小时血小板没有增加表明病情严重以及不可逆转的多器官衰竭,对分娩后没有好转或其他治疗没有反应,血浆置换也许有效。

(4)凝血功能检查:临床上,血液分析应用最广泛,然而凝血酶原时间、部分凝血酶原时间和纤维蛋白原直到疾病后期才表现为异常。所以对于血小板的监测很重要,当血小板计数接近或少于 $50\ 000/\mu l$ 时,应当重视凝血功能的监测,以便早期发现弥散性凝血功能异常。

6.治疗

(1)积极治疗妊娠期高血压疾病:解痉、镇静、降压及合理的扩容、必要时利尿为治疗原则。

(2)应用肾上腺皮质激素:可使血小板计数、乳酸脱氢酶、肝功能等指标改善、尿量增加、平均动脉压下降,并可促使胎儿肺成熟,孕期每 12 小时静脉滴注地塞米松 10mg,产后应继续应用,持续时间依据有关检查而定(主要是血小板计数、乳酸脱氢酶等)。

(3)控制出血、输注血小板:预防性输注血小板并不能预防产后出血的发生。血小板小于 $50\ 000/\mu l$ 时静脉针眼、手术切口会发生自发性出血,剖宫产时推荐血小板输注。对于 HELLP 孕妇行剖宫产,血小板 $40\ 000/\mu l$ 是防止产后出血的阈值。如果血小板小于 $40\ 000/\mu l$,在手术之前输注血小板;如果静脉针眼出血,不管血小板计数,都应该输注血小板。HELLP 孕妇,阴道分娩的血小板小于 $20\ 000/\mu l$ 应该输注血小板。分娩后,推荐剖宫产后 24 小时内血小板小于 $50\ 000/\mu l$ 或阴道分娩 24 小时内血小板小于 $20\ 000/\mu l$,输注血小板以防止血肿形成。

(4)血浆析出疗法:用新鲜冷冻血浆置换患者血浆,去除毒素、免疫复合物、血小板聚集抑制因子的危害,降低血液黏稠度,补充缺乏的血浆因子等。可用于产后持续性 HELLP 者。

(5)产科处理

1)终止妊娠的时机:孕龄 $\geqslant32$ 周或胎肺已成熟、胎儿宫内窘迫、先兆肝破裂及病情恶化者,应立即终止妊娠;病情稳定、妊娠 <32 周、胎肺不成熟及胎儿情况良好者,应考虑对症处理、延长孕周,通常在期待治疗 4 日内终止妊娠。

2)分娩方式:HELLP 综合征不是剖宫产指征,分娩方式依产科因素而定。

3)麻醉选择:因血小板减少,有局部出血危险,故阴部阻滞和硬膜外麻醉禁忌,阴道分娩宜采用局部浸润麻醉,剖宫产采用局部浸润麻醉或全身麻醉。

【临床特殊情况的思考和建议】

1.非典型子痫前期

经典的子痫前期指孕 20 周后出现高血压、且尿蛋白含量≥0.3g/24h,伴或不伴多器官受损。近年来研究结果不断更新对子痫前期及子痫诊治的认识,越来越多的研究表明非典型子痫前期-子痫的存在:重度妊娠期高血压、毛细血管渗漏综合征、晚发产后子痫。

(1)重度妊娠期高血压:是指在妊娠期高血压基础之上,收缩压≥160mmHg 和(或)舒张压≥110mmHg。Alan 等报道重度妊娠期高血压孕妇的不良妊娠结局发生率明显高于轻度子痫前期患者:早产和胎儿发育受限发生率增加,重度妊娠期高血压患者中<孕 37 周早产发生率高达 54.2%,<孕 35 周早产发生率为 25.0%,胎儿发育受限(FGR)发生率为 20.8%,而轻度妊娠期高血压与轻度子痫前期组的妊娠结局相比无明显统计学差异。Magee 等的多中心研究亦得出同样结论:重度妊娠期高血压在围产期母体的发病率显著高于轻度子痫前期妇女,妊娠结局与重度子痫前期妇女相似。Sibai 提出:对于重度妊娠期高血压,如果病情控制不佳或有终末器官损伤的表现,应作为重度子痫前期看待,应及早终止妊娠。

(2)毛细血管渗漏综合征(CLS):是重度子痫前期病程中的严重病理生理阶段,由于毛细血管内皮细胞损伤涉及多个器官的低灌注和功能障碍,是一种可逆性毛细血管的高渗透性,血浆从血管渗透到组织间隙,CLS 涉及全身多个重要脏器,尤其是肺间质的渗出,导致气体交换障碍,临床上表现为严重的低氧血症甚至肺水肿。CLS 给临床治疗带来极大的困难,同时是影响抢救成功的因素之一。CLS 诊断的金标准为输入白蛋白后测定细胞外液菊粉分布容量和进行生物电阻抗分析,观察胶体渗透浓度的改变。此方法虽安全无创,但价格昂贵,不能在临床推广应用,目前诊断主要根据存在的诱发因素、临床表现及实验室检查作出诊断。毛细管渗漏综合征表现为:蛋白尿、腹水、肺水肿、过度体重增加,或者多器官功能障碍。因此,存在毛细血管渗漏综合征的孕妇,无论血压是否升高,均应查血小板、肝酶指标或肾功能,同时询问是否存在子痫前期的症状,一旦发现异常均应作为子痫前期进行处理。CLS 的治疗目标是积极治疗原发病,及时终止妊娠,迅速改善血管痉挛、内皮细胞的损伤状态,改善循环功能,保证组织供氧。另外,皮质类固醇激素可以抑制炎症反应,稳定细胞膜,改善毛细血管通透性,减少渗出,减轻水肿和蛋白尿,在 CLS 的治疗中及早应用有明显效果。

(3)晚发产后子痫:一般认为子痫前期和子痫通常发生在产前和产后 48 小时内,但越来越多国内外文献报道在产后 48 小时以后仍然会发生子痫前期及子痫。如果子痫发生在产后 48 小时至产后 4 周之间称为晚发产后子痫,对于分娩 48 小时后出现抽搐,不管发病前有或无血压升高和蛋白尿,应考虑晚发产后子痫,同时要除外其他疾病。首先选用硫酸镁控制抽搐,用法同产前子痫;血压应控制在 150/100mmHg 以下;监测生命体征;经正规硫酸镁治疗后,如果抽搐持续存在或继续有脑部症状,需要进一步排除其他脑部疾病。晚发产后子痫应和以下疾病急性鉴别:脑血管意外、高血压脑病、脑部肿瘤、转移性滋养细胞疾病、代谢性疾病等。

2.硫酸镁使用问题

由于硫酸镁和硝苯地平的作用位点相似,产科医生有这样的忧虑,硫酸镁和硝苯地平不能同时使用,但根据加拿大妇产科学会关于妊娠期高血压疾病指南,认为硫酸镁和硝苯地平可同时使用,并不增加不良心血管事件发生的机会。

3.心衰时使用硫酸镁的使用问题

妊娠期高血压疾病特别是重度子痫前期是心衰发生的高危因素,如果子痫前期孕妇并发心衰,是否应用硫酸镁处于两难境地。硫酸镁对于预防子痫发生尤其重要,但硫酸镁对于已经受损的心肌细胞是否有抑制?不得不考虑。目前还没有非常好的循证证据可以参考,大多局限于专家个人的主张。

4.孕 24～28 周之间的早发型重度子痫前期

对于孕 20～24 周之间的早发型重度子痫前期,目前大多主张以终止妊娠为宜,但是对于孕 24～28 之间的周早发型重度子痫前期,则要慎重考虑:孕妇年龄、受孕难易程度、医疗机构新生儿诊治水平、夫妇双方的意见是在做决定之前必须要考虑的几个重要方面。在知情告知中,重点要交代:早产儿高死亡率和患病率、母亲风险、再次妊娠时再发风险。

5.重度子痫前期补液几个问题

对于正常妊娠而言,孕期血容量增加 35%～45%;对于重度子痫前期,血容量绝对值并没有增加,但由于全身微小动脉痉挛,所以血容量相对增加。所以补液要注意以下几点:补液速度每小时不超过 80mL;重度子痫前期对产后失血耐受能力降低,在纠正产后出血贫血和休克时,要更为积极,但要注意速度。

第四节　母儿血型不合

母儿血型不合是孕妇与胎儿之间因血型不合而产生的同种血型免疫性疾病,发生在胎儿期和新生儿早期,是胎儿、新生儿溶血性疾病中重要的病因。胎儿的基因,一半来自母亲,一半来自父亲。从父亲遗传来的红细胞血型抗原为其母亲所缺乏时,此抗原在某种情况下可通过胎盘进入母体刺激产生相应的免疫抗体。再次妊娠时,抗体可通过胎盘进入胎儿体内,与胎儿红细胞上相应的抗原结合发生凝集、破坏,出现胎儿溶血,导致流产、死胎或新生儿发生不同程度的溶血性贫血或核黄疸后遗症,造成新生儿智能低下、神经系统及运动障碍等后遗症。母儿血型不合主要有 ABO 型和 Rh 型两大类:ABO 血型不合较为多见,危害轻,常被忽视;Rh 血型不合在我国少见,但病情重。

【发病机制】

1.胎儿红细胞进入母体

血型抗原、抗体反应包括初次反应,再次反应及回忆反应。抗原初次进入机体后,需经一定的潜伏期后产生抗体,但量不多,持续时间也短。一般是先出现 IgM,约数周至数月消失,继 IgM 之后出现 IgG,当 IgM 接近消失时 IgG 达到高峰,在血中维持时间长,可达数年。IgA 最晚出现,一般在 IgM、IgG 出现后 2～8 周方可检出,持续时间长;相同抗原与抗体第二次接触后,先出现原有抗体量的降低,然后 IgG 迅速大量产生,可比初次反应时多几倍到几十倍,维持时间长,IgM 则很少增加;抗体经过一段时间后逐渐消失,如再次接触抗原,可使已消失的抗体快速增加。

母胎间血循环不直接相通,中间存在胎盘屏障,但这种屏障作用是不完善的,在妊娠期微量的胎儿红细胞持续不断的进入母体血液循环中,且这种运输随着孕期而增加,Cohen 等对 16 例妊娠全过程追踪观察:妊娠早、中、晚期母血中有胎儿红细胞发生率分别为 6.7%、15.9%、28.9%。足月妊娠时如母儿 ABO 血型不合者,在母血中存在胎儿红细胞者占 20%,而 ABO 相合者可达 50%。大多数孕妇血中的胎儿血是很少的,仅 0.1~3.0mL,如反复多次小量胎儿血液进入母体,则可使母体致敏。早期妊娠流产的致敏危险是 1%,人工流产的致敏危险是 20%~25%,在超声引导下进行羊水穿刺的致敏危险是 2%,绒毛取样的危险性可能高于 50%。

2.ABO 血型不合

ABO 血型不合 99% 发生在 O 型血孕妇,自然界广泛存在与 A(B)抗原相似的物质(植物、寄生虫、接种疫苗),接触后也可产生抗 A(B)IgG 抗体,故新生儿溶血病有 50% 发生在第一胎。另外,A(B)抗原的抗原性较弱,胎儿红细胞表面反应点比成人少,故胎儿红细胞与相应抗体结合也少。孕妇血清中即使有较高的抗 A(B)IgG 滴定度,新生儿溶血病病情却较轻。

3.Rh 血型不合

Rh 系统分为 3 组:Cc、Dd 和 Ee,有无 D 抗原决定是阳性还是阴性。孕妇为 Rh 阴性,配偶为 Rh 阳性,再次妊娠时有可能发生新生儿 Rh 溶血病。Rh 抗原特异性强,只存在 Rh 阳性的红细胞上,正常妊娠时胎儿血液经胎盘到母血循环中大多数不足 0.1mL,虽引起母体免疫,但产生的抗 Rh 抗体很少,第一胎常因抗体不足而极少发病。随着妊娠次数的增加,母体不断产生抗体而引起胎儿溶血的聚会越多,甚至屡次发生流产或死胎,但如果母亲在妊娠前输过 Rh(+)血,则体内已有 Rh 抗体,在第一胎妊娠时即可发病,尤其是妊娠期接受 Rh(+)输血,对母子的危害更大。虽然不知道引起 Rh 阴性母体同种免疫所需的 Rh 阳性细胞确切数,但临床及实验均已证明 0.03~0.07mL 的胎儿血就可以使孕妇致敏而产生抗 Rh 抗体。致敏后,再次妊娠时极少量的胎儿血液渗漏都会使孕妇抗 Rh 抗体急剧上升。

4.ABO 血型对 Rh 母儿血型不合的影响

Levin 曾首次观察到胎儿血型为 Rh(+)A 或 B 型与 Rh(-)O 型母亲出现 ABO 血型不合时,则 Rh 免疫作用发生率降低。其机制不清楚,有人认为,由于母体中含有抗 A 或抗 B 自然抗体,因而进入母体的胎儿红细胞与这些抗体发生凝集,并迅速破坏,从而防止 Rh 抗原对母体刺激,保护胎儿以免发生溶血。

【诊断】

1.病史

凡过去有不明原因的死胎、死产或新生儿溶血病史孕妇,可能发生血型不合。

2.辅助检查

(1)血型检查:孕妇血型为 O 型,配偶血型为 A、B 或 AB 型,母儿有 ABO 血型不合可能;孕妇为 Rh 阴性,配偶为 Rh 阳性,母儿有 Rh 血型不合可能。

(2)孕妇血液 ABO 和 Rh 抗体效价测定:孕妇血清学检查阳性,应定期测定效价。孕 28~32 周,每 2 周测定一次,孕 32 周后每周测定一次。如孕妇 Rh 血型不合,抗体效价在 1∶32 以上,ABO 血型不合,抗体效价在 1∶512 以上,提示病情严重,结合过去有不良分娩史,要考虑终止妊娠;但是 ABO 母儿血型不合孕妇效价的高低并不与新生儿预后明显相关。

(3)羊水中胆红素测定:用分光光度计做羊水胆红素吸光度分析,吸光度值差($\triangle 94\ A450$)大于 0.06 为危险值,0.03～0.06 为警戒值,小于 0.03 为安全值。

(4)B超检查:在 RH 血型不合的患者,需要定期随访胎儿超声,严重胎儿贫血患儿可见羊水过多、胎儿皮肤水肿、胸腹腔积液、心脏扩大、心胸比例增加、肝脾肿大及胎盘增厚等。胎儿大脑中动脉血流速度的收缩期的峰值(PSV)升高可判断胎儿贫血的严重程度。

【治疗】

1.妊娠期治疗

(1)孕妇被动免疫:在 RhD(－)的孕妇应用抗 D 的免疫球蛋白主要的目的是预防下一胎发生溶血。指征:在流产或分娩后 72 小时内注射抗 D 免疫球蛋白 $300\mu g$。

(2)血浆置换法:Rh 血型不合孕妇,在妊娠中期(24～26 周)胎儿水肿未出现时,可进行血浆置换术,300mL 血浆可降低一个比数的滴定度,此法比直接胎儿宫内输血,或给新生儿换血安全,但需要的血量较多,疗效相对较差。

(3)口服中药:如三黄汤或茵陈蒿汤。如果抗体效价下降缓慢或不下降,可一直服用至分娩。但目前中药治疗母儿血型不合的疗效缺乏循证依据。

(4)胎儿输血:死胎和胎儿水肿的主要原因是重度贫血,宫内输血的目的在于纠正胎儿的贫血,常用于 Rh 血型不合的患者。宫内输血的指征:根据胎儿超声检查发现胎儿有严重的贫血可能,主要表现为胎儿大脑中动脉的血流峰值升高,胎儿水肿、羊水过多等;输血前还需要脐带穿刺检查胎儿血红蛋白进一步确定胎儿 Hb<12g/L。输血的方法有脐静脉输血和胎儿腹腔内输血两种方式。所用血液满足以下条件:不含相应母亲抗体的抗原;血细胞比容为 80%;一般用 Rh(－)O 型新鲜血。在 B 型超声指导下进行,经腹壁在胎儿腹腔内注入 Rh 阴性并与孕妇血不凝集的浓缩新鲜血每次 20～110mL,不超过 20mL/kg。腹腔内输血量可按下列公式计算:(孕周－20)×10mL。输血后需要密切监测抗体滴度和胎儿超声,可反复多次宫内输血。

(5)引产:妊娠近足月抗体产生越多,对胎儿威胁也越大,故于 36 周以后,遇下列情况可考虑引产:①抗体效价:Rh 血型不合,抗体效价达 1:32 以上;而对于 ABO 母儿血型不合一般不考虑提前终止妊娠;考虑效价高低以外,还要结合其他产科情况,综合决定。②死胎史,特别是前一胎死因是溶血症者。③各种监测手段提示胎儿宫内不安全,如胎动改变、胎心监护图形异常,听诊胎心改变。④羊膜腔穿刺:羊水深黄色或胆红素含量升高。

2.分娩期治疗

(1)争取自然分娩,避免用麻醉药、镇静剂,减少新生儿窒息的机会。

(2)分娩时做好抢救新生儿的准备,如气管插管、加压给氧,以及换血准备。

(3)娩出后立即断脐,减少抗体进入婴儿体内。

(4)胎盘端留脐血送血型、胆红素,抗人球蛋白试验及特殊抗体测定。并查红细胞、血红蛋白,有核红细胞与网织红细胞计数。

3.新生儿处理

多数 ABO 血型不合的患儿可以自愈,严重的患者可出现病理性黄疸、核黄疸等。黄疸明显者,根据血胆红素情况予以:蓝光疗法每天12h,分2次照射;口服苯巴比妥5~8mg/(kg·d);血胆红素高者予以人血白蛋白静脉注射1g/(kg·d),使与游离胆红素结合,以减少核黄疸的发生;25%的葡萄糖液注射;严重贫血者需及时输血或换血治疗。

【临床特殊情况的思考和建议】

如何判断Rh母儿血型不合胎儿是否发生胎儿溶血:随着超声技术不断进步,无创性诊断胎儿贫血的技术越来越成熟,超声测量胎儿大脑中动脉血流(PSV),然后根据相应孕周大脑中动脉PSV中位数倍数(MoM)来预测胎儿贫血的严重程度。如果相应孕周大脑中动脉PSV中位数倍数(MoM)≥1.5,表明发生严重贫血。根据孕周情况,决定是终止妊娠还是进行宫内输血。

第四章　正常分娩

第一节　分娩动因

人类分娩发动的原因仍不清楚。目前认为人类分娩的发动是一种自分泌因子/旁分泌因子及子宫内组织分子信号相互作用的结果,使得子宫由静止状态成为活动状态,其过程牵涉复杂的生化和分子机制。

【妊娠子宫的功能状态】

妊娠期子宫可处于四种功能状态:

1.静止期

在一系列抑制因子作用下,子宫肌组织在妊娠期95％的时间内处于功能静止状态。这些抑制因子包括孕激素、前列环素(PGI_2)、松弛素、一氧化氮(NO)、甲状旁腺素相关肽(PTH-rP)、降钙素相关基因肽、促肾上腺素释放激素(CRH)、血管活性肠肽及人胎盘催乳激素等,它们以不同方式增加细胞内的cAMP水平,继而减少细胞内钙离子水平并降低肌球蛋白轻链激酶(MLCK,肌纤维收缩所需激酶)的活性,从而降低子宫肌细胞的收缩性。实验证实胎膜可以产生抑制因子,通过旁分泌作用维持子宫静止状态。

2.激活期

激活期时子宫收缩相关蛋白(CAPs)基因表达上调,CAPs包括缩宫素受体、前列腺素受体、细胞膜离子通道相关蛋白及细胞间隙连接的重要组成元素结合素-43等。细胞间隙连接的形成是保证子宫肌细胞协调一致收缩的重要前提。

3.刺激期

刺激期时子宫对宫缩剂的反应性增高,在缩宫素、前列腺素(主要为PGE_2和$PGF_{2\alpha}$)的作用下产生协调规律的收缩,娩出胎儿。

4.子宫复旧期

这一时期缩宫素发挥主要作用。分娩发动主要是指子宫组织由静止状态向激活状态的转化。

【妊娠子宫转向激活状态的生理变化】

1.子宫肌细胞间隙连接增加

间隙连接(GJ)是细胞间的一种跨膜通道,可允许分子量<1000的分子通过,如钙离子。间隙连接可使肌细胞兴奋同步化,协调肌细胞的收缩活动,增强子宫收缩力,并可增加肌细胞对缩宫素的敏感性。妊娠早、中期细胞间隙连接数量少,且体积小;妊娠晚期子宫肌细胞具有

逐渐丰富的间隙连接,并持续增加至整个分娩过程。间隙连接的表达、降解及其多孔结构由激素调节,孕酮是间隙连接形成的强大抑制剂,妊娠期主要通过孕酮抑制间隙连接的机制维持了子宫肌的静止状态。

2.子宫肌细胞内钙离子浓度增加

子宫肌细胞的收缩需要肌动蛋白、磷酸化的肌浆球蛋白和能量的供应。子宫收缩本质上是电位控制的,当动作电位传导至子宫肌细胞时,肌细胞发生去极化,胞膜上电位依赖的钙离子通道开放,细胞外钙离子内流入细胞内,降低静息电位,活化肌原纤维,进而诱发细胞收缩。故细胞内的钙离子浓度增加是肌细胞收缩不可缺少的。

【妊娠子宫功能状态变化的调节因素】

1.母体内分泌调节

(1)前列腺素类:长期以来认为,前列腺素在人类及其他哺乳动物分娩发动中起了重要的作用。在妊娠任一阶段引产、催产或药物流产均可应用前列腺素发动子宫收缩;相反,给予前列腺素生物合成抑制剂可延迟分娩及延长引产的时间。临产前,蜕膜及羊膜含有大量前列腺素前身物质花生四烯酸、前列腺素合成酶及磷脂酶 A_2,促进释放游离花生四烯酸并合成前列腺素。PGF_2 和 TXA_2 引起平滑肌收缩,如血管收缩和子宫收缩。PGE_2、PGD_2 和 PGI_2 引起血管平滑肌松弛和血管扩张。PGE_2 在高浓度时可抑制腺苷酸环化酶或激活了磷脂酶C,增加子宫肌细胞内钙离子浓度,引起子宫收缩。子宫肌细胞内含有丰富的前列腺素受体,对前列腺素敏感性增加。前列腺素能促进肌细胞间隙连接蛋白合成,改变膜通透性,使细胞内 Ca^{2+} 增加,促进子宫收缩,启动分娩。

(2)缩宫素:足月孕妇用缩宫素成功引产已有很长历史,但缩宫素参与分娩发动的机制仍不完全清楚。缩宫素结合到子宫肌上的缩宫素受体,激活磷脂酶C,从膜磷脂释放出三磷酸肌醇和二酯酰甘油,升高细胞内钙的水平,使子宫收缩;缩宫素能促进肌细胞间隙连接蛋白的合成;此外,足月时缩宫素刺激子宫内前列腺素生物合成,通过前列腺素驱动子宫收缩。

(3)雌激素和孕激素:人类在妊娠期处于高雌激素状态。妊娠末期,孕妇体内雌激素可增加间隙连接蛋白和宫缩素受体合成;促进钙离子向细胞内转移;激活蜕膜产生大量细胞因子,刺激蜕膜及羊膜合成与释放前列腺素,促进宫缩及宫颈软化成熟。雌激素通过上述机制促进子宫功能状态转变。而在大多数哺乳动物,维持妊娠期子宫相对静止状态需要孕酮。孕酮可抑制子宫肌间隙连接蛋白的形成。早在20世纪50年代就有学者提出,分娩时母体血浆内出现孕酮撤退。现在认为,分娩前雌/孕激素比值明显增高,或受体水平的孕酮作用下降可能与分娩发动有关。

(4)内皮素:是子宫平滑肌的强诱导剂,子宫平滑肌内有内皮素受体。妊娠晚期在雌激素作用下,兔和鼠的子宫肌内皮素受体表达增加,但在人类中尚未肯定。孕末期,羊膜、胎膜、蜕膜及子宫平滑肌含有大量内皮素,能提高肌细胞内 Ca^{2+} 浓度,前列腺素合成,诱发宫缩;内皮素还能加强有效地降低引起收缩所需的缩宫素阈度。

(5)血小板激活因子(PAF):PAF 是一种强效的子宫收缩物质和产生前列腺素的刺激剂。随着临产发动,羊膜中 PAF 浓度增高。孕酮可增高子宫组织中的 PAF 乙酰水解酶,而雌激素及炎症细胞因子可降低此酶水平,这些研究提示宫内感染炎症过程使 PAF 增高,促进了子宫收缩。

2.胎儿内分泌调节

研究显示,人类分娩信号也来源胎儿。随着胎儿成熟,胎儿丘脑-垂体-肾上腺轴的功能逐渐建立,在促肾上腺皮质激素(ACTH)的作用下,胎儿肾上腺分泌的皮质醇和脱氢表雄酮(DHEA)增加,刺激胎盘的17-α水解酶减少孕激素的产生,并增加雌激素的生成,从而使雌激素/孕激素的比值增加;激活蜕膜产生大量细胞因子,如 IL-1、IL-6、IL-8、GCSF、TNF-α、TGF-β及 EGF 等;还能通过加强前列腺素的合成和分泌,刺激子宫颈成熟和子宫收缩。孕激素生成减少而雌激素生成增加也促进子宫平滑肌缩宫素受体和间隙连接的形成;同时还可促进钙离子向细胞内转移,加强子宫肌的收缩,促使分娩发动。

3.母-胎免疫耐受失衡

从免疫学角度看,胎儿对母体而言是同种异体移植物,母体却对胎儿产生特异性的免疫耐受使妊娠得以维持。对母-胎免疫耐受机制有大量研究,提出的学说主要包括:

(1)主要组织相容性复合物 MHC-Ⅰ抗原缺乏。

(2)特异的 HLA-G 抗原表达。

(3)Fas/FasL 配体系统的作用。

(4)封闭抗体的作用。

(5)TH1/TH2 改变等。

一旦以上因素改变,会引起母-胎间免疫耐受破坏,可导致母体对胎儿的排斥反应。研究发现,母体对胎儿的免疫反应是流产发生的主要原因之一。因此足月分娩中可能存在同样的机制,即由于母胎间免疫耐受的解除,母体启动分娩,将胎儿排出。

【机械性理论】

尽管内分泌系统的变化及分子的相互作用在分娩发动中占有极其重要的地位,无可否认,其最终是通过影响子宫收缩来达到促使胎儿娩出的目的。故有人认为,随着妊娠的进展,子宫的容积不断增加,且胎儿的增长速度渐渐超过子宫的增大速度使得子宫内压不断增强;此外,在妊娠晚期,胎儿先露部分可以压迫到子宫的下段和宫颈。上述两部分因素使得子宫肌壁和蜕膜明显受压,肌壁上的机械感受器受刺激(尤其是压迫子宫下段和宫颈),这种机械性扩张通过交感神经传递至下丘脑,使得神经垂体释放缩宫素,引起子宫收缩。羊水过多、双胎妊娠容易发生早产是这一理论的佐证。但机械因素并不是分娩发动的始动因素。

第二节 决定分娩的因素

决定分娩的要素有四:即产力、产道、胎儿及精神因素。产力为分娩的动力,但受产道、胎儿及精神因素制约。产力可因产道及胎儿的异常而异常,或转为异常;产力也可受到产妇精神因素的直接影响,比如:产程开始后,由于胎位异常,宫缩表现持续微弱,或开始良好继而出现乏力;在产妇对分娩有较大的顾虑时,可能从分娩发动之初宫缩就表现为不规律或持续在微弱状态。骨盆大小、形状和胎儿大小、胎方位正常时,彼此不产生不良影响;但如果胎儿过大、某些胎儿畸形或胎位异常,或骨盆径线小于正常或骨盆畸形,则即便产力正常,仍可能导致难产。

【产力】

产力是分娩过程中将胎儿及其附属物逼出子宫的力量,包括宫缩(子宫收缩力)、腹压(腹壁肌肉即膈肌收缩力)和肛提肌收缩力。

1.子宫收缩力

子宫收缩力是临产后的主要产力,贯穿于整个分娩过程中。临产后的宫缩能迫使宫颈管短缩直至消失,宫口扩张,胎先露部下降、胎儿和胎盘胎膜娩出。

临产后的正常宫缩具有以下特点:

(1)节律性:节律性宫缩是临产的重要标志之一。正常宫缩是子宫体部不随意的、有节律的阵发性收缩。每次阵缩总是由弱渐强(进行期),维持一定时间(极期),随后由强渐弱(退行期),直至消失进入间歇期,间歇期子宫肌肉松弛。阵缩如此反复出现,贯穿分娩全过程。

临产开始时,宫缩持续 30 秒,间歇期约 5～6 分钟。随着产程进展,宫缩持续时间逐渐增长,间歇期逐渐缩短。当宫口开全之后,宫缩持续时间可长达 60 秒,间歇期可缩短至 1～2 分钟,宫缩强度也随产程进展逐渐增加,子宫腔内压力于临产初期约升高至 25～30mmHg,于第一产程末可增至 40～60mmHg,于第二产程可高达 100～150mmHg,而间歇期宫腔压力仅为6～12mmHg。宫缩时子宫肌壁血管及胎盘受压,致使子宫血流量减少,但于子宫间歇期血流量又恢复到原来水平,胎盘绒毛间隙的血流量重新充盈,这对胎儿十分有利。

(2)对称性和极性:正常宫缩起自两侧子宫角部,以微波形式迅速向子宫底中线集中,左右对称,此为宫缩的对称性;然后以每秒约 2cm 的速度向子宫下段扩散,约 15 秒均匀协调地遍及整个子宫,此为宫缩的极性。

宫缩以宫底部最强、最持久,向下则逐渐减弱,子宫底部收缩力的强度几乎是子宫下段的两倍。这一子宫源性控制机制的基础是子宫肌中的起步细胞的去极化。

(3)缩复作用:子宫体部的肌肉在宫缩时,肌纤维缩短、变宽,收缩之后,肌纤维虽又重新松弛,但不能完全恢复原状而是有一定的程度缩短,这种现象称为缩复作用或肌肉短滞。缩复作用的结果,使子宫体变短、变厚,使宫腔容积逐渐缩小,迫使胎先露不断下降,而子宫下段逐渐被拉长、扩张,并将子宫向外上方牵拉,颈管逐渐消失,展平。

2.腹肌及膈肌收缩力(腹压)

腹肌及膈肌收缩力是第二产程时娩出胎儿的重要辅助力量。当宫口开全后,胎先露部已下降至阴道。每当宫缩时前羊水囊或胎先露部压迫盆底组织及直肠,反射性地引起排便感,产妇主动屏气,腹肌和膈肌收缩使腹压升高,促使胎儿娩出。腹压必须在第二产程尤其第二产程末期宫缩时运用最有效,过早用腹压不但无效,反而易使产妇疲劳和宫颈水肿,致使产程延长。在第三产程胎盘剥离后,腹压还可以促使胎盘娩出。

3.肛提肌收缩力

在分娩过程中,肛提肌收缩力可促使胎先露内旋转。当胎头枕部露于耻骨弓下缘时,由于宫缩向下的产力和肛提肌收缩产生的阻力,两者的合力使胎头仰伸和胎儿娩出。

【产道】

产道是胎儿娩出的通道,分骨产道和软产道两部分。

1.骨产道

骨产道是指真骨盆,其后壁为骶、尾骨,两侧为坐骨、坐骨棘、坐骨切迹及其韧带,前壁为耻骨联合。骨产道的大小、形状与分娩关系密切。骨盆的大小与形态对分娩有直接影响。因此对于分娩预测首先了解骨盆情况是否异常。

(1)骨盆各平面及其径线。

(2)骨盆轴。

(3)产轴。

(4)骨盆倾斜度。

(5)骨盆类型:有时会对分娩过程产生重要影响。目前国际上仍沿用 1933 年考-莫氏分类法。按 X 线摄影的骨盆入口形态,将骨盆分为四种基本类型:女型、扁平型、类人猿型和男型。但临床所见多为混合型。

2.软产道

软产道是由子宫下段、宫颈、阴道和盆底软组织构成的管道。在分娩过程中需克服软产道的阻力。

(1)子宫下段的形成:子宫下段由非孕时长约 1cm 的子宫峡部形成。妊娠 12 周后,子宫峡部逐渐扩展成为子宫腔的一部分,妊娠末期逐渐被拉长形成子宫下段。临产后进一步拉长达 7~10cm,肌层变薄成为软产道的一部分。由于肌纤维的缩复作用,子宫上段的肌壁越来越厚,下段的肌壁被牵拉越来越薄,由于子宫上下段肌壁的厚、薄不同,在子宫内面两者之交界处有一环形隆起,称为生理性缩复环。

(2)宫颈的变化

1)宫颈管消失:临产前的宫颈管长约 2cm,初产妇较经产妇稍长。临产后由于宫缩的牵拉及胎先露部支撑前羊水囊呈楔形下压,致使宫颈管逐渐变短直至消失,成为子宫下段的一部分。初产妇宫颈管消失于宫颈口扩张之前,经产妇因其宫颈管较松软,则两者多同时进行。

2)宫口扩张:临产前,初产妇的宫颈外口仅容一指尖,经产妇则能容纳一指。临产后宫口扩张主要是宫缩及缩复向上牵拉的结果。此外前羊水囊的楔形下压也有助于宫颈口的扩张。胎膜多在宫口近开全时自然破裂,破膜后胎先露部直接压迫宫颈,扩张宫口的作用更明显。随着产程的进展,宫口开全(10cm)时,妊娠足月的胎头方能娩出。

(3)骨盆底、阴道及会阴的变化:在分娩过程中,前羊水囊和胎先露部逐渐将阴道撑开,破膜后先露部下降直接压迫骨盆底,软产道下段形成一个向前弯的长筒,前壁短后壁长,阴道外口开向前上方,阴道黏膜皱襞展平使腔道加宽。肛提肌向下及向两侧扩展,肌束分开,肌纤维拉长,使 5cm 厚的会阴体变成 2~4mm 薄的组织,以利于胎儿通过。阴道及骨盆底的结缔组织和肌纤维,于妊娠晚期增生肥大,血管变粗,血流丰富。于分娩时,会阴体虽然承受一定的压力,若保护不当,也容易造成裂伤。

【胎儿】

足月胎儿在分娩过程必须为适应产道表现出一系列动作,使之能顺利通过产道这一特殊的圆柱形通道:骨盆入口呈横椭圆形,而在中骨盆及骨盆出口则呈前后椭圆形。在分娩过程中,胎头是最重要的因素,只要头能顺利通过产道,一般分娩可以顺利完成,除非胎儿发育过大,则肩或躯干的娩出可能困难。

1.胎头

胎头为胎儿最难娩出的部分,受压后缩小程度小。胎儿头颅由三个主要部分组成:颜面、颅底及颅顶。颅底由两块颞骨、蝶骨及筛骨所组成。颅顶骨由左右额骨、左右顶骨及枕骨所组成。这些骨缝之间由膜相连接,故骨与骨之间有一定活动余地甚至少许重叠,从而使胎头具有一定适应产道的可塑性,有利于胎头娩出。

(1)额缝:居于左右额骨之间的骨缝。

(2)矢状缝:左右顶骨之间的骨缝,前后走向,将颅顶分为左右两半,前后端分别连接前、后囟门。通过前囟与额缝连接,通过后囟与人字缝连接。

(3)冠状缝:为顶骨与额骨之间的骨缝,横行,在前囟左右两侧。

(4)人字缝:位于左右顶骨与枕骨之间,自后囟向左右延伸。

(5)前囟:位于胎儿颅顶前部,为矢状缝、额缝及冠状缝会合之处,呈菱形,2cm×3cm 大。临产时可用于确定胎儿枕骨在骨盆中的位置。分娩后可持续开放 18 个月之久才完全骨化,以利于脑的发育。

(6)后囟:为矢状缝与人字缝连接之处,呈三角形,远较前囟小,产后 8~12 周内骨化。

胎儿头颅顶可分为以下各部:

(1)前头:亦称额部,为颅顶前部。

(2)前囟:菱形。

(3)顶部:为前后囟线以上部分。

(4)后囟:三角形。

(5)枕部:在后囟下方,枕骨所在地。

(6)下颌:胎儿下颌骨。

胎头主要径线:径线命名以解剖部位起止点为度。在分娩过程中,胎儿头颅受压,径线长短随之发生变化。

(1)胎头双顶径(BPD):为双侧顶骨隆起间径,为胎儿头颅最宽径线,妊娠足月平均为9.3cm。

(2)枕下前囟径:枕骨粗隆下至前囟中点的长度。当胎头俯屈,颏抵胸前时,胎头以枕下前囟径在产道前进,为头颅前后最小径线,妊娠足月平均 9.5cm。

(3)枕额径:枕骨粗隆至鼻根部的距离。在胎头高直位时儿头以此径线在产道中前进,平均 11.3cm,较枕下前囟径长。

(4)枕颏径:枕骨粗隆至下颌骨中点间径。颜面后位时,胎头以此径前进,平均为 13.3cm,远较枕下前囟径长,足月胎儿不可能在此种位置下自然分娩。

(5)颏下前囟径:胎儿下颌骨中点至前囟中点,颜面前位以此径线在产道通过,平均为10cm。故颜面前位一般能自阴道分娩。

2.胎式

胎式指胎儿各部在子宫内所取之姿势。在正常羊水量时,胎儿头略前屈,背略向前弯、下颌抵胸骨。上下肢屈曲于胸腹前,脐带位于四肢之间。在妊娠期间,如果子宫畸形、产妇腹壁过度松弛或胎儿颈前侧有肿物,胎头可有不同程度仰伸,从而无法以枕下前囟径通过产道而导致头位难产。

3.胎产式

胎产式指胎儿纵轴与产妇纵轴的关系,可分为纵产式、斜产式与横产式三种。横产式或斜产式为胎儿纵轴与产妇纵轴垂直或交叉,产妇腹部呈横椭圆形,胎头胎臀各在腹部一侧。纵产式为胎儿纵轴与产妇纵轴平行,可以是头先露或臀先露。

4.胎先露及先露部

胎先露指胎儿最先进入骨盆的部分;最先进入骨盆的部分称为先露部。先露部有三种即头、臀、肩。纵轴位为头先露或臀先露,横轴位或斜轴位为肩先露。如果胎头与胎手同时进入骨盆称为复合先露。

(1)头先露:头先露占足月妊娠分娩的96%。由于胎头俯屈和仰伸程度不同,可有四种先露部,即枕先露、前囟先露、额先露及面先露。

1)枕先露:最常见的胎先露部,此时胎头呈俯屈状,胎头以最小径(枕下前囟径)及其周径通过产道。

2)前囟先露:胎头部分俯屈,胎头矢状缝与骨盆入口前后径一致,前囟近耻骨或骶骨(高直位)。分娩多受阻。

3)额先露:胎头略仰伸,足月活胎不可能以额先露经阴道分娩。多数人认为,前顶与额先露为分娩过程中一个过渡表现,不能认为是一种肯定的先露,当分娩进展时,胎头俯屈就形成顶先露,仰伸即为面先露。但实际上确有前顶先露与额部先露存在,故还应作为胎先露的一种。

4)面先露:胎头极度仰伸,以下为颌及面为先露部。

(2)臀先露:为胎儿臀部先露。由于先露部不同,可分为单臀先露、完全臀先露及不完全臀先露数种。

1)单臀先露:为髋关节屈,膝关节伸,先露部只为臀部。

2)完全臀先露:为髋关节及膝关节皆屈,以至胎儿大腿位于胎儿腹部,小腿肚贴于大腿背侧,阴道检查时可触及臀部及双足。

3)不完全臀先露:包括足先露和膝先露。足先露为臀先露髋关节伸,一个膝关节或两个膝关节伸,形成单足或双足先露。膝先露为髋关节伸膝关节屈曲。

(3)肩先露:胎儿横向,肩为先露部。临产一段时间后胎儿往往一只手先脱出,有时也可以是胎儿背、胎儿腹部或躯干侧壁被迫逼出。

5.胎位或胎方位

胎位为先露部的指示点在产妇骨盆的位置,亦即在骨盆的四相位——左前、右前、左后、右后。枕先露的代表骨为枕骨(occipital,缩写为O);臀先露的代表骨为骶骨(sacrum,缩写为S),面先露时为下颌骨(mentum,缩写为M);肩先露时为肩胛骨(scapula,缩写为Sc)。

胎位的写法由三方面来表明:①指示点在骨盆的左侧(left,缩写为L)或右侧(right,缩写为 R),简写为左或右。②指示点的名称,枕先露为"枕",即"O";臀先露为"骶",即"S";面先露为"颏",即"M";肩先露为"肩",即"Sc";额位即高直位很少见,无特殊代表骨,只写额位及高直位便可。③指示点在骨盆之前、后或横。

如枕先露,枕骨在骨盆左侧,朝前,则胎位为左枕前(LOA),为最常见之胎位。如枕骨位于骨盆左侧边(横),则名为左枕横(LOT),表示胎头枕骨位于骨盆左侧,既不向前也不向后。肩先露时肩胛骨只有左右(亦即胎头所在之侧)或上、下和前、后定位:左肩前、右肩前、左肩后和右肩后。肩先露以肩胛骨朝上或朝后来定胎位。朝前后较易确定,朝上下不如左右易表达,左右又以胎头所在部位易于确定。如左肩前表示胎头在骨盆左侧,(肩胛骨在上),肩(背)朝前。左肩后,胎头在骨盆左侧(肩胛骨在下),肩(背)朝后。

各胎位缩写如下:

(1)枕先露可有六种胎位:

左枕前(LOA)	左枕横(LOT)
左枕后(LOP)	右枕前(ROA)
右枕横(ROT)	右枕后(ROP)

(2)臀先露也有六种胎位:

左骶前(LSA)	左骶横(LST)
左骶后(LSP)	右骶前(RSA)
右骶横(RST)	右骶后(RSP)

(3)面先露也有六种胎位:

左颏前(LMA)	左颏横(LMT)
左颏后(LMP)	右颏前(RMA)
右颏横(RMT)	右颏后(RMP)

(4)肩先露也有四种胎位:

左肩前(LScA)	左肩后(LScP)
右肩前(RScA)	右肩后(RScP)

枕、骶、肩胛位置与胎儿背在同一方向,其前位,背亦朝前;颏与胎儿腹在同一方向,其前位,胎背向后。

6.各种胎先露及胎位发生率

近足月或者已达足月妊娠时,枕先露占95%,臀先露占3.5%,面先露占0.5%,肩先露占0.5%。有的报道臀先露在3%～8%,目前我国初产妇比例很大,经产妇,尤其是多产妇很少,所以横产发生率很少。在枕先露中,2/3枕骨在左侧,1/3在右侧。臀位在中期妊娠及晚期妊娠的早期比数远较3%～4%为高,尤其是经产妇。但其约1/3的初产妇和2/3经产妇在近足月时常自然转成头位。

胎儿头虽然较臀体积大,但臀部及屈曲于躯干前的四肢的总体积显然大于胎头。由于子宫腔似梨形,上部宽大、下部狭小,故为适应子宫的形状,足月胎儿头先露发生比例远高于臀先露。在妊娠32周前,羊水量相对较多,胎体受子宫形态的束缚较小,因而臀位率相对较高些,以后羊水量相对减少,胎儿为适应宫腔形状而取头先露。若胎儿脑积水,臀产比例也较高,表明宽大的宫体部较适合容纳较大的胎头。某些子宫畸形,如双子宫、残角子宫中发育好的子宫,宫体部有纵隔形成者,也容易产生臀先露。经产妇反复为臀产者应想到子宫有某种畸形的可能。

7.胎先露及胎方位的诊断

胎先露及胎方位的诊断有四种方法:腹部检查、阴道检查、听诊及超声影像检查。

(1)腹部检查:为胎先露及胎方位的基本检查方法,简单易行,在大部分产妇可获得正确诊断,但对少见的异常头先露,往往不易确诊。

(2)阴道检查:临产前此法不易查清胎先露及胎方位,所以有可能不能确诊;临产后,宫颈扩张,先露部大多已衔接,始能对先露部有较明确了解。阴道检查应在消毒情况下进行,以中、食指查先露部是头、是臀、还是肩部。如为枕先露,宫颈有较大扩张时,可触及骨缝、囟门以明确胎位。宫颈扩张程度越大,胎位检查越清楚。检查胎方位最好先查出矢状缝走向,手指左右横扫,上下触摸可查出一较长骨缝。矢状缝横置则为枕右或枕左横位,如为斜置或前后置,则为枕前位或后位。如前囟在骨盆前部很易摸到,表示枕骨在骨盆后位。前囟在骨盆左前方,为枕右后位;前囟在骨盆右前方为枕左后位。前囟如果在骨盆后面,阴道检查不易触及,尤其胎头下降胎头俯屈必然较重,后囟较小,用手不易查清。胎头受挤压严重时,骨片重叠,骨缝、囟门也不易触清。另一可靠确定胎方位方法为用手触摸胎儿耳廓,耳廓方向指向枕部,这只有在宫颈口完全扩张时方能实行。

阴道检查时还应了解先露部衔接程度。胎头衔接程度在正常情况下随产程进展而加深。胎头下降程度为判断是否能经阴道分娩的重要指标。胎头下降速度在第一产程比较缓慢,而在第二产程胎头继续下降,速度快于第一产程。一般胎头下降程度是以坐骨棘平面来描述。胎儿头颅骨质部平坐骨棘平面时称为"0"位,高于坐骨棘水平时称为"—"位,如高 1cm,则标为"—1"直到"—3",再高则表示胎头双顶径尚未进入骨盆入口平面,因为骨盆入口平面至坐骨棘平面约为 5cm,胎头双顶径至胎头顶部约为 3cm,所以胎头最低骨质部如在坐骨棘平面以上 3cm,显然胎头双顶径最多是平骨盆入口平面。胎头最低骨质部通过了坐骨棘平面,胎头位置称为"+"位,低于坐骨棘平面 1cm 称为"+1","+3"时,胎头最低点已接近骨盆出口,即在阴道下部,因为坐骨棘平面距离骨盆出口亦约为 5cm。在正常女性骨盆坐骨棘并不突出于骨盆侧壁,需经反复检查取得经验方能较准确定位。故可考虑另一较简单而大体可了解胎头衔接程度的方法,即用手指经阴道测胎头骨质最低部距阴道处女膜环的距离。如距离为 5cm 则表示胎头在坐骨棘水平,低于此为正值,高于此为负值。

(3)听诊:胎心音位置本身并非诊断胎方位的可靠依据,但可加强触诊的准确性。在枕先露和臀先露,躯干微前屈,胎背较贴近于子宫壁,利于胎心音传导,故在胎儿背部所接触之宫壁处胎心音最强。在颜面位,胎背反屈。胎儿胸部较贴近宫壁,故胎心音在胎儿胸壁侧听诊较清晰。

在枕前位,胎心音一般位于脐与髂前上棘连接中点。枕后位胎心音在侧腹处较明显,有时在小肢体侧听得也清楚。臀位则在脐周围。横位胎心音在枕前位的稍外侧。

(4)超声影像检查:在腹壁厚、腹壁紧张以及羊水过多的情况下,腹部检查等查不清胎先露及胎方位时,超声扫描检查可清楚检查出胎头、躯干、四肢等的部位和形像以及胎心情况,不但有助于胎先露、胎方位的诊断,也有助于胎儿畸形及大小的诊断。

8.临产胎儿应激变化

胎头受压情况下,阵缩时给予胎头的压力增高,尤其是破膜之后,在第二产程宫腔内压力可高达 200mmHg(27kPa)。颅内压为 40~55mmHg(5.3~7.3kPa)时,胎心率就可减慢,其原因系中枢神经缺氧,反射性刺激迷走神经之故。有时胎头受压而无胎心率变慢乃系胎膜未破,胎头逐渐受压而在耐受阈之内,这种阵发性改变对胎儿无损。

【精神心理因素】

随着医学模式的改变,人们已经开始关注社会及产妇的心理因素对分娩过程的影响。亲朋好友间关于分娩的负面传闻、电影中的恐惧场面使相当数量的初产妇进入临产后精神处于高度紧张,甚至焦虑恐惧状态。研究表明,产妇在分娩过程中普遍焦虑和恐惧倾向导致去甲肾上腺素减少,可使宫缩减弱而对疼痛的敏感性增加,强烈的宫缩有加重产妇的焦虑,从而造成恶性循环导致产妇体力消耗过大,产程延长。抑郁情绪与活跃期、第二产程延长及产后出血有一定的相关性。所以在分娩过程中产妇的精神心理状态可明显的影响产程进展,应予以足够的重视。

第三节　先兆临产及临产的诊断

当孕妇出现先兆临产时,应及时送至医院,不能因可能为假临产致使时间耽误而错过接产时机;而如果错误地诊断临产,则可能导致不适当的干涉而加强产程,造成孕妇及新生儿损害。

【先兆临产】

分娩发动之前,出现的一些预示孕妇不久将临产的症状称先兆临产。

1.假临产

假临产指孕妇在分娩发动前,由于子宫肌层敏感性增强,常出现不规律宫缩。假临产的特点有:①宫缩持续时间短且不恒定,间歇时间长且不规律,宫缩强度不增加;②常在夜间出现而于清晨消失;③宫缩时只能引起下腹部轻微胀痛;④宫颈管不缩短,宫口扩张不明显;⑤给予镇静药物能抑制宫缩。

2.胎儿下降感

胎儿下降感又称为轻松感、释重感。由于胎先露部下降进入骨盆入口,使宫底位置下降,孕妇感觉上腹部受压感消失,进食量增多,呼吸轻快。

3.见红

在临产前 24~48 小时内,由于成熟的子宫下段及宫颈不能承受宫腔内压力而被迫扩张,使宫颈内口附着的胎膜与该处的子宫壁分离,毛细血管破裂而少量出血,与宫颈管内的黏液相混合并排出,称为见红,是分娩即将开始的比较可靠征象。若阴道流血超过平时月经量,则不应视为见红,应考虑是否有异常情况出现如前置胎盘及胎盘早剥等。

4.阴道分泌物增多

分娩前 3 周左右,孕妇因体内雌激素水平升高,盆腔充血加剧,子宫颈腺体分泌增加,使阴道排出物增多,一般为水样,易与破水相混淆。

【临产的诊断】

临产开始的重要标志为有规律且逐渐增强的子宫收缩,持续时间 30 秒或 30 秒以上,间歇 5~6 分钟,同时伴随进行性宫颈管消失、宫口扩张和胎先露部下降。用镇静药物不能抑制宫缩。

应连续观察宫缩,每次观察时间不能太短,至少要观察 3~5 次宫缩。既要严密观察宫缩的频率,持续时间及强度。同时要在无菌条件下行阴道检查,了解宫颈的软度、长度、位置、扩张情况及先露部的位置。国际上常用 BISHOP 评分法判断宫颈成熟度,估计试产的成功率,满分为 13 分,>9 分均成功,7~9 分的成功率为 80%,4~6 分成功率为 50%,≤3 分均失败。

【临床特殊情况的思考和建议】

临产时间的确定:临床上准确地确定分娩开始时间比较困难,多数是以产妇的回忆和主诉确定产程开始的大概时间,在产妇的回忆和主诉不可靠时,可根据活跃期开始的时间,向前推算 8 小时作为临产时间绘制产程图。为确定是否确实进入产程,应与假临产相鉴别。真假临产的鉴别不能单纯的根据产妇的自觉症状,因为对敏感的产妇,假临产时不规律宫缩可使其感到非常痛苦;而对不敏感的产妇,真正进入产程的宫缩不一定感觉痛苦。部分分娩者临产后可能伴有原发性宫缩乏力,宫缩欠规则,间隔时间与收缩时间常不按正常宫缩规律进行,使用强镇静剂如哌替啶 100mg 肌内注射后仍不能抑制宫缩,且由于宫缩影响产妇正常生活时也应视为已临产,不能认为尚未正式临产而忽视。

第四节　正常产程和分娩的处理

分娩全过程是从开始出现规律宫缩到胎儿、胎盘娩出为止,称分娩总产程,整个产程分为:

1.第一产程(宫颈扩张期)

从间歇 5~6 分钟的规律宫缩开始,到宫颈口开全(10cm)。初产妇宫颈较紧,宫口扩张较慢,需 11~12 小时;经产妇宫颈较松,宫口扩张较快,需 6~8 小时。

2.第二产程(胎儿娩出期)

从宫口开全到胎儿娩出。初产妇约需 1~2 小时,经产妇一般数分钟即可完成,但也有长达 1 小时者,但不超过 1 小时。

3.第三产程(胎盘娩出期)

从胎儿娩出后到胎盘娩出,需 5~15 分钟,最多不超过 30 分钟。

【第一产程及其处理】

1.临床表现

第一产程的产科变化主要为规律宫缩、宫口扩张、胎头下降及胎膜破裂。

(1)规律宫缩:第一产程开始,出现伴有疼痛的子宫收缩,习称"阵痛"。开始时宫缩持续时间较短(20~30秒)且弱,间歇期较长(5~6分钟)。随着产程的进展,持续时间渐长(50~60秒)且强度增加,间歇期渐短(2~3分钟)。当宫口近开全时,宫缩持续时间可达1分钟以上,间歇期仅1分钟或稍长。

(2)宫口扩张:宫口扩张是临产后规律宫缩的结果。在此期间宫颈管变软、变短、消失,宫颈展平和逐渐扩大。宫口扩张分两期:潜伏期及活跃期。此期宫颈扩张速度较慢,平均2~3小时扩张1cm,需8小时,最大时限16小时。活跃期是指从宫口扩张3cm~10cm。目前国际上倾向于将宫口扩张4cm作为活跃期的起点,且不主张在6cm前过多干预产程。此期间扩张速度加快,需4小时,最大时限为8小时。活跃期又分为3期:加速期指宫口扩张3~4cm,约需1.5小时;最大加速期指宫口扩张4~9cm,约需2小时;减速期指宫口扩张9~10cm,约需30分钟。

(3)胎头下降:胎头能否顺利下降,是决定能否经阴道分娩的重要观察项目。胎头下降程度以胎头颅骨最低点与坐骨棘平面的关系标明;胎头颅骨最低点平坐骨棘平面时,以"0"表示;在坐骨棘平面上1cm时,以"-1"表示;在坐骨棘平面下1cm时,以"+1"表示,余依此类推。一般初产妇在临产前胎头已经入盆,而经产妇临产后胎头才衔接。随着产程的进展,先露部也随之下降。胎头于潜伏期下降不明显,于活跃期下降加快,平均每小时下降0.86cm。

(4)胎膜破裂:简称破膜,胎儿先露部衔接后,将羊水分隔成前、后两部分,在胎先露部前面的羊水,称前羊水,约100mL,其形成的囊称前羊水囊。宫缩时前羊水囊楔入宫颈管内,有助于扩张宫口。随着宫缩继续增强,羊膜腔内压力更高,当压力增加到一定程度时胎膜自然破裂。胎膜多在宫口近开全时破裂。

2.产程观察及处理

入院后首先要了解和记录孕妇的病史,全身及产科情况,初步得出是否可以阴道试产或需进行某些处理;外阴部应剃除阴毛,并用肥皂水和温开水清洗;对初产妇及有难产史的经产妇应行骨盆外测量;有妊娠合并症者应给予相应的治疗等。在整个分娩过程中,既要观察产程的变化,也要观察母儿的安危。及时发现异常,尽早处理。

(1)子宫收缩:产程中必须连续定时观察并记录宫缩规律性、持续时间、间歇时间及强度。

1)触诊法:助产人员将手掌放于产妇腹壁上直接检查,宫缩时宫体部隆起变硬,间歇期松弛变软。并记录下宫缩持续时间、强度、规律性及间歇期时间。每次至少观察3~5次宫缩,每隔1~2小时观察一次。

2)电子胎心监护仪:可客观反映宫缩情况,分为外监护和内监护两种类型。

①外监护:临床最常用,适用于第一产程任何阶段。将宫缩压力探头固定在产妇腹壁宫体近宫底部,每隔1~2小时连续描记30分钟或通过显示屏连续观察。外监护容易受运动、体位改变、呼吸和咳嗽的影响,过于肥胖的孕妇不适用。外监护可以准确地记录宫缩曲线,测到宫缩频率和每次宫缩持续的时间,但所记录的宫缩强度不完全代表真正的宫内压力。

②内监护:适用于胎膜已破,宫口扩张1cm及以上。将充满生理盐水的塑料导管通过宫颈口越过胎头置入羊膜腔内,外端连接压力探头记录宫缩产生的压力,测定宫腔静止压力及宫缩时压力变化。内监护可以准确测量宫缩频率、持续时间及真正的宫内压力。但宫内操作复

杂,有造成感染的可能,故临床上较少应用。

良好的宫缩应是间隔逐渐缩短,持续时间逐渐延长,同时伴有宫颈相应的扩张。国外建议用 Montevideo 单位(MU)来评估有效宫缩。其计算方法是:计数 10 分钟内每次宫缩峰值压力(mmHg)减基础宫内压力(mmHg)后的压力差之和;或取宫缩产生的平均压力(mmHg)乘以宫缩频率(10 分钟内宫缩次数)。该法同时兼顾了宫缩频率及宫缩产生的宫内压力,使宫缩强度的监测有了量化标准。如产程开始时宫缩强度一般为 80~100MU,相当于 10 分钟内有 2~3 次宫缩,每次宫缩平均宫内压力约为 40mmHg;至活跃期正常产程平均宫缩强度可达 200~250MU,相当于 10 分钟内有 4,5 次宫缩,平均宫内压力则在 50mmHg;至第二产程在腹肌收缩的协同下,宫缩强度可进一步升到 300~400MU,仍以平均宫缩频率 5 次计算,平均宫内压力可达 60~80mmHg;而从活跃期至第二产程每次宫缩持续时间相应增加不明显,宫缩强度主要以宫内压力及宫缩频率增加为主,用此方法评估宫缩不仅使产妇个体间的比较有了可比性,也使同一个体在产程不同阶段的变化有了更合理的判定标准。活跃期后当宫缩强度<180MU 时,可诊断为宫缩乏力。

(2)宫口扩张及胎头下降:描记宫口扩张曲线及胎头下降曲线,是产程图中重要的两项内容,是产程进展的重要标志和指导产程处理的主要依据。可通过肛门检查或阴道检查的方法测得。在国内一般采用肛门检查的方法,当肛门检查有疑问时可消毒外阴做阴道检查。但在国外皆用阴道检查来了解产程进展情况。

1)肛门检查(简称肛查)

①方法:产妇取仰卧位,两腿屈曲分开,检查前用消毒纸遮盖阴道口避免粪便污染阴道。检查者站于产妇右侧,以戴指套的右手示指蘸取润滑剂后,轻轻置于直肠内,拇指伸直,其余各指屈曲以利示指深入。示指向后触及尾骨尖端,了解尾骨活动度,再触摸两侧坐骨棘是否突出并确定胎头高低,然后用指端掌侧探查宫口,摸清其四周边缘,估计宫颈管消退情况和宫口扩张厘米数。未破膜者在胎头前方可触到有弹性的前羊水囊;已破膜者能直接触到胎头,若无胎头水肿,还能叩清颅缝及囟门位置,确定胎方位。

②时间与次数:适时在宫缩时进行,潜伏期每 2~4 小时查一次;活跃期每 1~2 小时查一次。同时要根据宫缩情况和产妇的临床表现,适当的增减检查的次数。过频的肛门检查可增加产褥感染的机会。研究提示,肛门检查次数≥10 次的产妇,其阴道细菌种数及计数均显著提高,且肛门检查与阴道细菌变化密切相关,即细菌种数及其计数随肛门检查次数的增加而增加。而检查次数过少在产程进展十分迅速时则可能失去准备接生的时间,这在经产妇尤其应注意。

③检查内容:宫颈软硬度、位置、厚薄及宫颈扩张程度;是否破膜;骶尾关节活动度,坐骨棘是否突出,坐骨切迹宽度,骶棘韧带的弹性、韧度及盆底组织的厚度;确定胎先露、胎方位以及胎头下降程度。

2)阴道检查

①适应证:于肛查胎先露、宫口扩张及胎头下降程度不清时;疑有脐带先露或脱垂;疑有生殖道畸形;轻度头盆不称经阴道试产 4~6 小时产程进展缓慢者。对产前出血者应慎重,须严格无菌操作,并在检查前做好输液、输血的准备。

②方法:产妇排空膀胱后,取截石位,消毒外阴和阴道。检查者戴好口罩,消毒双手,戴无菌手套,铺无菌巾后用左(右)手拇指和示指将阴唇分开,右(左)手示指、中指蘸消毒润滑剂,轻轻插入产妇阴道,注意防止手指触及肛门及大阴唇外侧。因反复阴道检查可增加感染机会,故每次检查应尽量检查清楚,避免反复插入阴道。

③内容:测量骨盆对角径、坐骨棘间径、骶骨弧度、耻骨弓和坐骨切迹情况等;胎方位及先露下降程度;宫口扩张程度,软硬度及有无水肿情况;阴道伸展度,有无畸形;会阴厚薄和伸展度等,以决定其分娩方式。

肛查对于了解骨盆腔内的情况比阴道检查更清楚,但肛门检查对宫口、胎先露、胎方位、骨盆入口等情况的了解不及阴道检查直接明了。每次肛查或阴道检查所得的宫颈扩张大小及先露高度的情况均应做详细记录,并绘于产程图上。用红色"O"表示宫颈扩张程度,蓝色"×"表示先露下降水平,每次检查后用红线连接"O",用蓝线连接"×",绘成两条曲线。产程图横坐标标示时间,以小时为单位,纵坐标标示宫颈扩张及先露下降程度,以厘米为单位。正常情况下宫口开大与胎头下降是并行的,但胎头下降略为滞后。宫口开大的最大加速期是胎头下降的加速期,而胎头下降的最大加速期是在第二产程。对大多数产妇,尤其是初产妇,在宫口开全时胎头应达坐骨棘平面以下。但应指出,有相当一部分产妇胎头下降与宫口开大并不平行。因此,在宫口近开全时,胎头未下降到坐骨棘水平并不意味着不能经阴道分娩。有些产妇在破膜以后胎头才迅速下降,在经产妇尤为常见。1972 年 Philpott 介绍了在产程图上增加警戒线和处理线,其原理是根据活跃期宫颈扩张率不得<1cm 进行产程估算,如果产妇入院时宫颈扩张为 1cm,按宫颈扩张率每小时 1cm 计算,预计 9 小时后宫颈将扩张到 10cm,因此在产程坐标图上 1cm 与 10cm 标志点之处时间相距 9 小时画一斜行连线,作为警戒线,与警戒线相距 4 小时之处再画一条与之平行的斜线作为处理线,两线间为警戒区。临床上实际是以宫颈扩张 3cm 作为活跃期的起点,因此可以宫颈扩张 3cm 标志点处取与之相距 4cm 的坐标 10cm 的标志点处画一斜行连线,作为警戒线,与警戒线相距 4 小时之处再画一条与之平行的斜线作为处理线。两线之间为治疗处理时期,宫颈扩张曲线越过警戒线者应进行处理,一般难产因素可纠正者的产程活跃期不超过正常上限,活跃期经过处理仍超过上限时,常提示难产因素不易纠正,需要再行仔细分析,并及时估计能否从阴道分娩。

(3)胎膜破裂及羊水观察:胎膜多在宫口近开全或开全时自然破裂,前羊水流出。一旦胎膜破裂,应立即听胎心,并观察羊水性状、颜色和流出量,记录破膜时间。

羊水粪染与胎儿宫内窘迫的关系目前还有争论。对羊水粪染的发生机制大致可归纳为两种观点,即胎儿成熟理论及胎儿宫内窘迫理论。传统认为,羊水粪染是胎儿缺血、缺氧的结果。当胎儿缺血、缺氧时,机体为了保证心、脑等重要脏器的血供,体内循环重新分配,消化系统的血供减少,胃肠道蠕动增加,肛门括约肌松弛,胎粪排出。胎儿成熟理论则认为,羊水粪染是一种生理现象。随着妊娠周数增加,胎儿迷走神经张力渐强,胃肠道蠕动渐频,胎粪渐多,羊水粪染率渐增加。

羊水粪染的分度:Ⅰ度:羊水淡绿色、稀薄;Ⅱ度:羊水深绿色且较稠或较稀,羊水内含簇状胎粪;Ⅲ度:羊水黄褐色、黏稠状且量少。Ⅰ度羊水粪染一般不伴有胎儿宫内窘迫,Ⅱ~Ⅲ度羊水粪染考虑有胎儿宫内缺氧的存在。对羊水粪染者应作具体分析,既不要过高估计其严重性,也不要掉以轻心,重要的是应结合其他监测结果,明确诊断,及时处理,以降低围生儿的窒息率。在首次发现羊水粪染时,无论其粪染程度如何,均应作电子胎心监护。若 CST 阳性或者 NST 呈反应型而 OCT 又是阳性,提示胎儿宫内缺氧。如能配合胎儿头皮血 pH 测定而 pH< 7.2 时,提示胎儿处于失代偿阶段,需要立即结束分娩。如 CST 为阴性、pH 正常,可暂不过早干预分娩,但必须在电子胎心监护下严密观察产程进展,一旦出现 CST 为阳性,则应尽快结束分娩。

(4)胎心:临产后应特别注意胎心变化,可用听诊法、胎心电子监护或胎儿心电图等方法观察。在观察胎心时,应注意胎心的频率、规律性和宫缩之后胎心率的变化及恢复的速度等。胎心的规律性和宫缩对胎心的影响较胎心率的绝对数更重要。

1)听诊器听取:有普通听诊器、木质听诊器和电子胎心听诊器 3 种,现在通常使用电子胎心听诊器。胎心听取应在宫缩间歇时,宫缩时听诊不能听到胎心。潜伏期应每隔 1 小时听胎心一次,活跃期宫缩较频时,应每 15~30 分钟听胎心一次,每次听诊 1 分钟。如遇胎心异常,应增加听诊的次数。此法能方便获得每分钟胎心率,但不能分辨胎心率变异、瞬间变化及其与宫缩、胎动的关系。

2)胎心电子监护:多用外监护描记胎心曲线。将测量胎心的探头置于胎心音最响亮的部分,固定于腹壁上;将测量宫压的探头置于产妇腹壁宫体近宫底部,亦固定于腹壁上。观察胎心率变异及其与宫缩、胎动的关系,每次至少记录 20 分钟,有条件者可应用胎儿监护仪连续监测胎心率。此法能较客观地判断胎儿在宫内的状态,如脐带受压、胎头受压、胎儿缺氧或(及)酸中毒等。值得注意的是,在胎头入盆、破膜、阴道检查、肛查及作胎儿内监护安放胎儿头皮电极时,可以发生短时间的早期减速,这是由于胎头受骨盆或宫缩压迫所致。

3)胎儿心电图:分为直接法和间接法,因直接法需宫口开大到一定程度而且破膜后才能进行,并有增加感染的可能性,故较少采用。目前较多采用非侵入性的间接法,一般用三个电极,两个放在产妇的腹壁上,另一个置于产妇的大腿内侧。在分娩过程中如出现 P-R 间期明显缩短、S-T 段偏高和 T 波振幅加大,是胎儿缺氧的表现。胎儿发生严重的酸中毒时,则 T 波变形。有研究发现第二产程的胎儿心电图监测与产后胎儿脐动脉血 pH 及血气含量明显相关。

(5)胎儿酸血症的监测:胎儿头皮血 pH 与产时异常胎心率的出现,分娩后新生儿脐血 pH 及 Apgar 评分间存在着良好的相关性。因此胎儿头皮血 pH 被认为是判断胎儿是否存在宫内缺氧的最准确方法。胎儿头皮血 pH 正常为 7.25~7.35。如 pH 为 7.20~7.24 为胎儿酸血症前期,应警惕有胎儿窘迫可能,此时应给孕妇吸氧。pH<7.20 则表示重度酸中毒,是胎儿危险的征兆,应尽快结束分娩。

胎儿的 pH 还受母体 pH 水平的影响。产程中母体饥饿、脱水、体力消耗可致代谢性酸中毒,过度通气可致呼吸性碱中毒,均可影响胎儿。为消除母源性酸中毒对胎儿头皮血血气分析的影响,可根据母儿间血气的差异进行判断:

1)母子间血气 pH 差(△pH):<0.15 表示胎儿无酸中毒,0.15~0.20 为可疑,>0.20 为胎儿酸中毒。

2)母子间碱短缺值:2.0~3.0mEq/L 表示胎儿正常,>3.0mEq/L 为胎儿酸中毒。

3)母子间 Hb 5g/dl 时的碱短缺值:<0 或由正值变为负值表示胎儿酸中毒。

胎儿头皮血 pH 测定是一种创伤性的检查方法,只能得到瞬时变化而不能连续监测,因而限制了它的应用。当电子胎心监护初筛异常时,可考虑行胎儿头皮血气测定,如临床及胎心监护已确定重度胎儿宫内窘迫,应迅速终止妊娠而抢救胎儿,不必再做头皮血气测定。

(6)母体情况观察

1)生命体征:测量产妇的血压、体温、脉搏和呼吸频率并记录。一般第一产程期间宫缩时血压升高 5～10mmHg,间歇期恢复原状。应每隔 4～6 小时测量一次。发现血压升高应增加测量次数。

2)饮食:鼓励产妇少量多次进食,吃高热量易消化食物,并注意摄入足够水分,以保证充沛的精力和体力。

3)活动与休息:宫缩不强且未破膜时,产妇可在室内适当活动,有助于产程进展和减轻产痛。待产时产妇的体位应以产妇感到舒适为准。已破膜者应该卧床,如果胎头已衔接,取平卧位即可,如胎头未衔接或臀位、横位时,应取臀高位,以免发生脐带脱垂。如产妇精神过度紧张,宫缩时喊叫不安,应安慰产妇,在宫缩时指导做深呼吸动作,也可用双手轻揉下腹部或腰骶部。产时镇痛可适当的应用哌替啶 50～100mg 及异丙嗪 25mg,可 3～4 小时肌内注射一次。也可选择连续硬膜外麻醉镇痛。

4)排尿与排便:应鼓励产妇每 2～4 小时排尿一次,以免膀胱充盈影响宫缩及胎头下降。因胎头压迫引起排尿困难者,必要时可导尿。初产妇宫口扩张<4cm,经产妇宫口扩张<2cm时可行温肥皂水灌肠,既能避免分娩时粪便污染,又能反射作用刺激宫缩加速产程进展。但胎膜早破、阴道流血、胎头未衔接、胎位异常、有剖宫产史、宫缩很强估计 1 小时内将分娩者或患严重产科并发症、合并症,如心脏病等,均不宜灌肠。

【第二产程及其处理】

1.临床表现

宫口开全后仍未破膜,常影响胎头的下降,应行人工破膜。破膜后宫缩常暂时停止,产妇略感舒适,随后宫缩重现且较前增强,每次持续时间可达 1 分钟,间歇期仅 1～2 分钟。当胎头降至骨盆出口压迫盆底组织时,产妇有排便感,不由自主向下屏气。随着产程进展,会阴会渐渐膨隆和变薄,肛门松弛。于宫缩时胎头露于阴道口,且露出部分不断增大;在宫缩间歇期又缩回阴道内,称为胎头拨露。随产程进展,胎头露出部分逐渐增多,宫缩间歇期胎头不再缩回,称为胎头着冠,此时胎头双顶径超过骨盆出口。会阴极度扩张,应注意保护会阴,娩出胎头。随后胎头复位和外旋转,前肩、后肩和胎体相继娩出,后羊水随之涌出。经产妇第二产程短,有时仅需几次宫缩即可完成胎头娩出。胎儿娩出后产妇顿感轻松。

2.产程的观察和处理

(1)密切监护胎心及产程进展:第二产程宫缩频且强,应密切观察子宫收缩有无异常及胎先露的下降情况。警惕病理性缩复环及强直性子宫收缩的出现,同时密切观察胎心的变化,每5～10 分钟听胎心一次(或间隔 2～3 次宫缩听一次胎心),如有胎心异常则增加听胎心的次数,有条件者应使用胎心电子监护。尤其应注意观察胎心与宫缩的关系,若第二产程在胎头娩出前,由于脐带受压或受到牵引,可出现变异减速,除非反复多次出现中、重度变异减速,否则不被认为对胎儿有害。如出现胎心变慢且在宫缩后不恢复和恢复慢,应尽快结束分娩。发现第二产程延长,应及时查找原因,采取相应措施尽快结束分娩,避免胎头长时间受压,引起胎儿窘迫、颅内出血等并发症发生。

(2)导产妇用力:宫口开全后,医护人员应指导产妇正确用力。方法是让产妇双膝屈曲外展,双脚蹬在产床上,双手握住产床的把手。一旦出现宫缩,产妇深吸气屏住,并向上拉把手,使身体向下用力如排便状,以增加腹压。子宫收缩间期时,产妇呼气,全身肌肉放松,安静休息。当宫缩再次出现时再用同样的屏气用力动作,以加速产程的进展。当胎头着冠后,宫缩时不应再令产妇用力,以免胎头娩出过快而使会阴裂伤。

指导产妇正确用力十分重要,若用力不当使产妇消耗体力或造成不应有的软产道裂伤。尤其应注意的是宫口尚未开全,不可过早屏气用力,因当胎头位置低已深入骨盆到达盆底时,也可使产妇产生排便感并不自觉地用力。但此时用力非但不利于加速产程的进展,反而使宫颈被挤压在骨盆和胎头之间,从而使宫颈循环障碍而造成宫颈水肿,影响宫口开大而造成难产。

(3)接产准备:初产妇宫口开全,经产妇宫口扩张 4cm 且宫缩规律有力时,应将产妇送至产房做好接产准备工作。让产妇仰卧于产床上(或坐于特制的产椅上),两腿屈曲分开,露出外阴部,在臀下放一便盆或塑料布,用消毒纱布球蘸肥皂水擦洗外阴部,顺序是大小阴唇、阴阜、大腿内上 1/3、会阴及肛门周围。然后用温开水冲掉肥皂水,为防止冲洗液流入阴道,用消毒干纱布盖住阴道口,最后以 0.1％新洁尔灭冲洗或涂以碘附进行消毒,随后取下阴道的纱布球和臀下的便盆或塑料布,铺以消毒巾于臀下。接产者按无菌操作常规洗手后穿手术衣及戴手套,打开产包,铺好消毒巾,准备接产。

(4)接产

1)接产的要领:产妇必须与接产者充分合作;保护会阴的同时协助胎头俯屈,让胎头以最小的径线(枕下前囟径)在宫缩间歇时缓慢的通过阴道口,是预防会阴撕裂的关键;控制胎肩娩出速度,胎肩娩出时也要注意保护会阴。

2)产妇的产位:分娩时产妇的体位可分为仰卧位和坐位两种。

①仰卧位分娩:目前国内多数产妇分娩采取仰卧位。

其优点:

a.有利于经阴道助产手术的操作如会阴切开术、胎头吸引术、产钳术等;

b.对新生儿处理较为便利。

但从分娩的生理来说,并非理想体位。

其缺点:

a.妊娠子宫压迫下腔静脉,使回心血量减少,产妇可出现仰卧位低血压;

b.仰卧位使骨盆的可塑性受限,且宫缩的效率较低,从而增加难产的机会;

c.胎儿的重力失去应有的作用,并导致产程延长;

d.增加产妇的不安和产痛等。

基于上述原因,仰卧位分娩时继发性宫缩乏力和胎儿窘迫的发生率较坐位分娩高,异常分娩也较多。所以它不是理想的分娩体位。

②坐位分娩

其优点：

a.可提高宫缩效率,缩短产程。由于胎儿的纵轴和产轴一致,故能充分发挥胎儿的重力作用,可使抬头对宫颈的压力增加。

b.由于子宫胎盘的血供改善,也可使宫缩加强,胎儿窘迫和新生儿窒息的发生率降低。

c.可减少骨盆的倾斜度,有利于胎头入盆和分娩机制的顺利完成。

d.X线检查表明,由于仰卧位改坐位时,可使坐骨棘间距平均增加 0.76cm。骨盆出口前后径增加 1~2cm,骨盆出口面积平均增加 28%。

e.产妇分娩时感觉较舒适,由于产妇在分娩过程中可以环视周围的一切,并与医护人员保持密切联系,可减轻其紧张和不安的情绪。

其缺点：

a.产妇分娩时间不宜过长,否则易发生阴部水肿;

b.坐位分娩时胎头娩出较快,易造成新生儿颅内出血及阴道、会阴裂伤;

c.接生人员需同时保护会阴和新生儿会导致处理不便,这也是目前坐位分娩较少采用的主要原因。

自 20 世纪 80 年代以来,已对坐式产床做了不少的改进,其基本的构造包括靠背、坐椅、扶手和脚踏板等部分。产床的靠背部分是可调节的,在分娩过程中可根据宫缩的情况和胎头下降的程度适当的调整靠背的角度。在胎头即将娩出时可将靠背放平使产妇改为仰卧位,以便于助产者保护会阴和控制胎头娩出的速度。初产妇宫口开全或近开全,经产妇宫口开大 8cm 时,在坐式产床上就坐,靠背角度为 60°~80°。在上坐式产床后一小时内分娩最好,时间过长容易引起会阴水肿。

3)接产步骤:接产者站在产妇的右侧,当胎头拨露使阴唇后联合紧张时,开始保护会阴。具体方法如下:在会阴部盖上一块消毒巾,接产者右肘支在产床上,右手拇指与其余四指分开,每当宫缩时以手掌大鱼际肌向内上方托住会阴部,同时左手应轻轻下压胎头枕部,协助胎头俯屈,且使胎头缓慢下降。宫缩间歇期,保护会阴的右手应当松弛,以免压迫过久引起会阴部水肿。当胎头枕部在耻骨弓下露出时,左手应按分娩机制协助胎头仰伸。此时若宫缩强,应嘱产妇张口哈气以缓解腹压的作用,让产妇在宫缩间歇期使稍向下屏气,以使胎头缓慢娩出。胎头娩出后,右手仍需保护会阴,不要急于娩出胎肩,而应先以左手自其鼻根向下颌挤压,挤出口、鼻内的黏液和羊水,然后协助胎头复位及外旋转,使胎儿双肩径与骨盆出口前后径相一致。接产者的左手将胎儿颈部向下轻压,使前肩自耻骨弓下先娩出,继之再托胎颈向上,使后肩从会阴前缘缓慢娩出。双肩娩出后,保护会阴的右手方可离开会阴部。最后双手协助胎体和下肢相继以侧位娩出,并记录胎儿娩出时间。

胎儿娩出后 1~2 分钟内断扎脐带。若当胎头娩出时,见脐带绕颈一周且较松时,可用手将脐带顺胎肩推下或从胎头滑下。若脐带绕颈过紧或绕颈两周或两周以上,可先用两把血管钳将脐带一段夹住并从中间剪断,注意勿伤及胎儿颈部,待松弛脐带后协助胎肩娩出。

4)会阴裂伤的诱因及预防

①会阴裂伤的诱因:会阴水肿、会阴过紧缺乏弹力,耻骨弓过低,胎儿过大,胎儿娩出过快

等,均易造成会阴撕裂。

②会阴裂伤的预防

a.指导产妇分娩时正确用力,防止胎儿娩出过快。

b.及时发现会阴、产道的异常,选择合适的分娩方式。如会阴坚韧、水肿或瘢痕形成,估计会造成严重裂伤时,可作较大的会阴切开术或改行剖宫产术。

c.提高接生操作技术,正确保护会阴。

d.初产妇行阴道助产前应作会阴切开,切开大小根据胎儿大小及会阴组织的伸展性。助产时术者与助手要密切配合,要求胎头以最小径线通过会阴,且不能分娩过快、过猛。

5)会阴切开

①会阴切开的指征:会阴过紧或胎儿过大,产钳或吸引器助产,估计分娩时会阴撕裂不可避免者,或母儿有病理情况急需结束分娩者。

②会阴切开的时间

a.一般在宫缩时可看到胎头露出外阴口 3～4cm 时切开,可以防止产后盆底松弛,避免膀胱膨出,直肠膨出及尿失禁。

b.也有主张胎头着冠时切开,可以减少出血。

c.决定手术助产时切开。过早的切开不仅无助于胎儿的娩出,反而会导致出血量的增加。

③会阴切开术:包括会阴后一侧切开术和会阴正中切开。常用以下两种术式:

a.会阴左侧后一侧切开术:阴部神经阻滞及局部浸润麻醉生效后,术者子宫缩时以左手食中两指伸入阴道内撑起左侧阴道壁,右手用钝头剪刀自会阴后联合中线向左侧 45°,在宫缩开始时剪开会阴 4～5cm。若会阴高度膨隆则需外旁开 60°～70°。若会阴体短则以阴唇后联合上 0.5cm 处为切口起点。会阴侧切时切开球海绵体肌,会阴深、浅横肌及部分肛提肌,切开后用纱布压迫止血。此法可充分扩大阴道口,适用于胎儿较大及辅助难产手术,其缺点为出血多,愈合后瘢痕较大。

b.会阴正中切开术:局部浸润麻醉后,术者于宫缩时沿会阴后联合正中垂直剪开 2cm。此法切开球海绵体肌及中心腱,出血少,术后组织肿胀疼痛轻微。但切口有自然延长撕裂肛门括约肌危险,胎儿大或接产技术不熟练者不宜采用。

④会阴缝合:一般在胎盘娩出后,需检查软产道有无裂伤,然后缝合会阴切口。会阴缝合的关键必须彻底止血,重建解剖结构。缝合完毕后亦行肛指检查缝线是否穿过直肠黏膜,如确有缝线穿过黏膜,则应拆除重缝。

【第三产程及其处理】

1.胎盘剥离的机制

胎儿娩出后,子宫底降至脐平,产妇有轻松感,宫缩暂停数分钟后再次出现。由于子宫腔容积突然明显缩小,而胎盘不能相应的缩小而与子宫壁发生错位而剥离,剥离面出血,形成胎盘后血肿。由于子宫继续收缩,剥离面积继续扩大,直至胎盘完全剥离而娩出。

2.胎盘剥离的征象

(1)子宫体变硬呈球形,胎盘剥离后降至子宫下段,下段被扩张,子宫体呈狭长形被推向上,宫底升高达脐上。

(2)剥离的胎盘降至子宫下段,使阴道口外露的一段脐带自行延长。

(3)若胎盘从边缘剥离时有少量阴道流血,若胎盘从中间剥离时则无阴道流血。

(4)用手掌尺侧在产妇耻骨联合上方轻压子宫下段时,子宫体上升而外露的脐带不再回缩。

3.胎盘娩出方式

胎盘剥离和娩出的方式有两种:

(1)胎儿面娩出式,即胎盘以胎儿面娩出。胎盘从中央开始剥离,然后向周围剥离,剥离血液被包于胎膜内。其特点是胎盘先娩出,随后见少量的阴道流血。这种娩出方式多见。

(2)母体面娩出式,即胎盘以母体面娩出。胎盘从边缘开始剥离,血液沿剥离面流出,最后整个胎盘反转娩出。其特点是先有较多的阴道流血随后胎盘娩出,这种方式较少。

4.第三产程的处理

(1)协助胎盘胎膜娩出:正确处理胎盘娩出,可减少产后出血的发生率。为了使胎盘迅速剥离减少出血,可在胎肩娩出后,静脉注射缩宫素10U。接产者切忌在胎盘尚未完全剥离之前,用手按揉、下压宫底或牵拉脐带,以免引起胎盘部分剥离出血或拉断脐带,甚至造成子宫内翻。当确认胎盘完全剥离时,于宫缩时以左手握住宫底(拇指置于子宫前壁,其余四指放在子宫后壁)并按压,同时右手轻拉脐带、协助娩出胎盘。

当胎盘娩出至阴道口时,接产者用双手捧住胎盘,向一个方向旋转并缓慢向外牵拉,协助胎膜完整剥离娩出。若在胎盘娩出过程中,发现胎膜部分断裂,可用血管钳夹住断裂上端的胎膜,再继续向原方向旋转,直至胎膜完全娩出。胎盘胎膜娩出后,按摩子宫刺激其收缩以减少出血。在按摩子宫的同时注意观察出血量。

(2)检查胎盘胎膜:将胎盘铺平,先检查胎盘母体面的胎盘小叶有无缺损,疑有缺损时可用Kustener牛乳测试法(从脐静脉注入牛乳,若见牛乳自胎盘母体面溢出,则溢出部位为胎盘小叶缺损部位)。然后将胎盘提起,检查胎膜是否完整。再检查胎盘胎儿面边缘有无血管断裂,以便及时发现副胎盘。副胎盘为另一个小胎盘与正常的胎盘分离,但两者间有血管相连。若有副胎盘、部分胎盘残留或大块胎膜残留,应无菌操作伸手入宫腔内取出残留组织。若仅有少量胎膜残留,可给予子宫收缩剂待其自然排出。详细记录胎盘娩出时间、方式,以及胎盘大小和重量。胎盘娩出后子宫应呈强直性收缩,硬如球状,阴道出血很少。

(3)检查软产道:胎盘娩出后,应仔细检查软产道(包括会阴、小阴唇内侧、尿道口周围、前庭、阴道和宫颈)有无裂伤。如有裂伤应立即按原来的解剖位置或层次逐层缝合。

(4)预防产后出血:正常分娩出血量多不超过300mL。对既往有产后出血史或易发生产后出血的产妇(如分娩次数≥5次的多产妇、多胎妊娠、羊水过多、滞产等),可在胎儿前肩娩出后静注麦角新碱0.2mg,或缩宫素10U加于25%葡萄糖液20mL内静注,也可在胎儿娩出后立即经胎盘部脐静脉快速注入加入10U缩宫素的生理盐水20mL,均能促使胎盘迅速剥离减少出血。若胎盘尚未完全剥离而阴道出血多时,应行手取胎盘术。若胎儿已娩出30分钟,胎盘仍未排出,出血不多时,应排空膀胱,再轻轻按压子宫及静注缩宫素,仍不能使胎盘排出时,再行手取胎盘术。若胎盘娩出后出血多时,可经下腹部直接注入宫体肌壁内或肌内注射麦角新碱0.2~0.4mg,并将缩宫素20U加于5%葡萄糖液500mL内静脉滴注。

手取胎盘时若发现宫颈内口较紧者,应肌内注射阿托品 0.5mg 及哌替啶 100mg。术者需更换手术衣及手套,外阴再次消毒后,将一手手指并拢呈圆锥状直接伸入宫腔。手掌面向着胎盘母体面,手指并拢以手掌尺侧缘缓慢将胎盘从边缘开始逐渐自子宫壁分离,另一手在腹部压宫底。待确认胎盘已全部剥离方可取出胎盘,取出后立即肌内注射子宫收缩剂。注意操作时必须轻柔,避免暴力强行剥离或用手抓挖宫壁,防止子宫破裂。若找不到疏松的剥离面,不能分离者,可能是植入性胎盘,不应强行剥离。取出的胎盘立即检查是否完整,若有缺损应再次以手伸入宫腔清除残留胎盘及胎膜,应尽量减少进出宫腔次数。必要时可用大刮匙刮宫。

(5)产后观察:分娩结束后应仔细收集并记录产时的出血量。产妇应继续留产房观察 2 小时,注意产妇的一般情况、子宫收缩、子宫底高度、膀胱充盈情况、阴道流血量、会阴及阴道有无血肿等,发现异常情况及时处理。产后 2 小时后,将产妇和新生儿送回病房。

【产程研究新进展及专家共识】

目前,针对分娩人群的特点,如平均分娩年龄增高,孕妇和胎儿的平均体质量增加,硬脊膜外阻滞等产科干预越来越多,一些产程处理的观念值得质疑和更新,越来越多的产科研究再次回到了对正常产程曲线的描述中,并且有了许多与以往不一样的发现,结果发现:①无论初产妇还是经产妇,宫口从 4cm 扩张到 5cm 可能需要 6h 以上,从 5cm 扩张到 6cm 可能需要 3h 以上;②初产妇和经产妇的产程在宫口扩张 6cm 以前基本一致,在此之后,经产妇的产程进展明显加快;③初产妇第二产程中位持续时间的第 95 百分位数在应用硬脊膜外阻滞组及未应用硬脊膜外阻滞组分别为 3.6h 和 2.8h。由此可见,即使产程进展比较缓慢,最终仍然可以顺利经阴道分娩。在综合国内外相关领域文献资料的基础上,结合美国国家儿童保健和人类发育研究所、美国妇产科医师协会、美国母胎医学会等提出的相关指南及专家共识,中华医学会妇产科学分会产科学组专家对新产程的临床处理达成以下共识。

(1)第一产程

1)潜伏期:潜伏期延长(初产妇>20h,经产妇>14h)不作为剖宫产指征。

破膜后且至少给予缩宫素静脉滴注 12~18h,方可诊断引产失败。

在除外头盆不称及可疑胎儿窘迫的前提下,缓慢但仍然有进展(包括宫口扩张及先露下降的评估)的第一产程不作为剖宫产指征。

2)活跃期:以宫口扩张 6cm 作为活跃期的标志。

活跃期停滞的诊断标准:当破膜且宫口扩张≥6cm 后,如宫缩正常,而宫口停止扩张≥4h 可诊断活跃期停滞;如宫缩欠佳,宫口停止扩张≥6h 可诊断活跃期停滞。活跃期停滞可作为剖宫产的指征。

(2)第二产程:第二产程延长的诊断标准:①对于初产妇,如行硬脊膜外阻滞,第二产程超过 4h,产程无进展(包括胎头下降、旋转)可诊断第二产程延长;如无硬脊膜外阻滞,第二产程超过 3h,产程无进展可诊断。②对于经产妇,如行硬脊膜外阻滞,第二产程超过 3h,产程无进展(包括胎头下降、旋转)可诊断第二产程延长;如无硬脊膜外阻滞,第二产程超过 2h,产程无进展则可以诊断。

【临床特殊情况的思考和建议】

1.潜伏期与活跃期的界限

活跃期是指从宫口扩张 3～10cm。目前国际上倾向于将宫口扩张 4cm 作为活跃期的起点,且不主张在 6cm 前过多干预产程。

2.水中分娩

水中分娩在国外已有二百余年历史,1805 年法国的 Embr 最早使用这项技术。20 世纪60 年代苏联尤戈·谢柯夫斯基开始进行水中分娩试验。20 世纪 80 年代后期,美国妇产科医生迈克尔·罗森彻尔在美国开始首家水中分娩中心。目前,英国超过半数的分娩中心设有分娩专用的水池。2003 年上海市开展中国首例水中分娩。国外水中分娩几乎包括所有能够阴道分娩者,我国开展时间较短,为确保母婴安全,适应证相对较少,禁忌证相对较多。

(1)对母儿的好处:①传统观点认为在水中分娩,由于水的浮力作用,使阴道内外的压力差变小,会阴组织逐渐扩张,容受性增加,从而减少会阴裂伤。但目前的研究结果缺乏足够证据证明水中分娩可以减少或增加会阴裂伤的发生率。②在水中便于孕妇休息和翻身,采取不同体位使盆底肌肉放松,促进宫颈扩张,从而缩短产程。但国外某些研究显示水中分娩第一产程缩短,第二、三产程比较时间略短,无统计学意义。我国学者研究报道,水中分娩与传统分娩产程时间相比,总产程无显著差别,第一产程较短,第二产程较长。③水中分娩具有产时镇痛的作用,减少了麻醉药物、镇痛药物以及催产素的应用。④水中分娩提高了产妇对分娩的满意度、对宫缩的应对技巧以及自尊。⑤有理论指出水中分娩给新生儿提供了与在母体内相似的环境,是最理想的出生环境。

(2)国外研究对水中分娩的风险进行了总结主要有:①感染:包括风疹病毒、乙型肝炎、丙型肝炎以及艾滋病感染;②产后出血:水中分娩的产后出血量难以估计准确,并且产后出血与会阴损伤程度关系密切,水中分娩对产后出血的影响还有待进一步的研究;③会阴裂伤;④胎儿心动过速;⑤脐带断裂:有报道水中分娩新生儿因娩后被快速牵拉出水面而造成脐带断裂者;⑥感染;⑦肺部水吸入;⑧溺水。另外水中分娩时,如母儿发生意外,出水送至病床抢救可能会延误治疗时机。

3.交叉型产程图与伴行型产程图

产程图是各种分娩因素相互作用过程总的表现。通过观察,描绘产程进展的情况,可体现产程进展是否顺利,亦可借以估计分娩预后。曲线的形式有两种,一种为交叉型,其画法是宫颈扩张曲线自左向右,从下向上,先露下降曲线也自左而右,但从上向下,两条曲线于产程中期(宫口开大 4～5cm)交叉,然后各自分离,直到胎儿娩出。若两线交叉点有变异或不交叉,提示产程异常。另一种为伴行型,宫颈扩张曲线及先露下降曲线走向一致,均自左向右,从下向上,可反映分娩活动中宫颈扩张伴随先露不同程度下降的一般规律,即宫颈扩张越大,先露下降越低。伴行曲线便于对比,发现异常。

第五章　分娩期并发症

第一节　子宫破裂

子宫破裂是指在分娩期或妊娠晚期子宫体部或子宫下段发生破裂，是产科极严重的并发症，直接危及母儿生命，应尽量避免发生。子宫破裂多发生于分娩期，为逐渐发展过程，多数分为先兆子宫破裂和子宫破裂。按破裂程度分为完全破裂和不完全破裂。

【主诉】

产妇下腹部剧痛难忍、烦躁不安、阴道少量出血。

【临床特点】

(一)主要症状

1.先兆子宫破裂

先兆子宫破裂表现为下腹压痛、胎心改变、血尿出现、病理缩复环形成为四大主要表现。

2.子宫破裂

(1)不完全破裂：缺乏先兆破裂症状，仅在不全破裂处有明显压痛。

(2)完全破裂：下腹有撕裂样剧痛，子宫收缩停止或消失，腹痛稍缓和后出现全腹持续性疼痛。

(二)次要症状

1.先兆子宫破裂

(1)产妇烦躁不安和下腹疼痛，排尿困难、血尿及少量阴道出血。

(2)检查产妇心率、呼吸加快，子宫收缩频繁，子宫下段拒按，出现病理性缩复环，并逐渐上移。

(3)胎动频繁，胎心加快或减慢，胎心监护出现重度变异或晚期减速。

2.子宫破裂

发生子宫破裂时产妇面色苍白，呼吸紧迫，脉细快，血压下降。全腹压痛、反跳痛，腹壁下可扪及胎体，胎心、胎动消失。阴道检查有鲜血流出，胎先露部升高，宫口缩小。部分产妇可触及宫颈及子宫下段裂口。

(三)体征

1.先兆子宫破裂

检查发现子宫下段膨隆拒按；菲薄的子宫下段与增厚的子宫体之间出现一凹陷称为病理性缩复环，并逐渐上移，可达脐平或脐上，整个子宫为葫芦形，胎心率改变或听不清。由于胎头压迫,小便常不能自解,导尿可见血尿。

2.子宫破裂

(1)不完全破裂:子宫仍保持原有外形,破裂处压痛明显,并可在腹部一侧触及逐渐增大的血肿。阔韧带血肿亦可向上延伸而成为腹膜后血肿。

(2)完全破裂:全腹有压痛、反跳痛,在腹壁可清楚的触及胎儿肢体,胎心音消失,子宫体外形扪不清,有时在胎体的一侧可扪及缩小的宫体,若出现腹腔内出血多,可出现移动性浊音。阴道检查可发现胎先露上升或消失,宫口缩小,有时可扪及宫颈及子宫下段裂口。

(四)鉴别诊断

1.胎盘早剥

常因其发病急、剧烈疼痛、内出血、休克等症状与子宫破裂症状相似而误诊,但胎盘早剥患者多有妊娠期高血压疾病或慢性高血压等病史。患者多有产前阴道流血;隐性出血时,宫底高度远远大于停经月份,阴道流血量与贫血程度不成正比;子宫板样硬,有压痛,胎位不清,B超检查可见胎盘后血肿;人工破膜有血性羊水。

2.难产并发感染

个别难产病例,经多次阴道镜检查后感染,发生腹痛及腹膜刺激征时与子宫破裂有类似之处。尤其是产程长、子宫下段菲薄,双合诊检查手指相触,犹如只隔腹壁,容易误诊为子宫破裂。然而此类病例宫颈口不会回缩,胎儿先露不会上升,子宫不会缩小,更触不到位于腹腔内的胎体。

3.妊娠合并急性阑尾炎

当阑尾炎穿孔出现剧烈腹痛时也可与子宫破裂相似,但急性阑尾炎多有转移性右下腹痛,常伴有高热,血白细胞及中性粒细胞明显升高,多无内出血症状。行B超检查有助于明确诊断。

【辅助检查】

(一)首要检查

1.宫体触诊

有固定的压痛点。

2.腹部触诊

腹壁下可扪及胎体。

(二)次要检查

1.胎心

胎心加快、减慢或消失。

2.阴道检查

胎先露上升,宫口缩小,有时可扪及宫颈及子宫下段裂口。

3.B超检查

协助确定子宫破口部位及胎儿与子宫关系。

(三)检查注意事项

1.先兆子宫破裂

先兆子宫破裂常见于产程长、有梗阻性难产因素的产妇。宫体触诊可有固定的压痛点,出现病理性缩复环。孕妇心率、呼吸加快,胎儿胎动频繁,胎心加快或减慢,出现血尿。

2.不完全破裂

不完全破裂多见于子宫下段剖宫产切口瘢痕破裂,常缺乏先兆破裂症状,仅在不全破裂处有明显压痛,腹痛等急性破裂症状及体征不明显。若子宫肌层破裂口累及两侧子宫血管可导致急性大出血或形成阔韧带内血肿。查体可扪及子宫一侧包块,压痛常伴胎心变化。若为子宫体部切口瘢痕破裂,其先兆破裂征象可不明显,破裂后仅出现疼痛加重。

3.完全破裂

继先兆子宫破裂症状后,产妇可感下腹撕裂样剧痛,子宫收缩停止或消失。全腹压痛、反跳痛,腹壁下可清楚扪及胎体,子宫位于侧方,胎心、胎动消失。阴道检查发现有鲜血流出,胎先露部升高或消失,口缩小。部分产妇可扪及宫颈及子宫下段裂口。

【治疗要点】

(一)治疗原则

治疗原则为早诊断、早手术、早输血。

(二)具体治疗方法

1.术前准备

明确为先兆子宫破裂,立即哌替啶100mg,肌内注射,或静脉全身麻醉,尽快行剖宫产,并做好抢救新生儿的准备。

2.手术治疗

子宫已破裂者,胎儿多已死亡。手术应根据破裂时间长短,子宫裂口整齐与否,有无感染,以及当时当地条件,决定行修补术,次全子宫或全子宫切除术。破口整齐,时间短,无感染及全身情况差者行修补术;破口大,不整齐,有感染者行子宫次全切;破口大,裂伤超过宫颈者行子宫全切。

3.术后治疗

术后采用大量广谱抗生素治疗。

4.严重休克者

严重休克者应就地抢救,需转院者,应输血、输液,包扎腹部后方可转送。

(三)治疗注意事项

1.重视子宫破裂的高危因素,加强对残角子宫破裂的认识

对有子宫手术的高危妊娠,要加强监护,并可通过B超了解子宫伤口的愈合情况,认真评估其自然分娩的可能性和风险,告知患者和其家属有关子宫破裂的早期表现,提前住院待产,以便早期诊断和及时治疗。对于停经12周左右,子宫与孕月不符或子宫旁扪及包块与停经月份相符者,应高度警惕残角子宫的可能。常规行B超检查,必要时行腹腔镜检查明确诊断。

2.注意子宫破裂的早期临床表现

对妊娠合并腹痛的患者要警惕子宫破裂的可能,尤其有子宫手术史者。切不可一味地认为正常的子宫收缩痛或简单地用其他疾病来解释,而忽略子宫破裂的可能。注意观察患者有无出现子宫强直性收缩、病理性缩复环、血尿、烦躁不安等先兆子宫破裂的症状。

3.合理使用缩宫素

严格掌握引产、助产的适应证和禁忌证。

第二节　脐带异常

脐带是胎儿与母体进行物质和气体交换的唯一通道。脐带异常可使胎儿血供受限或受阻,导致胎儿窘迫、甚至胎儿死亡。

一、脐带长度异常

脐带正常长度为 30～70cm,平均长度为 55cm。

(一)脐带过短

脐带的安全长度须超过从胎盘附着处达母体外阴的距离。若胎盘附着于宫底,脐带长度至少 32cm 方能正常分娩,故认为脐带短于 30cm 称为脐带过短,发生率 1%。脐带过短分娩前常无临床征象,临产后可因胎先露部下降受阻,脐带被牵拉过紧致使胎儿血循环受阻,缺氧而出现胎心率异常;可导致胎盘早剥,脐带断裂,甚至子宫内翻;引起产程延长,以第二产程延长多见。若临产后怀疑脐带过短,应改变体位并吸氧,胎心无改善应尽快行剖宫产术。

(二)脐带过长

脐带过长指脐带长度超过 70cm。脐带过长容易引起脐带打结、缠绕、脱垂及受压。

二、脐带缠绕

脐带围绕胎儿颈部、四肢或躯干者,称为脐带缠绕,是常见的脐带并发症,发生率为13%～20%。约 90% 为脐带绕颈,以绕颈 1 周者居多,绕颈 3 周以上罕见。

其发生原因和脐带过长、胎儿过小、羊水过多及胎动过频等有关。

对胎儿的影响与脐带缠绕松紧、缠绕周数及脐带长短有关。脐带绕颈 1 周需脐带 20cm左右,因此脐带长度正常者绕颈 1 周对胎儿的影响并不大。

脐带缠绕的临床特点有:

1.胎先露部下降受阻

由于脐带缠绕使脐带相对变短,影响胎先露下降,导致产程延长或产程停滞。

2.胎儿窘迫

当缠绕周数过多、过紧时或胎先露下降时,脐带受到牵拉,可使胎儿血循环受阻,导致胎儿窘迫,甚至胎死宫内。

3.电子胎心监护

出现频繁的变异减速。

4.彩色多普勒超声检查

彩色多普勒超声检查可在胎儿颈部发现脐带血流信号。

5.B 型超声检查

脐带缠绕处的皮肤有明显的压迹,脐带缠绕 1 周者皮肤为 U 形压迹;脐带缠绕 2 周者,皮肤为 W 形压迹;脐带缠绕 3 周或 3 周以上,皮肤压迹为锯齿状。

当产程中出现上述情况,应高度警惕脐带缠绕,尤其当胎心监护出现异常,经吸氧、改变体位不能缓解时,应及时终止妊娠。临产前 B 型超声诊断脐带缠绕,应在分娩过程中加强监护,一旦出现胎儿窘迫,及时处理。

三、脐带打结

脐带打结分为假结和真结两种。脐带假结是指脐静脉较脐动脉长,形成迂曲似结或由于脐血管较脐带长,血管卷曲似结。假结一般不影响胎儿血液循环,对胎儿影响不大。脐带真结是由于脐带缠绕胎体,随后胎儿又穿过脐带套环而成真结。脐带真结较少见,发生率0.4%～1.1%。真结一旦影响胎儿血液循环,妊娠期可导致胎儿生长受限,真结过紧可造成胎儿血循环受阻,严重者导致胎死宫内,多数在分娩后确诊。

四、脐带扭转

胎儿活动可使脐带顺其纵轴扭转呈螺旋状,生理性扭转可达 6～11 周。若脐带过度扭转呈绳索样,使胎儿血循环受阻,造成胎儿缺氧,严重者可致胎儿血循环中断,导致胎死宫内。

五、脐带附着异常

(一)脐带边缘性附着
指脐带附着在胎盘边缘者,因其形状似球拍,故又称为球拍状胎盘。在分娩过程中,脐带边缘性附着一般不影响胎儿血液循环。多在产后胎盘检查时才被发现。

(二)脐带帆状附着
指脐带附着于胎膜上,脐带血管通过羊膜与绒毛膜之间进入胎盘。附着在胎膜上的脐带血管位置高于胎儿先露部,一般对胎儿无影响。如附着在胎膜的脐带血管跨过宫颈内口,位于先露部前方时,称为前置血管。前置血管受胎先露压迫,可导致胎儿窘迫或死亡。分娩过程中,如前置血管破裂,胎儿血液外流,出血量达 200～300mL 时,可发生胎儿死亡。前置血管破裂表现为胎膜破裂时有血液随羊水流出,伴胎心率异常或消失,胎儿死亡。取血检查见有核红细胞或幼红细胞及胎儿血红蛋白可确诊。

六、脐带先露和脐带脱垂

胎膜未破时脐带位于胎先露部前方或一侧称为脐带先露,也称隐性脐带脱垂。胎膜破裂后,脐带脱出于宫颈口外,降至阴道甚至外阴,称为脐带脱垂。脐带脱垂发生率约为 1/300 次分娩,是导致胎儿窘迫、新生儿窒息、死胎及死产的重要原因之一。

【病因】
脐带脱垂容易发生在胎先露部不能衔接时,常见原因有:①胎位异常,因胎先露与骨盆入口之间有间隙使脐带滑落,多见于臀先露、肩先露和枕后位等;②胎头高浮或头盆不称,使胎头与骨盆入口间存在较大间隙;③胎儿较小或多胎妊娠第二胎儿娩出前;④羊水过多、羊膜腔内压力过高,破膜时脐带随羊水冲出;⑤脐带过长。

【诊断】

有脐带脱垂危险因素存在时,应警惕脐带脱垂的可能。若胎膜未破,于胎动、宫缩后胎心率突然减速,改变体位、上推胎先露部及抬高臀部后迅速恢复者,应考虑有脐带先露的可能。彩色多普勒超声检查在胎先露部一侧或其下方找到脐血流声像图即可确诊。胎膜已破者一旦胎心率出现异常,应行阴道检查,如在胎先露旁或胎先露下方以及阴道内触及脐带者,即可确诊。检查时应动作轻柔迅速,以免延误处理时间及加重脐血管受压。

【处理】

1.脐带脱垂

一旦发现脐带脱垂,胎心尚好,胎儿存活着,应争取尽快娩出胎儿并做好新生儿窒息的抢救准备。

(1)宫口开全,胎头已入盆,应根据不同胎位行产钳术、胎头吸引术或臀牵引术等阴道手术助产。阴道助产有困难则行剖宫产术。

(2)若宫颈未开全,应立即就地行剖宫产术。在准备期间,产妇应取头低臀高位,必要时用手将胎先露推至骨盆入口以上,以减轻脐带受压。在准备手术时,必须抬高产妇臀部,以防脐带进一步脱出。检查者的手保持在阴道内,将胎儿先露上推,避免脐带受压。

(3)若宫口未开全又无立即剖宫产条件者,可采用脐带还纳术,但施术困难,成功率不高,已少用。

2.脐带先露

经产妇、胎膜未破、宫缩良好者,取头低臀高位,由于重力作用使胎先露退出盆腔,可减轻脐带受压,脐带也可能退回。密切观察胎心率,等待胎头衔接,宫口逐渐扩张,胎心仍保持良好者,可经阴道分娩。否则应进行剖宫产终止妊娠。

【预防】

1.做好妊娠期保健,有胎位异常者及时纠正,如纠正有困难,或骨盆狭窄者应提前住院,及早确定分娩方式。

2.临产后胎先露未入盆或胎位异常者,应卧床休息,少做肛查或阴道检查,检查的动作要轻柔,以防胎膜破裂。一旦胎膜破裂,应立即听胎心,出现胎心率异常者立即做阴道检查。

3.胎头未入盆而需行人工破膜者,应在宫缩间歇时行高位破膜,缓慢放出羊水以防脐带被羊水冲出。

七、脐带病变

(一)单脐动脉(SUA)

人类正常脐带有两条脐动脉和一条脐静脉。如脐带中只有一条脐动脉,称为单脐动脉。单脐动脉的发生有两种学说:一种学说认为,是先天性未发育,从胚胎发育开始就只有一支脐动脉;另一种学说是胚胎开始发育时存在两支脐动脉,但在以后的发育过程中,一支脐动脉继发性萎缩而逐渐消失。

单脐动脉的发生率文献报道差异很大，在单胎妊娠中发生率约为1%，在双胎中约为5%。1986年某学者报道连续检查1018例脐带，距新生儿脐轮3cm处取材，作肉眼和显微镜观察，发现SUA 6例，发生率为0.59%，其中3例为FGR。后又于2001年报道对410例死亡围生儿尸检与胎盘病理检查，发现SUA 16例，发生率为3.9%；说明FGR的发生与SUA有关。由于脐动脉在将进入胎盘前，可有吻合支(Hyrtl吻合支)或融合成一支主干后再分成两支，故取材部位过低，即在距胎儿面3cm以内，可能作出SUA的误诊。SUA在白人中的发生率较黑人者高。妊娠合并糖尿病、高胎产次、羊水过多或过少及双胎妊娠中SUA的发生率均增高。

单脐动脉对胎儿有一定影响，常与胎儿畸形共存，其发生率约在30%。SUA新生儿的平均体重较轻，且SUA在低体重儿中的发生率也较正常体重儿高。导致低体重儿发生率增高的原因，可能是胎盘部分面积萎缩，回流血量减少，使胎儿发育不良。由于SUA死亡率高，常伴发胎儿畸形及FGR，故在产前检查时，常规应用B超检测脐动脉，及时作出诊断，提高围生期诊疗质量。有的SUA婴儿可能是完全正常者，而有的SUA婴儿可能有畸形，故对SUA外观正常的新生儿除作B超等无损伤性检查，观察有无肾脏等畸形外，无须行其他创伤性检查。

（二）脐带囊肿

脐带囊肿发生率为3%，可位于脐带的任何部分，分为真性囊肿和假性囊肿。假性囊肿为华通胶液化，无上皮包膜，常见于脐带的胎儿端。真性囊肿为胚胎期卵黄囊或尿囊的遗迹，有上皮性包膜，常在妊娠早期吸收。残留物衍化的囊肿一般均很小，没有特殊临床意义，偶有达鸡蛋大小，则可压迫脐带血管。来源卵黄囊的囊肿，与尿囊管残留相比，前者有肌层、上皮可分泌黏液，且可成对，周围往往有小的卵黄囊血管网；而残留的尿囊管大小不一，可有或无管腔、无上皮或有扁平、立方上皮，偶为移行上皮，无平滑肌。肠系膜管连接胎儿回肠和卵黄囊，当原肠旋转并退回到腹腔时，肠系膜管萎缩，一般在妊娠第7周到第16周内完全萎缩，Jones等观察在第10周萎缩。若未完全萎缩退化，则残留在胎儿体内形成回肠的Meckel憩室；残留于脐带内者一般均为小管状，罕见较大的残留管，残留管内可有肝、胰、胃及小肠。扩张的肠系膜管残留还可伴有小肠闭锁，故在钳夹粗大脐带时，应注意此种异常情况。羊膜上皮包涵囊肿很罕见、囊肿多很小、囊内被覆羊膜上皮。

（三）脐带血肿

脐带血肿指脐带血管内的血液流出到周围的华通胶内。常发生于脐带近胎儿端，发生率为1/13 000～1/5000次分娩。发生原因为：

1.脐动脉肌层或脐静脉弹力纤维发育不良，导致血管破裂。

2.脐带扭转、过短、脱垂，在分娩时被牵拉。

3.脐血管黏液或脂肪变，或华通胶缺乏，脐血管保护缺乏。脐带血肿易引起胎儿窘迫，围生儿死亡率高达50%。

（四）脐带肿瘤

脐带肿瘤极罕见，多为脐带血管上皮性肿瘤。包括畸胎瘤、血管瘤、黏液瘤等，可发生于脐带任何部位，多发生于脐带的胎盘端。增大的肿瘤压迫脐带血管，影响胎儿血供，可导致胎儿死亡。

(五)脐血管血栓

脐血管血栓较少见,可发生于孕早期而导致 SUA,多发生于近足月妊娠时。脐血管血栓在分娩中的发生率为1/1300,在围生儿尸检中为 1/1000,在高危妊娠中的发生率为 1/250。血栓形成多因脐带受压,脐带帆状附着、在胎膜上行走的血管缺乏华通胶的保护、更易受压;脐带严重感染导致附壁血栓形成;脐带静脉曲张或脐带扭曲、打结;经脐带内输血和血肿引起。脐血管血栓可破裂;栓子可进入胎儿或胎盘导致梗死,甚至血栓广泛使循环受到影响导致胎儿死亡,Wolf 等报道产前引起胎儿心肌梗死;栓子还可引起胎儿截肢或由于 DIC 而广泛出血。围生儿死亡率很高,也可能是造成脑瘫的原因。值得注意的是,脐血管血栓形成可能是由于其他原因引起胎儿死亡后的继发性变化,而不是胎儿直接致死的原因。孕妇发生 DIC 或缺乏 C 蛋白、S 蛋白者,其胎盘血管中亦会有血栓形成;常伴发脐带炎和(或)绒毛膜羊膜炎。

(六)脐带水肿

Scott 等报道水肿的脐带中水分含量可达 93.5%,而起皱的脐带中水分含量 89.2%。随着妊娠的进展羊水量逐渐减少,脐带中的水分亦相应地减少。10%的新生儿脐带有水肿,早产儿中较多,这种单纯的脐带水肿对胎儿无甚影响。不过,脐带水肿往往是胎儿水肿的合并症,此种情况常见于母胎 Rh 或 ABO 血型不合、HbBart 胎儿水肿综合征、母亲有糖尿病、早产和浸软胎儿。在肉眼观察水肿的脐带增粗、反光增强,显微镜观察水肿液呈弥漫性或局限性分布,华通胶内有大小不等的空泡,并可伴有炎症细胞浸润及血栓形成;而浸软胎儿脐带常伴有轻度水肿和着色。

(七)无盘绕脐血管

由于脐静脉较脐动脉长,脐血管又比脐带长,故在脐带华通胶质中,不仅脐静脉围绕脐动脉,且脐血管还呈弯曲、迂回状。若脐血管直,与整个脐带平行则为无盘绕脐血管。Strong 等观察 894 例胎儿,其中 38 例(4.3%)胎儿为无盘绕脐血管。无盘绕脐血管组胎儿窘迫、产时胎心反复减缓、早产、死胎、因胎儿窘迫而行剖宫产、羊水胎粪污染、核型异常等均显著高于脐血管有盘绕组。文献报道无盘绕脐血管的胎儿宫内死亡率达 10%,故产儿病率及死亡率增高的原因可能是这种脐血管的结构对外来压力的抗压强度减弱有关。产前可经超声检查辅助诊断。

八、无脐带

无脐带极罕见。此种发育异常导致胎盘直接与胎儿腹壁相连,合并内脏外翻(无脐带综合征),是一种致死性畸形。在胚胎发育过程中,当胚盘经周围合拢转变为圆柱胚时,胚胎体部闭合,体蒂(即脐带的前身)形成,胚内体腔(腹腔)与胚外体腔(绒毛膜腔)分开,与此同时,羊膜生长迅速将胎儿包于其中,绒毛膜腔闭合,并包围了脐带。由于胚盘合拢失败、体蒂发育异常,常伴有多种先天性缺陷。

第三节　下生殖道损伤

胎儿经阴道分娩时可发生阴道、宫颈、会阴及其深部的裂伤和血肿,多发生在协助胎儿娩出所采用的各种阴道助产手术过程如产钳术、胎头吸引术、臀位牵引术及助产术及内倒转术、会阴切开术等。实施者未能正确的掌握各种手术的指征及操作方法是根本原因。

【分类及临床表现】

1.会阴撕裂

除浅表的Ⅰ度撕裂外,往往发生累及盆底组织的深Ⅱ度撕裂,有时还发生肛门括约肌断裂的会阴Ⅲ度撕裂,最严重的是肛门括约肌撕裂后,撕裂继续向上延伸使直肠亦发生裂伤,此种裂伤也有人称为会阴Ⅳ度裂伤。会阴部裂伤常与阴道撕裂共存。会阴裂伤的发生与接生时保护会阴的技术有关,除此也和阴道助产时会阴切开过小,或错误地选择会阴正中切开有关。当然也和助产技术例如产钳牵引时未按产道轴的方向而行暴力牵引、产钳牵引速度过快等有关。

2.阴道撕裂

阴道撕裂包括表浅的黏膜裂伤至深而累及大面积的阴道壁或盆底组织裂伤。常见的会阴侧切部位的顶点向上纵形裂伤,甚至可以延伸至阴道顶端,其深度亦各有不同,个别深度裂伤可达耻骨下支,有时可有数个裂口直到穹隆。阴道裂伤亦可以向外阴延伸,甚至累及小阴唇或尿道旁组织。形成阴道裂伤的主要原因与前者相仿,胎儿过大,急产,但产钳使用不当是重要原因。胎头旋转不完全而产钳勉强交合,牵引时又未按产道轴方向,以致未以最小的径线通过产道;中、高位的产钳则可能造成更大伤害。

3.宫颈撕裂

宫颈撕裂一般是纵形裂伤,撕裂常在顺时针方向三点或九点,撕裂有时可深达穹隆部。子宫颈环形撕裂较少见,环形撕裂是指子宫颈的上唇或下唇的内面因暴力而发生环形撕裂和翻出。宫颈撕裂常发生在胎儿过大、急产、宫口未开全而强行作产钳或对臀位牵引术的后出头处理用暴力牵拉所致。如撕裂过大、过深或累及血管均可导致大量出血。

4.血肿

当胎儿整个身体中径线最大而可变性较小的胎头通过阴道时,阴道的周径明显增加,尽管妊娠期产妇阴道充血、柔软,但在难产而需助产时产程的延长,手术的干扰,有时产妇还伴有妊娠高血压综合征,以致阴道黏膜下组织过分牵引而撕裂、出血而形成外阴及阴道血肿。有时因阴道或会阴撕裂的缝合不当,当有无效腔并尚有腔内出血而形成血肿,其范围可不断扩大,当在阴道深部形成大的血肿,在处理上是十分棘手的。另外需要注意的是在妊娠高血压疾病的情况下,外阴、阴道甚至阔韧带内可以有自发性血肿有时血肿巨大,除腹部可隐约扪及血肿外,子宫可被推向一侧;产后的自发性腹膜后血肿较为罕见,患者在产后出血不多的情况下,红细胞及血红蛋白下降明显,下腹部有深压痛而无反跳痛。患者可有发热可以高达39℃,而常是在38℃上下徘徊,B超可见腹膜后有液性暗区。

5.膀胱破裂

阴道壁以及相邻的膀胱弹性均较大,如在术前常规导尿,则在阴道的一般助产术时不易发生破裂,但如因横位行断头术,胎儿颈部锐利的骨片或术者手持的器械位置不当均可刺破阴道前壁及膀胱而发生破裂。

以上各种损伤都可导致出血,特别是妊娠期盆底组织血供丰富,静脉丛众多,如损伤严重,可发生大量出血。

【预防】

1.熟悉阴道分娩及各种阴道助产术的适应证及禁忌证

这是防止各种下生殖道裂伤及血肿的首要条件。例如宫颈口未开全,禁止用产钳术;又例如使用目前产钳术中已摒弃不用的高位产钳术,如胎头位置明显高于坐骨棘而产程延长仍使用高位产钳助产则是一种冒险行为,是错误的。

2.在术前熟悉并了解产妇的全身及产科情况

(1)产妇有无妊娠合并症及并发症以及严重程度,以便作出分娩方式的选择及术前准备。

(2)应了解产妇的骨盆外测量、宫底高度、胎儿大小(估计)等项有关数据,并了解阴道检查、胎位、胎先露高低等项的有关情况,对巨大胎儿应估计到发生肩难产的可能性。如有明显的头盆不称,则应以剖宫产终止妊娠。

(3)对产妇阴道助产的麻醉作出最佳选择。

(4)根据产妇情况,作好输血、输液准备。

(5)阴道助产在术前均应导尿使膀胱排空,避免术时损伤膀胱。

(6)阴道分娩特别是手术助产后常规检查宫颈、阴道、外阴及会阴部情况,有无撕裂、血肿等,检查应仔细、完全,因阴道损伤常是复合性的,如阴道裂伤可和会阴Ⅲ度裂伤同时存在,故不应遗漏。

【治疗】

阴道、宫颈、会阴及其深部的损伤部往往较深,当行手术修补时,首先要有良好的照明;其次,应根据手术范围,采用恰当的麻醉,在达到满意的镇痛后才能有良好的暴露;最后,是有经验的助手协助暴露损伤部位。修补时应注意周围解剖结构,术时尽量恢复其原有的结构解剖,不留无效腔,但缝合不可过紧,以免组织坏死。

1.会阴裂伤处理

会阴裂伤按其裂伤程度分为三度已在前述。新鲜的裂伤如注意消毒、止血,正确辨认其解剖组织并及时、正确修补缝合,即使会阴Ⅲ度裂伤的修补成功率亦达 99%。修补前凡是有明显出血点先予以缝扎止血,然后局部以生理盐水冲洗干净后,浅表裂伤可以用丝线对合缝合,以后拆线;亦可用肠线皮内缝合。对Ⅱ度裂伤,特别是深Ⅱ度裂伤对损伤的组织按其解剖关系对端缝合,因会阴裂伤有时与阴道裂伤并存,在缝合时注意不留无效腔。

对会阴Ⅲ度裂伤的缝合,最好先用含甲硝唑的溶液将会阴部冲洗干净,如伴有阴道撕裂,先分离直肠阴道壁,用鼠齿钳提拉撕裂顶端上缘 0.5cm 处,用有齿钳提起阴道壁,以剪刀分离阴道壁及直肠其下端应至肛门处,侧缘以能暴露两侧的直肠壁 0.5~0.8cm 为度,以肠线间断缝合直肠壁,缝合时最好不穿过直肠黏膜,缝合至肛门,然后以两把鼠齿钳分别在肛门括约肌断裂处夹住括约肌断端,并向中间牵引,如可以合并并呈环形,令产妇作缩肛时,可见到或感到其收缩,即证实肛门括约肌无误,然后以粗丝线对两侧括约肌断端作 8 字缝合两针,再将会阴后联合下两侧撕裂组织对端缝合,最后以 0 号肠线间断缝合阴道壁,并缝合会阴部皮肤。

术后给予无渣半流质饮食三天,并服鸦片酊以抑制排便,外阴部每天用 1:1000 苯扎溴铵溶液轻轻拭洗,术后第四天开始每天口服 30mL 麻油,以利其排便。

2.阴道裂伤的处理

浅层的阴道撕裂伤处理较容易,即对损伤处予以止血修补。但严重的阴道撕裂伤处理比较复杂。如裂伤部位较深、出血多,往往难以辨认动脉或静脉的出血,故一般在恰当的暴露下迅速做大的 8 字缝合结扎以达到迅速止血的目的。止血后仔细寻找并辨明阴道撕裂部的顶端,对裂伤缝合的高度应超过裂伤顶端的 0.5cm 左右,以免漏缝较高部位的血管而发生血肿;对裂伤阴道表层缝合以间断法较好,对裂伤面积大、出血多的部位缝合后应留置橡皮片以利引流,避免再次发生血肿。对此类较大的裂伤在缝合后局部衬以纱布再用手指加压 10~20 分钟亦有助于避免再次发生出血或血肿。

对裂伤范围大而且有较多的弥漫性出血难以缝合者,则局部以大纱布填塞加压止血为好,在裂伤部位相对应的一侧可令助手向下加压,在两个合力作用下,可达到止血效果,纱条则可在 24~48 小时内取出。这种方法虽然很少用,但在紧急状况下还是行之有效的;纱条取出后一般不再出血,如无感染,裂伤部生长迅速,一般在 2~3 周内即可愈合。

3.宫颈裂伤的处理

纵形宫颈裂伤一般采用缝合方法修补。在阴道充分暴露后,对撕裂整齐的两侧撕裂面的下端用卵圆钳夹住,轻轻向下并列牵引,缝合自最下端开始,缝合第一针后,以缝合线轻轻向下牵引并撤去卵圆钳,每隔 0.8cm 左右向下缝合数针直至完全缝合为止并剪去多余缝线。

横行宫颈裂伤少见,但处理比较困难,因裂伤的组织外翻,裂伤部的上端无法窥见,所以无法缝合,必须用纱条填塞法,即将翻出的裂伤的组织回纳后,迅速将纱条填塞阴道顶端及中端,同时用手在阴道内加压。助手则在腹部将产后的子宫向下推压,在两者的合力下达到止血的目的,术时注意应用子宫收缩剂,并及时排空膀胱,腹部及阴道压迫 20 分钟后,可以用沙袋加压于子宫底部并以腹带固定以代替手加压,纱条可在 48 小时轻轻抽出,如无感染,一般止血可以成功,裂伤部可以迅速愈合,但需注意在短期内不可做阴道检查。

4.产科血肿的处理

外阴小血肿可以局部加压,如血肿不长大,会逐渐被吸收,对迅速增大的血肿应切开血肿,取出血块及积血,如能找到出血点,予以结扎止血,可将血肿腔缝合,短时间内不出血亦无渗血,可不置皮片引流,然后缝合外阴皮肤。但仍用纱布加压于术部以防止再出血,但切开血肿找不到明确出血点者缝合后留置皮片引流为宜。

一般而言,阴道血肿处理比较困难,因阴道侧壁组织松弛,血肿不长到一定体积而发生压迫症状是难以发现的,特别是位于阴道中、上端的血肿。有些血肿可以继发于阴道裂伤的顶端因修补关闭的阴道顶端有小的血管未被缝扎而致。因此处理阴道血肿,特别是深部阴道血肿时应冷静考虑对策。对大的血肿显然不可能用压迫止血的方法来解决,而必须在满意的麻醉下(如硬膜外)下切开血肿,取出血块及积血,以良好的照明看清出血部位,大针 8 字缝合,余同阴道深裂伤缝合法,但必须自血肿腔向外置引流片,以免再次发生血肿。引流皮片一般在 48

小时内取出。对巨大的血肿,清除血肿和积血后,无法找到出血点,试行缝合后仍有出血、渗血者,不得已时亦可用纱条填塞,如盲目缝合,发生继发性血肿可能性很大,自发性阔韧带血肿,虽然少见,但较为危险,因患者有时可因子痫前期而伴发凝血功能障碍,而阔韧带血肿不断扩大,可以手术探查,可以从血肿侧根据血肿位置作平行于腹股沟斜行切口,自腹膜进入血肿区,取出血块,寻找出血点止血,但往往难于找到出血部位,而常为渗血,故可以用纱布压迫止血,并留置引流,于术后 24 小时至 48 小时取出,一般均能达到止血的目的。如在产后发现自发性腹膜后血肿,往往已在产后一两日,如无进行性贫血并发继发性感染可以保守治疗,如输血以抗生素预防感染,待血肿自行吸收,不必手术,其体温可逐渐下降至正常,一般情况亦日益改善。

5.膀胱破裂的处理

在横位断头术时,胎体、胎头及胎盘娩出后应检查阴道壁有无损伤,如有阴道前壁损伤,直通膀胱,一般为骨片划伤,此种穿透伤其切缘整齐,故立即修补后预后良好,但需留置导尿管10 天,导尿管应保持通畅。

以上的阴道助产术并发症均可伴发多量出血,应根据产妇具体情况予以补液、输血,术后常规予以抗生素。

第四节　产后出血

一、产后出血

产后出血是指胎儿娩出后 24h 内,阴道分娩者出血量≥500mL、剖宫产分娩者出血量≥1000mL;严重产后出血是指胎儿娩出后 24h 内分娩者出血量≥1000mL。产后出血是分娩期严重的并发症,是产妇四大死亡原因之首。产后出血的发病数占分娩总数的 2%～3%,如果先前有产后出血的病史,再发风险增加 2～3 倍。

每年全世界孕产妇死亡 51.5 万,99% 在发展中国家。因产科出血致死者 13 万,2/3 没有明确的危险因素。产后出血是全球孕产妇死亡的主要原因,更是导致我国孕产妇死亡的首位原因,占死亡原因的 54%。

我国产后出血防治组的调查显示,阴道分娩和剖宫产后 24 小时内平均出血量分别为400mL 和 600mL。当前国外许多学者建议,剖宫产后的失血量超过 1000mL 才定义为产后出血。但在临床上如何测量或估计出血量存在困难,有产科学者提出,临床上估计出血量只是实际出血量的 1/2 或 1/3。因此 Combs 等主张以测定分娩前后血细胞比容来评估产后出血量,若产后血细胞比容减少 10% 以上,或出血后需输血治疗者,定为产后出血。但在急性出血的 1小时内血液常呈浓缩状态,血常规不能反映真实出血情况。

产后出血可导致失血性休克、产褥感染、肾衰竭及继发垂体前叶功能减退等直接危及产妇生命。

【病理机制】

胎盘剥离面的止血是子宫肌纤维的结构特点和血液凝固机制共同决定的。子宫平滑肌分三层内环、外纵、中层多方交织，子宫收缩关闭血管及血窦。妊娠期血液处于高凝状态。子宫收缩的动因来自内源性催产素和前列腺素的释放。细胞内游离钙离子是肌肉兴奋-收缩耦联的活化剂，催产素可以释放和促进钙离子向肌细胞内流动，而前列腺素是钙离子载体，与钙离子形成复合体，将钙离子携带入细胞内。进入肌细胞内的钙离子与肌动蛋白、肌浆蛋白的结合引起子宫收缩与缩复，对宫壁上的血管起压迫止血的作用。同时由于肌肉缩复使血管迂回曲折，血流阻滞，有利于血栓形成，血窦关闭。但是子宫肌纤维收缩后还会放松，因而受压迫的血管可以再度暴露开放并继续出血，因而根本的止血机制是血液凝固。在内源性前列腺素作用下血小板大量聚集，聚集的血小板释放血管活性物质，加强血管收缩，同时亦加强引起黏性变形形成血栓，导致凝血因子的大量释放，进一步发生凝血反应，形成的凝血块可以有效地堵塞胎盘剥离面暴露的血管达到自然止血的目的。因此凡是影响子宫肌纤维强烈收缩，干扰肌纤维之间血管压迫闭塞和导致凝血功能障碍的因素，均可引起产后出血。

【病因】

产后出血的原因依次为子宫收缩乏力、胎盘因素、软产道裂伤及凝血功能障碍。这些因素可互为因果，相互影响。

1.子宫收缩乏力

子宫收缩乏力是产后出血最常见的原因。胎儿娩出后，子宫肌收缩和缩复对肌束间的血管能起到有效的压迫作用。影响子宫肌收缩和缩复功能的因素，均可引起子宫收缩乏力性产后出血。常见因素有：

(1)全身因素：产妇精神极度紧张，对分娩过度恐惧，尤其对阴道分娩缺乏足够信心，临产后过多使用镇静剂、麻醉剂或子宫收缩抑制剂，合并慢性全身性疾病，体质虚弱等均可引起子宫收缩乏力。

(2)产科因素：产程延长、产妇体力消耗过多，或产程过快，可引起子宫收缩乏力。前置胎盘、胎盘早剥、妊娠期高血压疾病、严重贫血、宫腔感染等产科并发症及合并症可使子宫肌层水肿或渗血引起子宫收缩乏力。

(3)子宫因素：子宫肌纤维发育不良，如子宫畸形或子宫肌瘤；子宫纤维过度伸展，如巨大胎儿、多胎妊娠、羊水过多；子宫肌壁受损，如有剖宫产、肌瘤剔除、子宫穿孔等子宫手术史；产次过多、过频可造成子宫肌纤维受损，均可引起子宫收缩乏力。

2.胎盘因素

根据胎盘剥离情况，胎盘因素所致产后出血类型有：

(1)胎盘滞留：胎儿娩出后，胎盘应在 15 分钟内排出体外。若 30 分钟仍不排出，影响胎盘剥离面血窦的关闭，导致产后出血。常见的情况有：①胎盘剥离后，由于宫缩乏力、膀胱膨胀等因素，使胎盘滞留在宫腔内，影响子宫收缩；②胎盘剥离不全：多因在第三产程胎盘完全剥离前过早牵拉脐带或按压子宫，已剥离的部分血窦开放出血不止；③胎盘嵌顿：胎儿娩出后子宫发生局限性环形缩窄及增厚，将已剥离的胎盘嵌顿于宫腔内，多为隐性出血。

(2)胎盘粘连：指胎盘全部或部分粘连于宫壁不能自行剥离。多次人工流产、子宫内膜炎或蜕膜发育不良等是常见原因。若完全粘连,一般不出血;若部分粘连,则部分胎盘剥离面血窦开放而胎盘滞留影响宫缩造成产后出血。

(3)胎盘植入:指胎盘绒毛植入子宫肌层。部分植入血窦开放,出血不易止住。

(4)胎盘胎膜残留:多为部分胎盘小叶或副胎盘残留在宫腔内,有时部分胎膜留在宫腔内也可影响子宫收缩导致产后出血。

3.软产道裂伤

分娩过程中出现软产道裂伤,常与下述因素有关:①外阴组织弹性差;②急产、产力过强、巨大儿;③阴道手术助产操作不规范;④会阴切开缝合时,止血不彻底,宫颈或阴道穹隆的裂伤未能及时发现。

胎儿娩出后,立即出现阴道持续流血,呈鲜红色,检查发现子宫收缩良好,应考虑软产道损伤,需仔细检查软产道。

4.凝血功能障碍

凝血功能障碍见于:①与产科有关的并发症所致,如羊水栓塞、妊娠期高血压疾病、胎盘早剥及死胎均可并发 DIC;②产妇合并血液系统疾病,如原发性血小板减少、再生障碍性贫血等。由于凝血功能障碍,可造成产后切口及子宫血窦难以控制的流血不止,特征为血液不凝。

【临床表现】

产后出血主要表现为阴道流血或伴有失血过多引起的并发症如休克、贫血等。

1.阴道流血

不同原因的产后出血临床表现不同。胎儿娩出后立即出现阴道流血,色鲜红,应先考虑软产道裂伤;胎儿娩出几分钟后开始流血,色较暗,应考虑为胎盘因素;胎盘娩出后出现流血,其主要原因为子宫收缩乏力或胎盘、胎膜残留。若阴道流血呈持续性,且血液不凝,应考虑凝血功能障碍引起的产后出血。如果子宫动脉阴道支断裂可形成阴道血肿,产后阴道流血虽不多,但产妇有严重失血的症状和体征,尤其产妇诉说会阴部疼痛时,应考虑为隐匿性软产道损伤。

2.休克症状

如果阴道流血量多或量虽少、但时间长,产妇可出现休克症状,如头晕、脸色苍白、脉搏细数、血压下降等。

【诊断】

产后出血容易诊断,但临床上目测阴道流血量的估计往往偏少。较客观检测出血量的方法有:

1.称重法

事先称重产包、手术包、敷料包和卫生巾等,产后再称重,前后重量相减所得的结果,换算为失血量毫升数(血液比重为 1.05g/mL)。

2.容积法

容积法指收集产后出血(可用弯盘或专用的产后接血容器),然后用量杯测量出血量。

3.面积法

将血液浸湿的面积按 10cm×10cm 为 10mL 计算。

4.休克指数(SI)

休克指数用于未作失血量收集或外院转诊产妇的失血量估计,为粗略计算。休克指数(SI)=脉率/收缩压。

SI＝0.5,血容量正常。

SI＝1.0,失血量 10％～30％(500～1500mL)。

SI＝1.5,失血量 30％～50％(1500～2500mL)。

SI＝2.0,失血量 50％～70％(2500～3500mL)。

【治疗】

根据阴道流血的时间、数量和胎儿、胎盘娩出的关系,可初步判断造成产后出血的原因,根据病因选择适当的治疗方法。有时产后出血几个原因可互为因果关系。

1.子宫收缩乏力

胎盘娩出后,子宫缩小至脐平或脐下一横指。子宫呈圆球状,质硬。血窦关闭,出血停止。若子宫收缩乏力,宫底升高,子宫质软呈水袋状。子宫收缩乏力有原发性和继发性,有直接原因和间接原因,对于间接原因造成的子宫收缩乏力,应及时去除原因。按摩子宫或用缩宫剂后,子宫变硬,阴道流血量减少,是子宫收缩乏力与其他原因出血的重要鉴别方法。

2.胎盘因素

胎盘在胎儿娩出后 10 分钟内未娩出,并有大量阴道流血,应考虑胎盘因素,如胎盘部分剥离、胎盘粘连、胎盘嵌顿等。胎盘残留是产后出血的常见原因,故胎盘娩出后应仔细检查胎盘、胎膜是否完整。尤其应注意胎盘胎儿面有无断裂血管,警惕副胎盘残留的可能。

3.软产道损伤

胎儿娩出后,立即出现阴道持续流血,应考虑软产道损伤,仔细检查软产道。

(1)宫颈裂伤:产后应仔细检查宫颈,胎盘娩出后,用两把卵圆钳钳夹宫颈并向下牵拉,从宫颈 12 点处起顺时针检查一周。初产妇宫颈两侧(3、9 点处)较易出现裂伤。如裂口不超过1cm,通常无明显活动性出血。有时破裂深至穹隆及动脉分支,可有活动性出血,隐性或显性。有时宫颈裂口可向上延伸至宫体,向两侧延至阴道穹隆及阴道旁组织。

(2)阴道裂伤:检查者用中指、食指压迫会阴切口两侧,仔细查看会阴切口顶端及两侧有无损伤及损伤程度和有无活动性出血。阴道下段前壁裂伤出血活跃。

(3)会阴裂伤:会阴撕裂伤分度标准Ⅰ度系仅会阴皮肤及阴道入口黏膜撕裂;Ⅱ度指撕伤已达会阴体筋膜及肌层,累及阴道后壁黏膜,可至后壁两侧沟向上撕裂,出血较多,解剖结构不易辨认;Ⅲ度指撕裂向下扩展,肛门外扩约肌已撕裂;Ⅳ度指撕裂累计直肠阴道隔,直肠壁及黏膜,直肠肠腔暴露,为最严重的阴道会阴撕伤,但出血量可不多。

4.凝血功能障碍

若产妇有血液系统疾病或由于分娩引起 DIC 等情况,产妇表现为持续性阴道流血,血液不凝,止血困难,同时可出现全身部位出血灶。实验室诊断标准应同时有下列 3 项以上异常:

(1)PLT 进行性下降<$100×10^9$/L,或有 2 项以上血小板活化分子标志物血浆水平升高:①β-TG;②PF_4;③血栓烷 B_2(TXB_2);④P_2 选择素。

(2)血浆纤维蛋白原(Fg)含量<115g/L 或>410g/L,或呈进行性下降。

（3）3P 试验阳性，或血浆 FDP>20mg/L 或血浆 D-D 水平较正常增高 4 倍以上（阳性）。

（4）PT 延长或缩短 3 秒以上，部分活化凝血时间（APTT）延长或缩短 10 秒以上。

（5）AT-Ⅲ：A<60% 或蛋白 C（PC）活性降低。

（6）血浆纤溶酶原抗原（PLG：Ag）<200mg/L。

（7）因子Ⅷ：C 活性<50%。

（8）血浆内皮素-1（ET-1）水平>80ng/L 或凝血酶调节蛋白（TM）较正常增高 2 倍以上。

为了抢救患者生命，DIC 的早期诊断显得尤为重要。如果能在 DIC 前期作出诊断，那么患者的预后会有明显改善。

诊断 DIC 前期的诊断标准为：

（1）存在易致 DIC 的基础疾病。

（2）有下列一项以上临床表现：①皮肤、黏膜栓塞、灶性缺血性坏死、脱落及溃疡形成；②原发病不易解释的微循环障碍，如皮肤苍白、湿冷及发绀等；③不明原因的肺、肾、脑等轻度或可逆性脏器功能障碍；④抗凝治疗有效。

（3）实验室检测有下列三项以上异常：①正常操作条件下，采集血标本易凝固，或 PT 缩短 3 秒以上，APTT 缩短 5 秒以上；②血浆血小板活化产物含量增加：β-TG、PF_4、TXB_2、P_2 选择素；③凝血激活分子标志物含量增加：F_{1+2}、TAT、FPA、SFMC；④抗凝活性降低：AT-Ⅲ：A 降低、PC 活性降低；⑤血管内皮细胞受损分子标志物增高：ET-1 和 TM。

【处理】

产后出血的处理原则为针对原因，迅速止血，补充血容量纠正休克及防治感染。

1.子宫收缩乏力

加强宫缩是最迅速有效的止血方法。具体方法有：

（1）去除引起宫缩乏力的原因：若由于全身因素，则改善全身状态；若为膀胱过度充盈应导尿等。

（2）按摩子宫：助产者一手在腹部按摩宫底（拇指在前，其余四指在后），同时压迫宫底，将宫内积血压出，按摩必须均匀而有节律。如果无效，可用腹部-阴道双手按摩子宫法，即一手握拳置于阴道前穹隆顶住子宫前壁，另一手在腹部按压子宫后壁使宫体前屈，双手相对紧压子宫并作节律性按摩，按压时间以子宫恢复正常收缩为止，按摩时应注意无菌操作。

（3）应用宫缩剂

1）缩宫素：能够选择性的兴奋子宫平滑肌，增加子宫平滑肌的收缩频率及收缩力，有弱的血管加压和抗利尿作用。用药后 3~5 分钟起效，缩宫素半衰期为 10~15 分钟，作用时间 0.5 小时。肌内注射或缓慢静推 10~20U，然后 20U 加入 0.9% 生理盐水或 5% 葡萄糖液 500mL 中静脉滴注。24 小时内用量不超过 40U。宫体、宫颈注射等局部用药法效果则更佳。大剂量使用应注意尿量。卡贝缩宫素（巧特欣），长效缩宫素，九肽类似物，100μg 缓慢静脉推注或肌内注射，与持续静脉滴注缩宫素 16 小时的效果相当。

2）麦角新碱：直接作用于子宫平滑肌，作用强而持久，稍大剂量可引起子宫强直性收缩，对子宫体和宫颈都有兴奋作用，2~5 分钟起效。用法：IM/IV 均可，IV 有较大的副作用，紧急情况下可以使用。0.2~0.4mg IM/IV，必要时每 2~4 小时重复。部分患者用药后可发生恶心、呕吐、出冷汗、面色苍白等反应,有妊娠高血压疾病及心脏病者慎用。

3)米索前列醇:是前列腺素 E₁ 的类似物,口服后能转化成有活性的米索前列醇酸。增加子宫平滑肌的节律收缩作用。5 分钟起效,口服 30 分钟达血药浓度高峰;半衰期 1.5 小时,持续时间长,可有效解决产后 2 小时内出血问题,对子宫的收缩作用强于催产素。给药方法:在胎儿娩出后立即给予米索前列醇 600μg 口服,直肠给药效果更好。

4)卡前列甲酯栓(卡孕栓):即 15-甲基 PGF2α 甲酯,对子宫平滑肌有很强的收缩作用。1mg 直肠给药用于预防产后出血。

5)欣母沛 Hemabate TM:卡前列素氨丁三醇注射液,引发子宫肌群收缩,发挥止血功能,疗效好,止血迅速安全。不良反应轻微。难治性产后出血起始剂量为 250μg 欣母沛无菌溶液(1mL),深层肌内注射。某些特殊的病例,间隔 15 到 90 分钟后重复注射,总量不超过 2000μg(8 支)。对欣母沛无菌溶液过敏的患者、急性盆腔炎的患者、有活动性心肺肾肝疾病的患者忌用。副反应:主要由平滑肌收缩引起,血压升高 5～10mmHg、呕吐、腹泻、哮喘、瞳孔缩小,眼内压升高、发热、脸部潮红。约 20% 的病例有各种不同程度的副反应面一般为暂时性,不久可自行恢复。

6)垂体后叶素:使小动脉及毛细血管收缩,同时有兴奋平滑肌并使其收缩的作用。在剖宫产术中胎盘剥离面顽固出血病例,将垂体后叶素 6U(1mL)加入生理盐水 19mL,在出血部位黏膜下多点注射,每点 1mL,出血一般很快停止,如再有出血可继续注射至出血停止,用此方法 10 分钟之内出血停止未发现副作用。

7)葡萄糖酸钙:钙离子是子宫平滑肌兴奋的必需离子,而且参与人体的凝血过程,静推 10% 葡萄糖酸钙 10mL,使子宫平滑肌对宫缩剂的效应性增强,胎盘附着面出血减少,降低催产素用量。

(4)宫腔填塞:主要有两种方法:填塞纱布或填塞球囊。

剖宫产术中遇到子宫收缩乏力,经按摩子宫和应用宫缩剂加强宫缩效果不佳时;前置胎盘或胎盘粘连导致剥离面出血不止时,直视下填塞宫腔纱条可起到止血效果。但是胎盘娩出后子宫容积比较大,可以容纳较多的纱条,也可以容纳较多的出血,而且纱布填塞不易填紧,且因纱布吸血而发生隐匿性出血。采用特制的长 2m,宽 7～8cm 的 4～6 层无菌脱脂纱布条,一般宫腔填塞需要 2～4 根,每根纱条之间用粗丝线缝合连接。术者左手固定子宫底部,右手或用卵圆钳将纱条沿子宫腔底部自左向右,来回折叠填塞宫腔,留足填塞子宫下段的纱条后(一般需 1 根),将最尾端沿宫颈放入阴道内少许,其后填满子宫下段,然后缝合子宫切口。若系子宫下段出血,也应先填塞宫腔,然后再用足够的纱条填充子宫下段,纱条需为完整的一根或中间打结以便于完整取出,缝合子宫切口时可在中间打结,注意勿将纱条缝入。在 24～48 小时内取出纱布条,应警惕感染。经阴道宫腔纱条填塞法,因操作困难,常填塞不紧反而影响子宫收缩,一般不采用。

可供填塞的球囊有专为宫腔设计的,能更好适应宫腔形态,如 Bakri 紧急填塞球囊导管;原用于其他部位止血的球囊,但并不十分适合宫腔形态,如森-布管、Rusch 泌尿外科静压球囊导管;产房自制的球囊,如手套或避孕套。经阴道放置球囊前,先置尿管以监测尿量。用超声或阴道检查大致估计宫腔的容量,确定宫腔内无胎盘胎膜残留、动脉出血或裂伤。在超声引导下将导管的球囊部分插入宫腔,球囊内应注入无菌生理盐水,而不能用空气或二氧化碳,也不能过度充盈球囊。

所有宫腔填塞止血的患者应严密观察生命体征和液体出入量,观测宫底高度和阴道出血情况,必要时行超声检查排除有无宫腔隐匿性出血。缩宫素维持 12～24 小时,促进子宫收缩;预防性应用广谱抗生素。8～48 小时内取出宫腔填塞物,抽出前做好输血准备,先用缩宫素、麦角新碱或前列腺素等宫缩剂。慢慢放出球囊内液体后再取出球囊,或缓慢取出纱布条,避免再次出血的危险。

(5)盆腔动脉结扎:经上述处理无效,出血不止,为抢救产妇生命可结扎盆腔动脉。妊娠子宫体的血液 90% 由子宫动脉上行支供给,故结扎子宫动脉上行支后,可使子宫局部动脉压降低,血流量减少,子宫肌壁暂时缺血,子宫迅速收缩而达到止血目的。子宫体支、宫颈支与阴道动脉、卵巢动脉的各小分支、左右均有吻合,故结扎子宫动脉上行支或子宫动脉总支,子宫卵巢动脉吻合支,侧支循环会很快建立,子宫组织不会发生坏死;并且采用可吸收缝合线结扎,日后缝合线吸收、脱落,结扎血管仍可再通,不影响以后的月经功能及妊娠分娩。

具体术式有:

1)子宫动脉上行支结扎术:主要适用于剖宫产胎盘娩出后子宫收缩乏力性出血,经宫缩药物及按摩子宫无效者,胎盘早剥致子宫卒中发生产后出血者,剖宫产胎儿娩出致切口撕伤,局部止血困难者。方法:一般在子宫下段进行缝扎,结扎为子宫动静脉整体结扎,将 2～3cm 子宫肌层结扎在内非常重要;若已行剖宫产,最好选择在子宫切口下方,在切口下 2～3cm 进行结扎,如膀胱位置较高时应下推膀胱。第一次子宫动脉缝扎后如效果不佳,可以再缝第二针,多选择在第一针下 3～5cm 处,这次结扎包括了大部分供给子宫下段的子宫动脉支。宜采用 2-0 可吸收线或肠线,避免"8"字缝合,结扎时带入一部分子宫肌层,避免对血管的钳扎与分离,以免形成血肿,增加手术难度。如胎盘附着部位较高,近宫角部,则尚需结扎附着侧的子宫卵巢动脉吻合支。

2)子宫动脉下行支结扎术:是以卵圆钳钳夹宫颈前或(和)后唇并向下牵引,暴露前阴道壁与宫颈交界处,在宫颈前唇距宫颈阴道前壁交界处下方约 1cm 处作长约 2cm 横行切口,将子宫向下方及结扎的对侧牵拉,充分暴露视野,食指触摸搏动的子宫动脉作为指示进行缝扎,注意勿损伤膀胱,同法缝扎对侧。子宫动脉结扎后子宫立即收缩变硬,出血停止。但在下列情况下不宜行经阴道子宫动脉结扎:由其他病因引起的凝血功能障碍(感染、子痫前期等);阴道部位出血而非宫体出血。

经阴道子宫动脉下行支结扎特别适用于阴道分娩后子宫下段出血患者。对剖宫产术结束后,如再发生子宫下段出血,在清除积血后也可尝试以上方法,避免再次进腹。对前置胎盘、部分胎盘植入等患者可取膀胱截石位行剖宫产手术,必要时采用以上两种方法行子宫动脉结扎,明显减少产后出血。

3)髂内动脉结扎术:髂内动脉结扎后血流动力学的改变的机制,不是因结扎后动脉血供完全中止而止血,而是由于结扎后的远侧端血管动脉内压降低,血流明显减缓(平均主支局部脉压下降 75%,侧支下降 25%),局部加压后易于使血液凝成血栓而止血即将盆腔动脉血循环转变为类似静脉的系统,这种有效时间持续约 1 小时。髂内动脉结扎后极少发生盆腔器官坏死现象,主要是因腹主动脉分出的腰动脉、髂总动脉分出的骶中动脉、来自肠系膜下动脉的痔上动脉、卵巢动脉、股动脉的旋髂动脉、髂外动脉的腹壁下动脉均可与髂内动脉的分支吻合,髂内动脉结扎后 45～60 分钟侧支循环即可建立,一般仍可使卵巢、输卵管及子宫保持正常功能。

髂内动脉结扎的适应证包括:产后出血、行子宫切除术前后;保守治疗宫缩乏力失败;腹腔妊娠胎盘种植到盆腔,或胎盘粘连造成难以控制的出血;盆腔、阔韧带基底部持续出血;子宫破裂、严重撕伤,可能撕伤到子宫动脉。方法:确认髂总动脉的分叉部位,该部位有两个骨性标志:骶骨岬和两侧髂前下棘连线,输尿管由此穿过。首先与输尿管平行,纵行切开后腹膜3～5cm,分离髂总及髂内动动脉分叉处,然后在距髂内外分叉下 2.5cm 处,用直角钳轻轻从髂内动脉后侧穿过,钳夹两根 7 号丝线,间隔 1.5～2.0cm 分别结扎,不剪断血管。结扎前后为防误扎髂外动脉,术者可提起缝线,用食、拇指收紧,使其暂时阻断血流,常规嘱台下两人触摸患者该侧足背动脉或股动脉,确定有搏动无误,即可结扎两次,必须小心勿损伤髂内静脉,否则会加剧出血程度。多数情况下,双侧结扎术比单侧效果好,止血可靠。

上述方法可逐步选用,效果良好且可保留生育功能。但应注意,结扎后只是使血流暂时中断,出血减少,应争取时间抢救休克。

(6)子宫背带式缝合术:治疗产后出血,对传统产后出血的治疗来说是一个里程碑式的进展,如果正确使用,将大大提高产后出血治疗的成功率。B-Lynch 缝合术操作简单、迅速、有效、安全、能保留子宫和生育功能,易于在基层医院推广。B-Lynch 缝合术原理是纵向机械性压迫使子宫壁弓状血管被有效的挤压,血流明显减少、减缓、局部血栓形成而止血;同时子宫肌层缺血,刺激子宫收缩进一步压迫血窦,使血窦关闭而止血。适用子宫收缩乏力、前置胎盘、胎盘粘连、凝血功能障碍引起的产后出血以及晚期产后出血。B-Lynch缝合术用于前置胎盘、胎盘粘连引起的产后出血时,需结合其他方法,例如胎盘剥离面作"8"字缝合止血后再行子宫B-Lynch缝合术;双侧子宫卵巢动脉结扎再用 B-Lynch 缝合术。

剖宫产术中遇到子宫收缩乏力,经按摩子宫和应用宫缩剂加强宫缩效果不佳时,术者可用双手握抱子宫并适当加压以估计施行 B-Lynch 缝合术的成功机会。此方法较盆腔动脉缝扎术简单易行,并可避免切除子宫,保留生育能力。具体缝合方法为:距子宫切口右侧顶点下缘3cm 处进针,缝线穿过宫腔至切口上缘 3cm 处出针,将缝线拉至宫底,在距右侧宫角约 3cm 处绕向子宫后壁,在与前壁相同的部位进针至宫腔内;然后横向拉至左侧,在左侧宫体后壁(与右侧进针点相同部位)出针,将缝线垂直绕过宫底至子宫前壁,分别缝合左侧子宫切口的上、下缘(进出针的部位与右侧相同)。子宫表面前后壁均可见 2 条缝线。收紧两根缝线,检查无出血即打结,然后再关闭子宫切口。子宫放回腹腔观察 10 分钟,注意下段切口有无渗血,阴道有无出血及子宫颜色,若正常即逐层关腹。

(7)动脉栓塞术:当以上治疗产后出血的方法都失败后,动脉栓塞术是一个非常重要的保留子宫的治疗方法,产后出血动脉栓塞的适应证应根据不同的医院、实施动脉栓塞的手术医生的插管及栓塞的熟练程度,而有所不同,总的来讲,须遵循以下原则:①各种原因所致的产后出血,在去除病因和常规保守治疗无效后;②包括已经发生 DIC(早期)的患者;③生命体征稳定或经抢救后生命体征稳定,可以搬动者;④手术医生应具有娴熟的动脉插管和栓塞技巧。

禁忌证:①生命体征不稳定,不宜搬动的患者;②DIC 晚期的患者;③其他不适合介入手术的患者,如造影剂过敏。

在放射科医师协助下,行股动脉穿刺插入导管至髂内动脉或子宫动脉,注入直径1～3mm大小的新胶海绵颗粒栓塞动脉,栓塞剂2～3周被吸收,血管复通。动脉栓塞术后还应注意:①在动脉栓塞后立即清除宫腔内的积血,以利于子宫收缩;②术中、术后应使用广谱抗生素预防感染;③术后应继续使用宫缩剂促进子宫收缩;④术后应监测性激素分泌情况,观测卵巢有没有损伤;⑤及时防止宫腔粘连,尤其在胎盘植入患者及合并子宫黏膜下肌瘤的患者。但应强调的是动脉栓塞治疗不应作为患者处于危机情况的一个避免子宫切除的措施,而是应在传统保守治疗无效时,作为一个常规止血手段尽早使用。

(8)切除子宫:经积极治疗仍无效,出血可能危及产妇生命时,应行子宫次全切术或子宫全切除术,以挽救产妇生命。但产科子宫切除术对产妇的身心健康有一定的影响,特别是给年轻及未有存活子女者带来伤害。因此必须严格掌握手术指征,只有在采取各种保守治疗无效,孕产妇生命受到威胁时,才采用子宫切除术。而且子宫切除必须选择最佳时机,过早切除子宫,虽能有效的治疗产后出血,但会给患者带来失去生育能力的严重后果。相反,若经过多种保守措施,出血不能得到有效控制,术者仍犹豫不决,直至患者生命体征不稳定,或进入DIC状态再行子宫切除,已错失最佳手术时机,还可能遇到诸如创面渗血、组织水肿、解剖不清等困难,增加手术难度,延长手术时间,加重患者DIC、继发感染或多脏器衰竭的发生。

目前,虽然子宫收缩乏力是产后出血的首要原因,但较少成为急症子宫切除的主要手术指征。尽管如此,临床上还有下列几种情况须行子宫切除术:宫缩乏力性产后出血,对于多种保守治疗难以奏效,出血有增多趋势;子宫收缩乏力时间长,子宫肌层水肿、对一般保守治疗无反应;短期内迅速大量失血导致休克、凝血功能异常等产科并发症,已来不及实施其他措施,应果断行子宫切除手术。值得强调的是,对于基层医疗机构,在抢救转运时间不允许、抢救物品和血液不完备、相关手术技巧不成熟的情况下,为抢救产妇生命应适当放宽子宫切除的手术指征。胎盘因素引起的难以控制的产科出血,是近年来产科急症子宫切除术最重要的手术指征。穿透性胎盘植入,合并子宫穿孔并感染;完全胎盘植入面积>1/2;作楔形切除术后仍出血不止者;药物治疗无效者或出现异常情况;胎盘早剥并发生严重子宫卒中均应果断地行子宫切除。其次子宫破裂引起的产后出血是急症子宫切除的重要指征。特别是发生破裂时间长,估计已发生继发感染;裂口不整齐,子宫肌层有大块残缺,难予行修补术或即使行修补但缝合后估计伤口愈合不良;裂口深,延伸到宫颈等情况。而当羊水栓塞、重度或未被发现的胎盘早剥导致循环障碍及器官功能衰竭,凝血因子消耗和继发性纤维蛋白溶解而引起的出血、休克,甚至脏器功能衰竭时进行手术,需迅速切除子宫。

2.胎盘因素

(1)胎盘已剥离未排出:膀胱过度膨胀应导尿排空膀胱,用一只手按摩使子宫收缩,另一只手轻轻牵拉脐带协助胎盘娩出。

(2)胎盘剥离不全或胎盘粘连伴阴道流血:应徒手剥离胎盘。

(3)胎盘植入的处理:若剥离胎盘困难,切忌强行剥离,应考虑行子宫切除术。若出血不多,需保留子宫者,可保守治疗,目前用甲氨蝶呤(MTX)治疗,效果较好。

(4)胎盘胎膜残留:可行钳刮术或刮宫术。

（5）胎盘嵌顿：在子宫狭窄环以上者，可在静脉全身麻醉下，待子宫狭窄环松解后再用手取出胎盘。

3.软产道裂伤

一方面彻底止血，另一方面按解剖层次缝合。宫颈裂伤小于 1cm 若无活动性出血，则不需缝合；若有活动性出血或裂伤大于 1cm，则应缝合。若裂伤累及子宫下段时，缝合应注意避免损伤膀胱及输尿管，必要时经腹修补。修补阴道裂伤和会阴裂伤，应注意解剖层次的对合，第一针要超过裂伤顶端 0.5cm，缝合时不能留有无效腔，避免缝线穿过直肠黏膜。外阴、阴蒂的损伤，应用细丝线缝合。软产道血肿形成应切开并清除血肿，彻底止血、缝合，必要时可放置引流条。

4.凝血功能障碍

凝血功能障碍首先应排除子宫收缩乏力、胎盘因素、软产道裂伤引起的出血，明确诊断后积极输新鲜全血、血小板、纤维蛋白原或凝血酶原复合物、凝血因子等。若已并发 DIC，则按 DIC 处理。在治疗过程中应重视以下几方面：早期诊断和动态监测；积极治疗原发病；补充凝血因子，包括输注新鲜冰冻血浆、凝血酶原复合物、纤维蛋白原、冷沉淀（含Ⅷ因子和纤维蛋白原）、单采血小板、红细胞等血制品来解决；改善微循环和抗凝治疗；重要脏器功能的维持和保护。

在治疗产后出血，补充血容量，纠正失血性休克，甚至抢救 DIC 患者方面，目前仍推广采用传统早期大量液体复苏疗法。即失血后立即开放静脉，最好有两条开放的静脉通道，快速输入复方乳酸林格液或林格溶液加 5% 碳酸氢钠溶液 45mL 混合液，输液量应为出血量的 2～3 倍。

处理出血性休克的原则：

（1）止血。

（2）补血，扩张血容量。

（3）纠正酸中毒，改善微循环，有时止血不是立即成功，而扩充血容量较容易，以维护主要脏器的血供，防止休克恶化，争取时间完成各种止血方法。休克早期先输入 2000～3000mL 平衡液（复方乳酸林格液等），以后尽快输全血和红细胞。如无血，可以使用胶体液作权宜之计。尤其在休克晚期，组织间蛋白贮存减少，继续输晶体液会使胶体渗透压明显下降产生组织水肿。胶体液除全血外还有血浆、白蛋白血浆代用品。血液稀释可降低血液黏度增加心排出量，减少心脏负荷和增加组织灌注，但过度稀释又可使血液携氧能力降低，使组织缺氧，最佳稀释度一般认为是血细胞比容在 30% 以上。

产科失血性休克的早期液体复苏还应涉及合理的输液种类问题。有关低血容量性休克液体复苏中使用晶体还是胶体的问题争论已久，但目前尚无足够的证据表明晶体液与胶体液用于低血容量休克液体复苏的疗效与安全性方面有明显差异。近年研究发现，氯化钠高渗盐溶液（7.5%）早期用于抗休克，较常规的林格氏液、平衡盐液有许多优势，且价格便宜，使用方便，适合于急诊抢救，值得在临床一线广泛推广。新型的代血浆注射液-高渗氯化钠羟乙基淀粉 40 溶液（"霍姆"）引起了国内外学者的广泛关注，其具有我国自主知识产权并获得 SDFA 新药证书。临床研究表明可以其较少的输液量迅速恢复机体的有效循环血容量、改善心脏功能、减轻组织水肿、降低颅内压。

【预防】

加强围生期保健,严密观察及正确处理产程可降低产后出血的发生率。

1.重视产前保健

(1)加强孕前及孕期妇女保健工作,对有凝血功能障碍和可能影响凝血功能障碍疾病的患者,应积极治疗后再受孕,必要时应于早孕时终止妊娠。

(2)具有产后出血危险因素的孕妇,如多胎妊娠、巨大胎儿、羊水过多、子宫手术史、子宫畸形、妊娠期高血压疾病、妊娠合并血液系统疾病及肝病等,要加强产前检查,提前入院。

(3)宣传计划生育,减少人工流产次数。

2.提高分娩质量

严密观察及正确处理产程。第一产程:合理使用子宫收缩药物和镇静剂,注意产妇饮食,防止产妇疲劳和产程延长。第二产程:根据胎儿大小掌握会阴后-斜切开时机,认真保护会阴;阴道检查及阴道手术应规范、轻柔,正确指导产妇屏气及使用腹压,避免胎儿娩出过快。第三产程:是预防产后出血的关键,不要过早牵拉脐带;胎儿娩出后,若流血量不多,可等待 15 分钟,若阴道流血量多应立即查明原因,及时处理。胎盘娩出后要仔细检查胎盘、胎膜,并认真检查软产道有无撕裂及血肿。

3.加强产后观察

产后 2 小时是产后出血发生的高峰。产妇产后应在产房中观察 2 小时:注意观察会阴后,斜切开缝合处有无血肿;仔细观察产妇的生命体征、宫缩情况及阴道流血情况,发现异常及时处理。离开产房前要鼓励产妇排空膀胱,鼓励母亲与新生儿早接触、早吸吮,能反射性引起子宫收缩,减少产后出血。

二、晚期产后出血

晚期产后出血指分娩后 24 小时至产后 6 周之间发生的子宫大量出血。多发生在产后 1~3 周,也有发生于产后 8~10 周以后者,更有时间长达产后 6 个月者。表现为持续或间断的阴道流血,亦可为急剧的阴道大量流血,出血多者可导致休克。产妇多伴有腹痛、低热,失血多者可出现贫血。晚期产后出血的发生率各家报道不一,但多在 0.3% 左右。近年来由于剖宫产率逐渐升高,剖宫产术后各种并发症也相应增多,其中剖宫产术后晚期出血甚至是反复大量出血也时有发生,直接危及受术者生命安全。

【病因】

1.阴道分娩后的晚期产后出血

(1)胎盘胎膜残留:最常见的病因,多发生在产后 10 日左右。残留的胎盘胎膜可影响子宫复旧或形成胎盘息肉,残留组织坏死、脱落后,基底部血管开放,导致大量阴道出血。

(2)蜕膜残留:正常情况下,子宫蜕膜于产后 1 周内脱落,随恶露排出。若蜕膜剥脱不全造成残留,可影响子宫复旧或继发感染,导致晚期产后出血。

(3)子宫胎盘剥离部位感染或复旧不全:影响子宫缩复,可引起胎盘剥离部位的血栓脱落,血窦重新开放而发生子宫出血。

2.剖宫产术后的晚期产后出血

除以上因素外,主要原因是子宫切口的感染及切口愈合不佳,多发生在子宫下段剖宫产术的横切口两端。

(1)切口感染:子宫下段横切口靠近阴道,如胎膜早破、产程长、多次阴道检查、无菌操作不严格、术中出血多等,易发生感染。

(2)切口位置选择不当:切口位置过高时,切口上缘子宫体肌组织厚,下缘组织薄,不易对齐,影响切口愈合;切口位置过低时,因宫颈结缔组织多,血供差,组织愈合能力差,切口不易愈合。子宫下段横切口若切断子宫动脉的下行支,可导致局部血供不足,也影响切口愈合。

(3)子宫切口缝合不当:组织对合不佳,或缝合过密,切口血供不良,或血管缝扎不紧致局部血肿等,均可导致切口愈合不良。

3.其他因素

少数晚期产后出血是由于产妇患重度贫血、重度营养不良、子宫肌瘤、产后绒癌等引起。

【诊断】

病史可有第三产程或产后 24 小时内阴道出血较多史。阴道分娩者应询问产程进展是否顺利,胎盘胎膜是否完整娩出。剖宫产者应注意切口位置及缝合过程,术后恢复是否顺利。

【临床表现】

阴道分娩和剖宫产术后发生的晚期出血虽然都表现为阴道流血,但各有特点。

1.阴道流血发生的时间

胎盘胎膜残留者,阴道流血多发生在产后 10 天左右;子宫胎盘部位复旧不全者,阴道流血多发生在产后 2 周左右;剖宫产子宫切口裂开或愈合不良所致的阴道流血多在术后 2~3 周发生。

2.阴道出血量和出血方式

胎盘胎膜残留、蜕膜残留和子宫胎盘剥离部位复旧不全常为反复多次阴道流血,或突然大量阴道流血;子宫切口裂开多为突然大量阴道流血,可导致失血性休克。

3.全身症状

阴道流血量多时,可发生失血性贫血,严重者可致失血性休克,甚至危及患者生命。患者抵抗力降低,可导致或加重已存在的感染,出现发热及恶露增多,伴臭味。

4.妇科检查

子宫复旧不良,子宫大而软,宫颈口松弛,有时可触及残留组织或血块,如伴感染可有子宫压痛。

【辅助检查】

1.超声检查

超声检查可以了解子宫大小、宫腔内有无残留物及子宫切口愈合的情况。

2.宫腔分泌物涂片

取宫腔分泌物涂片查找病原体,或行细菌培养加药敏试验,以选择有效抗生素抗感染。

3.血常规检查

血常规检查有助于了解贫血的程度及是否有感染。

4.HCG 测定

HCG 测定有助于排除胎盘残留及绒癌。

5.病理检查

将宫腔刮出物或子宫切除标本送病理检查。胎盘残留者镜下见到变性或新鲜绒毛;蜕膜残留者无绒毛,仅见玻璃样变性蜕膜细胞、纤维素和红细胞;胎盘剥离部位复旧不良者,蜕膜或肌层内有管腔扩大、壁厚、玻璃样变性的血管,无胎盘组织,再生的子宫内膜及肌层有炎性反应。

【处理】

首先予以一般支持治疗,包括给患者补充大量补液、输血以纠正失血性贫血或休克,应用广谱抗生素预防和治疗感染,应用止血和补血药物,保证患者生命体征平稳。更重要的是要同时查明发病原因,依据不同原因给予相应处理。

1.阴道分娩后的晚期产后出血

少量或中等量出血,给予宫缩剂促进子宫收缩,应用广谱抗生素和支持治疗。如有胎儿附属物残留,应在输液和备血条件下行刮宫术,操作应轻柔,以防子宫穿孔。术后继续应用抗生素和宫缩剂。

2.剖宫产术后的晚期产后出血

除非确定有胎盘胎膜或蜕膜残留,否则不宜行刮宫术。出血量较少者可给予抗生素治疗,加强营养,促进切口愈合,同时密切观察病情变化。保守治疗失败者,可行清创缝合及双侧子宫动脉或髂内动脉结扎。组织坏死严重者则行子宫次全切除术或全切术。有条件的医院可采用髂内动脉栓塞治疗。

3.其他

滋养细胞肿瘤或子宫黏膜下肌瘤引起的出血,应做相应处理。

【预防】

产后仔细检查胎盘胎膜娩出是否完整,疑有残留者应及时行清宫术,术后给予宫缩剂治疗,复查 B 型超声,必要时再次进行宫腔探查。剖宫产术中子宫切口的位置选择应恰当,合理缝合切口,充分结扎止血,严格无菌操作。术后应用抗生素预防感染。

第六章　妇科超声诊断

第一节　外阴、阴道疾病

一、外阴、阴道先天性发育异常

(一)扫查方法

外阴、阴道先天性发育异常采用经腹、经会阴或经直肠联合扫查方法。已婚者需联合经阴道扫查。

(二)超声诊断要点

1.先天性无阴道及阴道闭锁

经腹部扫查时,在宫颈下方、尿道后方、直肠前方未能显示高回声的阴道气线及低回声阴道壁;或虽可探及部分阴道回声但阴道气线不清晰或很细,常合并先天性无子宫或子宫发育不良(图 6-1-1)。

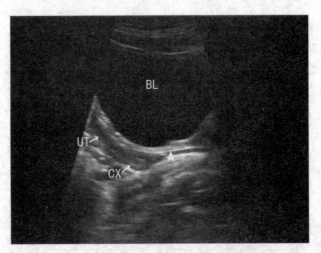

图 6-1-1　先天性阴道闭锁声像(合并子宫发育不良)

经腹子宫、宫颈及阴道矢状切面。UT:子宫体;CX:宫颈;BL:膀胱;箭:子宫及宫颈发育不良;箭头:阴道闭锁

2.阴道斜隔

部分双子宫双宫颈畸形伴有双阴道,阴道隔膜位于中部,当隔膜远端偏离中线斜行时,与

阴道外侧壁融合,形成阴道斜隔,此时一侧阴道腔为盲端。多数情况下需经会阴或阴道扫查,在斜隔侧因有积血衬托可显示低回声的隔结构及对侧宫颈(图 6-1-2)。阴道斜隔常伴有斜隔侧肾脏缺失,称为阴道斜隔综合征。

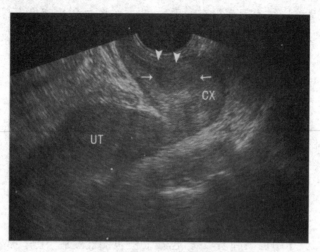

图 6-1-2　阴道斜隔声像

子宫、宫颈及阴道矢状切面。UT:子宫体;CX:宫颈;箭:阴道内积血;箭头:阴道斜隔

3.处女膜或阴道下段闭锁

盆腔内子宫、宫颈下方见长圆形囊状液性暗区,内为无回声或细小密集的云雾状低回声,为扩张的阴道;伴宫腔积血时,宫颈扩张,宫腔内的液性暗区与阴道内液性暗区相通(图 6-1-3);严重时宫旁可见囊性肿块,为输卵管积血和(或)卵巢子宫内膜异位囊肿。经会阴扫查可以帮助鉴别处女膜闭锁抑或阴道闭锁,测量闭锁段的厚度可指导临床处理。

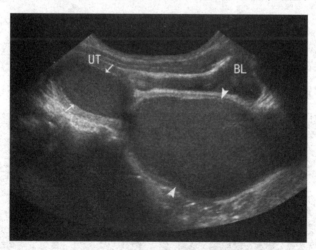

图 6-1-3　处女膜闭锁宫腔、阴道积血声像

UT:子宫体;BL:膀胱;箭头:宫颈及阴道内积血

(三)鉴别诊断

(1)阴道斜隔需与阴道壁囊肿相鉴别,前者有月经淋漓不尽及生殖道反复感染病史,多数合并双宫颈。

（2）因生殖道闭锁或梗阻导致的子宫、输卵管积血及盆腔子宫内膜异位囊肿需与盆腔炎症输卵管积脓、积液相鉴别，结合月经异常史较易鉴别。

（四）注意事项

（1）经会阴扫查是盆底结构超声检查的手段，也是诊断外阴阴道发育异常的重要途径。经会阴扫查可以更清楚地判断阴道的长度、闭锁处女膜或阴道的厚度，了解复杂先天泌尿生殖膈的发育异常。

（2）外阴阴道发育异常绝大多数有先天闭经或月经异常的病史，其准确诊断必须结合临床病史和体征。

（3）外阴阴道发育异常多数合并先天性子宫及泌尿系统畸形，当超声检查发现阴道斜隔时应注意检查双侧肾脏，有无一侧肾缺如，以排除阴道斜隔综合征。

二、阴道壁囊肿

（一）分类

阴道壁囊肿可归类于阴道类肿瘤疾病，包括上皮包涵性囊肿、中肾管旁囊肿、子宫内膜异位囊肿，临床上以前两者多见。中肾管旁囊肿为胚胎发育时期的中肾管残留遗迹形成。

（二）临床特点

（1）其发病与年龄无明显相关性。

（2）患者大多数无明显临床症状，可自行触及或于查体时发现。

（三）病理特点

（1）肉眼：囊肿多呈单房，壁薄，内含清亮液体；一子宫内膜异位囊肿内液体可呈黯褐色或巧克力样。

（2）镜下：囊壁多为纤维结缔组织，内衬扁平上皮；子宫内膜异位囊肿内可见异位的腺体。

（四）超声特点

（1）经阴道扫查，可以更好地判断囊肿与阴道壁、子宫颈及尿道壁的关系，明确囊肿来源（见图 6-1-4）；但如果经阴道扫查过程中若探头进入太深，阴道下段的囊肿往往会被漏诊。

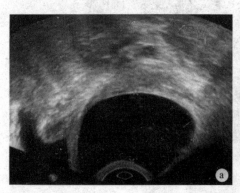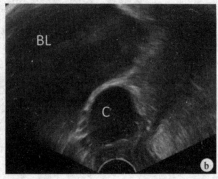

图 6-1-4　阴道壁囊肿（前壁和侧壁）

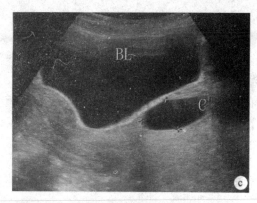

图 6-1-4　阴道壁囊肿（前壁和侧壁）

a.阴道侧壁囊肿；b.阴道前壁上段囊肿（BL：膀胱）；c.腹部超声阴道前壁囊肿（BL：膀胱，C：阴道壁囊肿）

（2）经腹壁扫查，于子宫颈下方阴道内可见界限清晰、壁薄光滑的椭圆形无回声或极低回声的囊性结构，突入阴道，使阴道闭合气线弯曲（见图 6-1-5）。

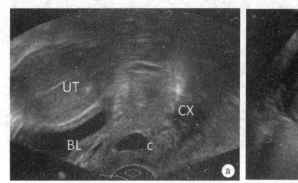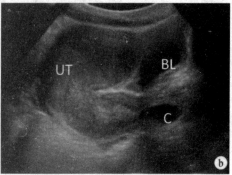

图 6-1-5　阴道后壁囊肿

a.经阴道扫查，BL：膀胱，C：阴道壁囊肿；b.经腹扫查，BL：膀胱，C：阴道壁囊肿

（五）临床处理

（1）囊肿小可不处理，定期随访观察。

（2）囊肿大，影响性生活，可穿刺或手术。

三、阴道肿瘤

（一）分类

阴道肿瘤较少见，良性肿瘤多为实性，包括平滑肌瘤、纤维瘤、乳头状瘤、血管瘤等，恶性肿瘤包括阴道上皮内肿瘤、阴道鳞状上皮癌、阴道肉瘤等。

（二）临床特点

（1）可发生于任何年龄。

（2）阴道良性肿瘤患者多数无明显临床症状，在进行妇科检查时可发现于阴道壁上触及肿物，多为实性，边界清楚。

（3）肿瘤增大，患者可出现白带增多，下坠感，发现阴道肿块。

（4）肿瘤所引起的压迫症状,如尿频、尿急、大小便困难、性交困难。

（5）阴道血管瘤的患者可有阴道下坠感,阴道出血。

（6）若血管瘤破裂可突发大出血,甚至休克;阴道血管瘤的患者在检查时可见阴道壁上黯紫色结节或呈弥散性改变,质软,按压后可变小。

（7）阴道恶性肿瘤的患者可有无痛性阴道流血,血性白带,性交后出血等症状。

（8）阴道恶性肿瘤的患者在妇科检查时可见阴道壁有边界欠清的结节、菜花样肿物,糟脆,局部质硬,可有出血。

（三）超声特点

1.阴道良性肿瘤

于阴道内、子宫颈下方可探及实性肿块,多呈低回声,边界清晰,其血流频谱与肌瘤类似（见图 6-1-6、图 6-1-7）。

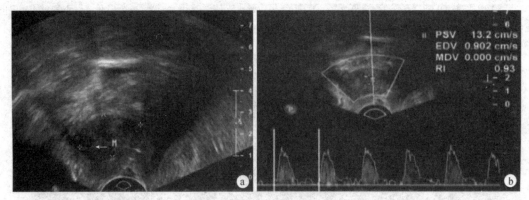

图 6-1-6　阴道前壁平滑肌瘤

a.经阴道扫查阴道前壁可探及一低回声平滑肌瘤（BL:膀胱,M:阴道壁平滑肌瘤）;b.阴道前壁平滑肌瘤,其血流频谱显示呈高阻型

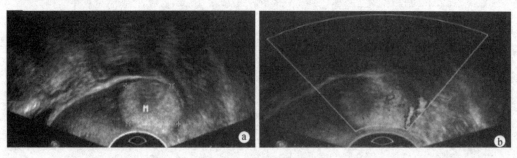

图 6-1-7　阴道壁纤维瘤

a.CX:子宫颈,M:阴道壁纤维瘤;b.阴道壁纤维瘤,彩超下显示阴道壁纤维瘤内的血流信号

2.阴道恶性肿瘤

于阴道内可探及边界欠清的不均质低回声包块,形态不规则,其血流频谱显示其内血流信号丰富,呈低阻力（见图 6-1-8）。

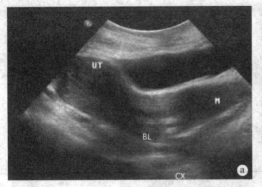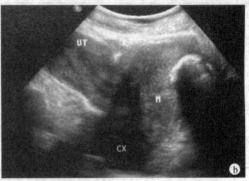

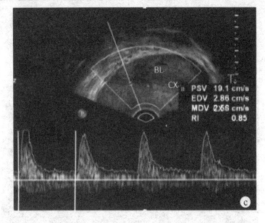

图 6-1-8　阴道血管瘤

a.阴道壁 mL 管瘤（经腹扫查）；b.阴道深部侵袭性血管瘤（经腹扫查）；c.阴道深部侵袭性血管瘤,彩超频谱显示阴道壁血管瘤内血流信号（BL：膀胱,UT：子宫,CX：子宫颈,M：阴道血管瘤）

（四）鉴别诊断

1.阴道肿瘤与不全流产致阴道内血块相鉴别

阴道肿瘤实性,有边界,内有血流信号；不全流产致阴道内血块回声不均,时低时强,无边界,内无血流信号。

2.阴道肿瘤与黏膜下肌瘤突入阴道内肿瘤相鉴别

尽管两种肿瘤均为实性,有边界,内有血流信号,阴道肿瘤位于阴道,子宫颈口闭合；然而黏膜下肌瘤突入阴道内其肿瘤有蒂部上延至子宫颈管内,子宫颈口开大（图 6-1-9）。

3.阴道恶性肿瘤与子宫颈癌阴道转移的鉴别

阴道恶性肿瘤位于阴道内,子宫颈形态回声正常。子宫颈癌阴道转移,子宫颈膨大变形,子宫颈癌低回声多为结节状,伴感染时,回声不均有强回声（见图 6-1-10）。

（五）临床处理

临床处理原则为手术。

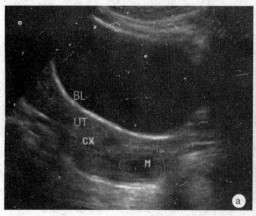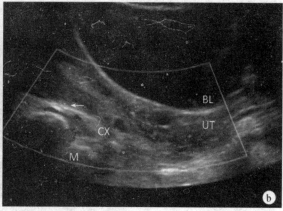

图 6-1-9　子宫黏膜下肌瘤

　　a.子宫黏膜下肌瘤脱出于阴道内；b.彩超显示子宫黏膜下肌瘤，其蒂部来源于宫腔（BL：膀胱，UT：子宫，CX：子宫颈，M：黏膜下肌瘤）

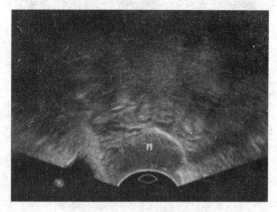

图 6-1-10　阴道恶性肿瘤

术后证实为子宫颈癌阴道转移（M：阴道壁结节）

四、阴道前后穹窿结节

（一）临床特点

（1）属于深部内膜异位病变，常见于较严重内膜异位患者。

（2）痛经明显、性交痛。

（3）妇科检查后可见穹窿触痛结节。

（二）超声特点

（1）子宫颈后方可见片状增厚结节。

（2）子宫颈前方片状增厚结节。

（3）子宫骶骨韧带、主韧带旁低回声结节。

（4）如膀胱受侵犯，前穹窿结节则与膀胱内异位结节融合在一起。

（三）临床处理

(1)结节小无影响,服药定期观察。

(2)结节较大成堆者,须放射治疗或手术。

第二节　卵巢疾病

一、卵巢肿瘤概述

卵巢虽小,组织成分却非常复杂,卵巢肿瘤组织学类型繁多,且有良性、交界性和恶性之分,是全身脏器中原发肿瘤类型最多的部位,因此,超声诊断卵巢肿瘤具体类型较为困难。

（一）卵巢肿瘤与相关标志物

不同类型的卵巢肿瘤具有一定的相对特异的标志物,可用于辅助诊断及病情监测。

1.CA125、CA19-9、CEA

卵巢上皮性肿瘤标志物。

2.AFP(甲胎蛋白)

对卵巢卵黄囊瘤、未成熟型畸胎瘤、无性细胞瘤有协助诊断意义。

3.HCG

对非妊娠性绒毛膜癌有特异性。

4.性激素

颗粒细胞瘤、卵泡膜细胞瘤可产生较高水平的雌激素。

5.鳞癌相关抗原(SCC)

成熟型畸胎瘤恶变时可升高。

（二）卵巢肿瘤与声像图类型

由于卵巢组织的多样性和肿瘤类型的复杂性,因此导致超声检查无法进行组织学诊断,但可对之进行较准确的超声物理声像特征判定。根据声像图表现其物理声像特征主要分三大类:①囊性病变:病灶内囊性部分≥90%;②实性病变:病灶内实性部分≥90%;③混合性病变:又可分为实性为主的病变(囊性部分占 10%～49%)和囊性为主的病变(囊性部分占50%～89%)。

根据卵巢肿瘤的血流分布情况,卵巢肿瘤声像图上可分为三型。0 型:肿瘤周边及内部均无明显的血流信号;Ⅰ型:实性部分可见点状、短线状血流信号或囊内分隔上可见血流信号或囊壁见血流信号;Ⅱ型:实性部分可见树枝状或网状血流信号,伴或不伴囊内分隔血流信号。根据声像图的物理性质,并结合肿瘤边界、分隔、内部结构及其血流分布特征,可反映肿瘤病变的大体结构和血供情况,进而判断其病理性质。

（三）扫查方法

对有性生活史者可采用经阴道或经腹超声扫查,对无性生活史者则可采用经直肠或经腹超声扫查。正常卵巢体积较小，位置多变，因此卵巢病变的超声检查需经腹联合经阴道或经直肠扫查。

(四)注意事项

1.扫查方法互补

经腹和腔内超声结合扫查可提高卵巢显示率及其病变显示范围，尤其适合肥胖、绝经后卵巢较小的患者和盆腔术后粘连、卵巢难以显示者。对于较大的卵巢肿瘤，经腹扫查观察其全貌，经阴道或直肠扫查观察其内部血供特征、与子宫的关系等。

2.检查技术的选择

应常规选用灰阶显像和多普勒超声技术观察卵巢病变，判断困难及有条件的机构可以增加超声造影技术，了解卵巢病变血流灌注情况。

二、卵巢瘤样病变

卵巢瘤样病变是指一组病因、病理、临床表现各异的疾病，多发生于生育年龄段妇女。根据世界卫生组织(WHO)的分类，卵巢瘤样病变主要包括滤泡囊肿、黄体囊肿、黄素化囊肿、内膜异位囊肿、多囊卵巢、卵巢冠囊肿等。

(一)滤泡囊肿

1.病理与临床

滤泡囊肿是由于卵泡不破裂，滤泡液聚集所形成的卵巢单纯性囊肿，是最常见的卵巢生理性囊肿。正常生理情况下卵泡发育为成熟卵泡并排卵，若卵泡不破裂排卵，会导致卵泡液积聚从而形成囊状卵泡，当其直径＞2.5cm 时即称为滤泡囊肿。滤泡囊肿多发生于单侧且单发，表面光滑，向卵巢表面局部隆起，囊壁薄而光滑，内含液体清亮。滤泡囊肿直径多＜5cm，少数达7～8cm，甚至 10cm 以上。

患者一般无自觉症状，由妇检或超声检查偶尔发现。囊肿可在 4～6 周以内自然吸收、消失。个别患者由于持续性卵泡分泌雌激素，可引起子宫内膜增生及功能性子宫出血，偶可见滤泡囊肿破裂或因扭转所致急腹症。

2.超声表现

(1)滤泡囊肿声像图表现呈典型单纯性囊肿的特点：于一侧卵巢上可见无回声区，边界清楚、光滑、壁薄、后方回声增强，多数直径＜5cm，但少数较大，甚至＞10cm。

(2)生理性囊肿在生育年龄妇女中较为常见，尤其是年轻女性。多数在 1～2 个月经周期消失(最多 4～5 个月经周期)，因此，随诊观察囊肿变化非常重要。常间隔 6 周复查一次，观察到囊肿缩小以至消失，可明确诊断。

(3)CDFI：内部无血流信号。

3.鉴别诊断

(1)卵巢内异症囊肿(巧囊)：经阴道超声检查时巧囊内常见密集点状回声，且巧囊不会在数月内自行消失，因此，随诊观察可资鉴别。

(2)卵巢冠囊肿：也具有单纯性囊肿的特点，但其不是生理性囊肿，不会自行消失。

（3）黄素囊肿：发生在妊娠期或滋养细胞肿瘤时以及辅助生殖促排卵治疗时。

4.临床价值

超声不仅是卵巢滤泡囊肿的首选检查方法，也是随诊的最好方式。多数患者可通过超声及超声随诊得到准确诊断，从而避免进行其他不必要的影像检查。

（二）黄体囊肿

1.病理与临床

黄体囊肿也属生理性囊肿，是由于黄体吸收失败或黄体出血所致，较滤泡囊肿少见，也多单侧发生。正常或妊娠期黄体直径＜2cm，若黄体直径达2～3cm，称为囊状黄体；若直径＞3cm时则称为黄体囊肿，囊肿直径很少＞5cm，偶尔有可达10cm者。黄体囊肿常伴有出血，因此，黄体腔内多为褐色液体或凝血块。多数在1～2个月经周期自行消失。

临床上，黄体囊肿多发生于生育年龄段妇女，一般无明显自觉症状，患者可能诉月经延迟，常在行妇检或超声检查时发现囊肿。

卵巢黄体或黄体囊肿破裂：可由于性交、排便、腹部受撞击等外力引起，也可自发性破裂。由于黄体囊肿位于卵巢表面，张力大、质脆而且缺乏弹性、内含丰富血管，因此在发生破裂时，极易出血，血液积聚于盆腹腔，刺激腹膜引起腹痛，这就是为什么黄体囊肿破裂易致急腹症，而成熟卵泡排卵并不引起急腹症的原因。应该充分认识到卵巢黄体或黄体囊肿破裂是妇产科较常见的急腹症之一，以避免不必要的漏、误诊。其临床症状主要表现为月经中后期腹痛，疼痛程度不一，出血多者可伴休克。一般无阴道出血。文献报道，多数黄体破裂发生于黄体囊肿。

2.超声表现

（1）黄体囊肿超声表现变化较大，取决于囊内出血量多少及出血时间长短。无出血的黄体囊肿声像图表现与滤泡囊肿相似；出血性黄体囊肿囊壁稍厚，囊内见网状中强回声及散在点状回声；或可见血凝块的团块状中等回声等各种血液不同时期的表现。于月经周期的不同时期（如2周后或6周后）随诊可明确诊断，随诊观察可见囊内回声改变，囊肿缩小以至消失。

（2）CDFI：囊壁可见环状血流信号，频谱呈低阻型；囊内无血流信号。

（3）黄体囊肿破裂时，早期可仍表现为黄体囊肿的回声，TVUS可见卵巢包膜不完整；随之出现卵巢囊性或混合性包块，包块边界不清；或表现为附件区一囊实性包块，内见边界不清的卵巢及黄体回声。临床表现为急腹症，易误诊为宫外孕破裂。

3.鉴别诊断

（1）卵巢肿瘤：黄体囊肿出血时呈混合回声表现，需与卵巢肿瘤相鉴别。鉴别要点：黄体囊肿出血时见网状、点状及团块状回声，随诊观察时可见囊内回声变化较大，囊肿大小也呈缩小趋势，且囊内无血流信号等，均有助鉴别。

（2）黄体囊肿破裂的鉴别诊断：超声上黄体囊肿破裂应与宫外孕、急性盆腔炎、卵巢囊肿或肿瘤扭转相鉴别。

①宫外孕：卵巢黄体囊肿破裂腹痛均发生于月经中后期且往往在性生活等外力作用后，血绒毛膜促性腺激素（HCG）阴性；而宫外孕一般有停经史及不规则阴道出血，血绒毛膜促性腺激素（HCG）升高，经阴道超声上可见宫外孕形成的附件包块与卵巢相邻但能分开，内大多可探及低阻型血流。密切结合临床与超声表现，一般不难鉴别。

②急性盆腔炎：常有发热、腹痛、白带增多，血白细胞升高等急性感染表现，盆腔内混合回声包块形态不规则，边界不清，后穹窿穿刺为非血性液体，卵巢多未见明显异常等可资鉴别。

4.临床价值

超声检查不仅是黄体囊肿的首选检查方法，也是最好的随诊方式。多数患者可通过超声及超声随诊得到准确诊断。

（三）卵巢子宫内膜异位囊肿

1.病理与临床

卵巢子宫内膜异位症是指具有生长功能的子宫内膜组织异位到卵巢上，与子宫腔内膜一样发生周期性的增殖、分泌和出血所致的囊肿。由于异位到卵巢的子宫内膜没有一个自然引流的途径，从而在局部形成一个内容物为经血的囊性包块，因其内容物似巧克力，又称为巧克力囊肿，简称巧囊。卵巢子宫内膜异位是内膜异位症最常见的形式，约80%的子宫内膜异位症累及卵巢。

卵巢内异症多发生于育龄妇女，以30～45岁为多见，与异位到子宫肌层的内异症（子宫腺肌症）一样，卵巢内异症的发病率近年来也呈明显上升趋势，成为妇科的常见病、多发病，也是女性不育的重要原因之一。其发生学说包括子宫内膜种植学说、体腔上皮化生学说、转移学说等，其中以种植学说最为广泛认同，一般认为子宫内膜及间质组织细胞随月经血通过输卵管逆流进入盆腔，种植到卵巢和盆腔腹膜上。

卵巢内异症囊肿可单侧发生，也常可双侧发生，囊肿大小从数毫米到十几厘米不等，多数大小在5～8cm，囊壁厚薄不均。

临床表现上卵巢内膜异位症的主要症状包括慢性盆腔痛、痛经、性交痛、月经量多以及不育等，其中痛经是最常见症状，当病变侵及子宫直肠窝、宫骶韧带时，疼痛可放射到直肠、会阴及后腰背部；囊肿破裂则导致急腹症。一部分患者的临床症状不甚明显或没有症状，由超声检查发现病灶。

近年来发现卵巢内膜异位症与不育的关系越来越密切，约有1/3不明原因的不育患者腹腔镜检查到内膜异位症病灶，而在内膜异位症病例中则有半数左右合并不育。

2.超声表现

（1）典型巧囊的超声表现为边界清楚的附件区囊性包块，包块内充满密集均匀的点状回声，这一特征性表现在经阴道超声图像上显示率高，图像更清晰。少部分巧囊经腹部及经阴道超声均显示内部为完全性无回声，且壁薄而光滑，与单纯囊肿，如滤泡囊肿难以鉴别。

（2）巧囊的囊壁常较厚，壁上有时可见点状或条状中强回声，部分巧囊肿内可见分隔；巧囊内部也常可见局灶性中等或中强回声（为血凝块的实性回声，CDFI无血流信号）。

（3）CDFI：巧囊内无血流信号，仅可在囊壁上见部分环状或条状血流信号。

（4）巧囊的大小、回声特性随月经周期可能有变化，诊断时应结合临床与声像图特征综合判断。

3.鉴别诊断

（1）巧囊虽有较典型的超声表现，但单纯囊肿伴囊内出血、畸胎瘤、卵巢上皮性肿瘤、盆腔脓肿等均可能表现为囊肿内充满均匀点状回声；而且巧囊内血凝块的实性回声也需与卵巢肿瘤的壁上结节鉴别。

巧囊与其他病变的鉴别要点：①出血性黄体囊肿：出血性囊肿内常见网状、条索状或较粗的点状低回声，不均匀；而巧囊内多为均匀细腻的点状回声。随诊观察囊肿大小与回声的变化是鉴别出血性囊肿与巧囊的关键，出血性黄体囊肿多发生于月经周期的中后期，间隔 2～6 周复查大小与回声变化较大。②畸胎瘤：点状回声水平高于巧囊，并常伴有声影的团块状强回声可资鉴别。③卵巢上皮性肿瘤：卵巢壁上的实性结节，CDFI 可见血流信号。④盆腔脓肿：不同时期的盆腔脓肿都可以有类似于内膜异位症囊肿的超声表现，但是二者临床表现完全不同，盆腔脓肿临床常有发热、下腹疼痛与明显压痛等急性感染的症状。

（2）巧囊有时呈类实性表现，需与卵巢实性肿瘤相鉴别，可以通过经阴道超声 CDFI 观察其内的血流信息，不能确诊时，进行超声造影将对诊断帮助很大，可以明确病灶内有否血供，超声造影上巧囊为内部完全无血供的囊性包块，而卵巢实性肿瘤则为内部有血供的实性肿物。

4.临床价值

超声检查是巧囊首选的检查方法。多数患者可通过超声表现、临床症状、体征以及超声随诊得到明确诊断。

经阴道超声可更好地观察到病变内部回声结构及病灶内血流信息，在巧囊的鉴别诊断中发挥着非常重要的作用，如显示巧囊内部典型的均匀细腻的点状低回声、出血性囊肿内部典型的网状回声等，经阴道超声均明显优于经腹超声。

（四）卵巢冠囊肿

1.病理与临床

卵巢冠囊肿指位于输卵管系膜与卵巢门之间的囊肿，目前认为其组织来源包括间皮、副中肾管及中肾管来源。以生育年龄妇女多见，为良性囊肿，但也偶有腺癌样恶变的报道。病理上，囊肿多为 5cm 左右，但也可达到 15cm 以上，单发，壁薄光滑，内为清亮液体。临床常无自觉症状，囊肿较大时可扪及包块。

2.超声表现

位于一侧卵巢旁，为典型单纯性囊肿的表现，呈圆形或椭圆形，单房、壁薄，双侧卵巢可见正常。囊肿偶可以扭转和破裂。

3.鉴别诊断

应与卵巢其他单纯囊肿（如滤泡囊肿）相鉴别。典型卵巢冠囊肿表现为附件区圆形或椭圆形单房囊肿，常可见完整卵巢声像图，随诊观察时不会自行消失；经阴道超声检查时用探头推之可见囊肿与卵巢分开。而出现滤泡囊肿时卵巢图像不完整或显示不清，且随诊观察可见自行消失。

4.临床价值

卵巢冠囊肿多数可通过超声发现，并通过超声随诊得到较明确诊断。

（五）卵巢黄素囊肿

1.病理与临床

卵巢黄素囊肿指卵泡壁上卵泡膜细胞在大量绒毛膜促性腺激素（HCG）刺激下黄素化、分泌大量液体而形成的囊肿。可见于：①滋养细胞疾病，如葡萄胎、恶葡、绒癌等；②正常妊娠、双胎、糖尿病合并妊娠、妊娠高血压症等产生过多 HCG 的情况;③促排卵时治疗引起卵巢过度刺激,其卵巢的多囊性改变同黄素囊肿。

卵巢黄素化囊肿常为双侧性,数厘米大小。大多无临床症状,可自行消退。

2.超声表现

卵巢黄素化囊肿具有典型卵巢单纯性囊肿的回声特点,即圆形或椭圆形无回声区、壁薄、光滑、边界清;可表现为单侧或双侧,单房或多房。

3.鉴别诊断

需与其他卵巢单纯性囊肿相鉴别,密切结合临床资料一般不难鉴别。

4.临床价值

卵巢黄素化囊肿多数通过超声发现及明确诊断。

(六)多囊卵巢综合征

1.病理与临床

多囊卵巢综合征(PCOS)是以慢性无排卵、闭经或月经稀发、不育、肥胖、多毛及双侧卵巢多囊性改变为特征的临床综合征,是育龄期妇女无排卵最常见的原因。关于 PCOS 的发病机制,至今尚不十分清楚,一般认为可能与促性腺激素分泌异常、代谢异常、肥胖、卵巢内分泌失调、高雄激素水平以及遗传等有关,主要内分泌特征包括 LH/FSH 比例增大、雄激素过高等。

大体病理上,60%~70% PCOS 患者表现为双侧卵巢对称性增大,少数病例卵巢无增大或仅单侧增大,切面显示卵巢白膜明显增厚,白膜下一排囊性卵泡,数个至数十个不等,直径为 0.2~0.6cm。镜下见白膜增厚、卵巢间质和卵泡膜细胞增生。

PCOS 主要为青春期发病,临床表现包括:①月经失调,为长期不排卵所致。表现为月经稀发、量少或继发闭经,偶见功能性出血;②不育,系慢性无排卵所致;③多毛,多毛常见于口唇、下颌颊侧、下腹、耻上、股内侧,并伴有痤疮;④肥胖,约半数患者有不同程度的肥胖;⑤双侧卵巢增大,呈对称性,比正常卵巢大1~3倍,⑥激素测定:LH/FSH>3,血清睾酮升高、高胰岛素血症等。

2.超声表现

(1)PCOS 的典型超声特点:①双侧卵巢增大(但约 30% PCOS 患者卵巢体积可正常);②双侧卵巢内见多个小卵泡,沿卵巢周边部呈车轮状排列,卵泡大小为 0.2~0.8cm,每侧卵巢最大切面卵泡数目≥10 个卵泡;③卵巢表面见强回声厚膜包绕;④卵巢中央的卵巢基质回声增强。

(2)经阴道超声可更好地观察小卵泡情况,若观察到卵巢基质回声增强也是一个较敏感而特异的诊断指标。

(3)上述卵巢的超声表现少数 PCOS 患者仅为单侧性。

3.鉴别诊断

根据 PCOS 卵巢的特征性超声表现,并密切结合临床资料,一般较易与其他病变相鉴别。

4.临床价值

超声检查是 PCOS 首选的影像检查方法,其典型超声表现也是 PCOS 诊断的最佳指标之一,根据卵巢的特征性表现,并结合临床表现与生化检查,一般可以对多囊卵巢做出较明确诊断。

经阴道超声不受患者肥胖的影响,在 PCOS 诊断中起着重要的作用,如其显示 PCOS 小卵泡及基质情况即明显优于经腹超声,可提高 PCOS 的诊断准确性。

三、卵巢良性肿瘤

卵巢良性肿瘤占女性生殖器良性肿瘤的 1/4～1/3,可发生于任何年龄,但多见于生育年龄妇女。常见的良性肿瘤有卵巢囊腺瘤、卵巢勃勒纳瘤、成熟性畸胎瘤、卵泡膜细胞瘤及纤维瘤等。

(一)卵巢囊腺瘤

卵巢囊腺瘤在卵巢肿瘤中最常见,包括浆液性和黏液性囊腺瘤,常见于生育前妇女。

1.病因与病理

来源于卵巢表面的生发上皮。浆液性囊腺瘤可呈单房或多房,囊内充满淡黄色清澈液体,单房者囊内壁光滑,多房者囊内可见乳头状突起。黏液性囊腺瘤多呈多房性,瘤体较大,内含黏液状或胶冻状液体。少数可向囊腔内或向壁外生长的乳头状突起,如穿破囊壁可引起腹膜种植,在腹腔内产生大量黏液,形成腹膜假黏液瘤。

2.临床表现

较小时多无症状。体积较大可产生压迫症状,当发生蒂扭转或肿瘤合并感染时可出现急性腹痛。

3.超声诊断

(1)浆液性囊腺瘤:①呈圆形或椭圆形的囊性无回声,单侧或双侧,囊壁薄、光滑、边界清晰。②单房或多房,其内可见光带分隔。③乳头状浆液性囊腺瘤,囊内可见乳头状突起,乳头状突起之间常有砂样钙化小体,如囊腺瘤破裂后可伴发腹水。④彩色多普勒,囊壁、囊内间隔及乳头上可见细条状血流信号。当分隔较多,血流较丰富时,需注意交界性囊腺瘤的可能。

(2)黏液性囊腺瘤:①呈圆形的囊性无回声,多为单侧性,囊壁较厚,边界清晰。②常呈多房性,囊性无回声内可见细弱光点。③瘤体较大,多在 10cm 以上,甚至巨大占满全腹部。④少数肿瘤有乳头状突起,可向囊内或囊壁外突起。⑤彩色多普勒,囊壁、囊内间隔及乳头上可见细条状血流信号。

4.鉴别诊断

需与卵巢囊腺癌相鉴别。

5.临床价值

超声仅能分辨部分浆液性或黏液性卵巢囊腺瘤,需要病理学确诊。

(二)成熟性畸胎瘤

成熟性畸胎瘤是最常见的卵巢肿瘤之一,占卵巢肿瘤的 10%～20%,可发生于任何年龄,生育期妇女多见。

1.病因与病理

肿瘤来源于原始生殖细胞肿瘤,主要为外胚层组织,包括皮肤、毛发、皮脂腺等,部分可有牙齿及神经组织;此外亦可见中胚层组织,如脂肪、软骨等,多为单侧,也可双侧发病。恶变率为 1%~3%,通常发生于绝经后患者,肿瘤切面除毛发、油脂外,尚有实性部分或坏死组织。

2.临床表现

一般无临床症状,可在妇科或超声检查时发现。肿瘤体积较大时可有轻度腹胀或压迫感。肿瘤蒂扭转时,则引起急腹症。

3.超声诊断

(1)二维超声:常于附件区见一低回声或混合回声光团,肿块包膜完整,壁厚光滑,内部回声多样,结构复杂。其具有以下特点:①脂液分层征,肿块内有一强回声分界线,上方为脂性物质,呈均匀密集细小光点,下方为液性无回声区;②星花征,漂浮于无回声内的黏稠油脂物呈均匀质密细小强回声,探头加压时可移动;③面团征,肿块无回声区内可见团状强回声附于囊壁一侧(为头发和油脂包裹成团所致),边界较清晰;④瀑布征,当肿块中的头发与油脂松散未构成团块时,声像图上呈表面强回声,后方回声渐次减弱,且反射活跃似瀑布状;⑤壁立结节征,囊壁上可见隆起的强回声结节,单个或多个,后方可伴声影,结节的组织结构常为牙齿或骨骼;⑥杂乱结构征,复杂型畸胎瘤中会有牙齿、骨骼、毛发、油脂等物质。在液性暗区内有明显增强的光团、光斑、光点及线状强回声,并伴有声衰减或声影,图像杂乱,但肿块包膜完整。

(2)多普勒超声:绝大多数良性畸胎瘤为少血流或无血流信号,即无论瘤内回声特征如何,瘤中部甚至包膜上都极难显示出血流信号,可据此血流特征区别于其他类型的附件区肿块。

4.鉴别诊断

畸胎瘤声像图特征明显,诊断率高,但仍有一定的漏(误)诊率,可能误诊为卵巢囊腺瘤、单纯性囊肿、卵巢纤维瘤、巧克力囊肿、炎症性积液等,需与肠管回声、周围组织相鉴别。

5.临床价值

超声诊断畸胎瘤的诊断率达 90% 以上,经盆腔扫查时,强调寻找两侧卵巢,可以有效降低漏诊。

(三)卵巢纤维瘤

卵巢纤维瘤是一种具有内分泌功能的卵巢良性肿瘤,占卵巢肿瘤的 2%~5%,多发生于老年妇女,单侧居多。

1.病因与病理

肿瘤表面光滑或结节状,切面呈灰白色,实性、坚硬。镜下由梭形瘤细胞组成,排列成编织状。

2.临床表现

多见于 40~50 岁妇女,肿瘤小时往往无症状,常在妇科检查在子宫一侧扪及分叶状活动肿物。肿瘤增大时可出现下腹不适或腹胀,一般无疼痛。如发生蒂扭转或继发感染时,可出现剧烈腹痛。伴有腹水或胸腔积液时称为梅格斯综合征,手术切除肿物后,腹水及胸腔积液可自行消失。

3.超声诊断

(1)呈圆形、卵圆形或分叶状,中等大小,形态规则,边界清,包膜光滑。

（2）内部为实质性或囊实混合性肿块，后方回声可见轻度衰减。

（3）如瘤内有钙化斑可伴声影。

（4）彩色多普勒：近场可探及少许血流信号，远场因声衰减，常无血流信号。

4.鉴别诊断

需与带蒂的浆膜下肌瘤及阔韧带肌瘤相鉴别，鉴别重点是辨别肿瘤与子宫和同侧卵巢的关系，联合应用经腹和经阴道扫查显示双侧正常的卵巢结构时，对排除卵巢纤维瘤有很大的帮助。

5.临床价值

超声诊断是一种能向临床提供较可靠依据的无创性检查手段，有助于卵巢良性肿瘤的初步定性诊断和鉴别诊断，但因卵巢肿瘤的种类结构复杂，超声图像缺乏特异性，许多肿瘤有"同病异图""同图异病"现象，造成诊断困难，因此在诊断过程中应结合患者临床表现、病史及相关其他辅助检查。

经阴道超声及彩色多普勒超声的应用，为准确诊断卵巢良恶性肿瘤提供了有效的手段。其分辨力高，能显示肿瘤内部的细微结构，对血流探测的敏感性较高。因此联合应用经腹、经阴道超声检查，能进一步提高超声诊断的准确性。

四、卵巢恶性肿瘤疾病

卵巢恶性肿瘤占女性常见恶性肿瘤的 2.4%～5.6%，病理结构复杂，种类繁多，如卵巢囊腺癌、未成熟畸胎瘤和成熟性畸胎瘤恶变、子宫内膜样腺癌、内胚窦瘤、恶性勃勒纳瘤、克鲁肯贝格瘤等。

（一）卵巢囊腺癌

1.病因与病理

卵巢囊腺癌包括浆液性囊腺癌和黏液性囊腺癌。浆液性囊腺癌是最常见的恶性卵巢肿瘤，1/2 为双侧性，多为部分囊性部分实性，实性部分呈乳头状生长，此瘤生长迅速，常伴出血坏死。黏液性囊腺癌常只限一侧，多由黏液性囊腺瘤演变而来，囊腔变多，间隔增厚，有增殖的乳头状物。

2.临床表现

早期多无症状，偶在妇科检查时发现。随着肿块的增大可出现腹胀、腹痛、下腹不适感和压迫症状，严重时可出现不规则阴道出血及合并腹水；当肿瘤浸润或压迫周围组织器官出现腹壁和下肢的水肿，大、小便不畅和下坠，腰痛等，甚至出现恶病质状态。

3.超声诊断

二维超声：声像图上难以区分浆液性或黏液性囊腺癌，多表现为囊实性肿块。囊性为主的肿块囊壁厚而不均，内有粗细不均的分隔，囊液常呈无回声；实性为主者囊内壁见实性块状突起，内部可见大小不等的囊性区，乳头向外生长时肿块边界难辨，形态不规则（图 6-2-1）。盆腹腔可伴有腹水。

多普勒超声：囊腺癌多在肿块边缘，分隔上和中央实性区见到丰富的血流信号（图 6-2-2），可记录到低阻力或极低阻力频谱,RI≤0.40,肿块边缘血流流速较高,最大流速通常大于30cm/s。

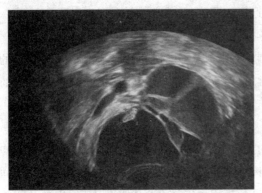

图 6-2-1　乳头状浆液性囊腺癌(手术证实)
二维声像图

右附件区可见多个囊性无回声,边界清,内透声性欠佳,内可见细密光点,部分囊壁可见低回声实性光团突向腔内

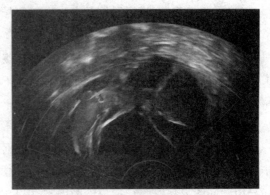

图 6-2-2　乳头状浆液性囊腺癌(手术证实)
彩色多普勒声像图

右附件区可见囊实混合性包块,以囊性为主,其间可见光带分隔。彩色多普勒显示光带分隔上可见少许血流信号

4.鉴别诊断

需与卵巢囊腺瘤相鉴别,卵巢囊腺瘤多表现为囊实性肿块,形态规则,边界清晰,囊壁、囊内间隔及乳头状可见细条状血流,可记录到低速中等阻力频谱,最大血流速度常在15cm/s左右,RI值在0.40左右。

5.临床价值

对于囊性混合性或实质性卵巢肿块,超声具有良好的鉴别能力。经阴道超声和多普勒超声的应用能更清晰地显示肿块内部细节及血流情况,有助于肿块良恶性的鉴别。

(二)卵巢转移性肿瘤

1.病因与病理

凡原发肿瘤的瘤细胞经过淋巴管、血管或体腔侵入卵巢,形成与原发病灶相同病理特性的卵巢肿瘤,均被称为卵巢转移性肿瘤,占卵巢恶性肿瘤的 5%～10%。体内任何部位的原发性恶性肿瘤均可转移至卵巢,最常见的原发部位为胃和肠道,其次为乳腺。常见卵巢转移性肿瘤为克鲁肯贝格瘤,大多来自胃肠道,肿瘤大小不等,多保持卵巢原形或呈肾形。镜下可见印戒细胞,间质内可见黏液,形成黏液湖。

2.临床表现

卵巢转移性肿瘤有其特有的原发病灶症状:①盆腔肿块:多为双侧性,多表面光滑、活动,少数也有单侧或较固定;②腹水征:由淋巴引流障碍和转移瘤渗出所致,绝大多数为淡黄色,少数血性;③腹痛:由于肿瘤向周围浸润或侵犯神经引起;④月经失调或绝经后阴道出血:部分卵巢转移瘤具有分泌激素功能所致;⑤恶病质:出现卵巢转移性肿瘤已是肿瘤晚期,故可表现为消瘦、贫血、慢性面容等。发现双侧卵巢实性肿块,并伴有消化道症状时,应考虑到转移肿瘤的可能,并尽可能找到原发灶。

3.超声诊断

二维超声:双侧卵巢均受累,呈实性不均质肿块,可伴衰减,无明显包膜反射,但边界清晰,呈肾形;有时在盆腹腔可扫查到边界不清、形态不规则、与肠道等回声的肿块(图 6-2-3),常常合并腹水(图 6-2-4)。

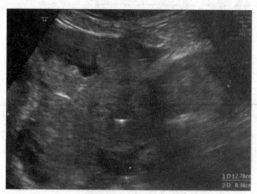

图 6-2-3　转移性卵巢癌(手术证实)1
盆腔内可见不规则囊实混合性包块,边界不清,
内回声不均,以实性为主

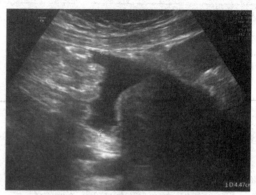

图 6-2-4　转移性卵巢癌(手术证实)2
盆腔内可见大量积液暗区,部分肠管漂浮其中

多普勒超声:瘤体内血流丰富,肿块内血流频谱以中等阻力($RI > 0.40$)为主(图 6-2-5),很少记录到低阻血流,此点与原发性卵巢恶性肿瘤不同。

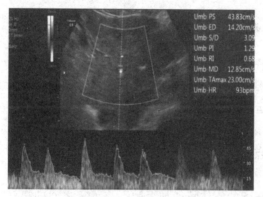

图 6-2-5　转移性卵巢癌(手术证实)彩色多普勒声像图
彩色多普勒显示实性肿块内可见血流信号,测得其中一支动脉频谱 RI 为 0.68

4.鉴别诊断

与卵巢原发性恶性肿瘤进行鉴别时,需结合病史及临床症状。卵巢原发性恶性肿瘤多为单侧,阻力指数较低($RI \leq 0.40$):卵巢转移性肿瘤多为双侧,阻力指数 $RI > 0.40$。

5.临床价值

原发性和转移性卵巢肿瘤有着不同的治疗和预后方案,因此确定卵巢肿瘤是原发还是继发非常重要。如果不能发现或诊断卵巢转移肿瘤,则需二次手术或失去手术机会。有 38% 转移到卵巢的肿瘤是在原发灶之前发现,超声准确诊断卵巢转移肿瘤,则可避免二次手术。

(三)卵巢良恶性肿瘤的鉴别诊断

卵巢肿瘤的种类繁多,形态各异,超声常表现为囊性、实性和混合性肿块,卵巢良性肿瘤大部分结构较规则,属于少血供型;卵巢恶性肿瘤形态多不规则,属于富血供型。具体鉴别要点见表 6-2-1。

表 6-2-1　良性与恶性卵巢肿瘤的鉴别诊断

鉴别点	卵巢良性肿瘤	卵巢恶性肿瘤
年龄	多为生育年龄	多为幼女,年轻或绝经后妇女
病程	病程长、进展缓慢	病程短、进展迅速
症状	多无	消瘦乏力甚至恶病质
体征	多为单侧,表面光滑,可推动,无腹水	多为单侧,表面凹凸不平,固定,伴腹水
物理性质	多为囊性或囊性为主的混合性	多为实质性或实质性为主的混合性
轮廓回声	形态规则,边缘整齐,壁薄光滑,轮廓线连续	形态不规则,边缘不平整,壁厚薄不均,轮廓线间断
内部回声	囊性者内部为无回声区或伴少量光点,间隔纤细,实质性者内部回声规则,均匀	囊性者间隔局限性增厚,实质性或混合性者内部回声强弱不均
后壁回声	一般无衰减或回声增强	常有衰减
周邻回声	无周围浸润、转移、腹水	与子宫等周围组织浸润粘连,常伴腹水、腹腔淋巴结肿大、肝转移等
血流信号	不丰富	丰富,呈高速低阻动脉频谱

五、其他卵巢病变

卵巢及卵巢肿瘤在特定情况下会发生肿瘤蒂扭转、破裂、瘤内出血、卵巢及附件扭转等。此类病变的共同临床特征为突发下腹痛,伴恶心、呕吐,盆腔内可扪及张力大之包块,压痛明显;大多数有跳跃、剧烈运动、快速体位改变、排便或撞击史。超声检查是重要的辅助诊断和鉴别诊断的方法。

(一)超声诊断要点

1.卵巢肿瘤蒂扭转

声像特征包括原发病灶的瘤体特征加上肿瘤与子宫之间的扭转蒂部的"麻绳状"低回声。瘤体为囊性时,可见囊壁水肿,呈均匀增厚;瘤体为实性者,其内回声减低或因伴有缺血坏死,透声性增加。扭转程度不同,"麻绳"的螺旋数量不同,横切面呈一低回声多层同心圆状结构。血流信号可反映扭转程度轻重,当扭转初期或较松时,蒂部尚可见同心圆状血流信号(图 6-2-6);当扭转圈数多、时间较长时,原发病灶的肿瘤内出现坏死、出血,使得内部回声杂乱,其内部、包膜及扭转的蒂部均无血流信号。

2.卵巢囊肿破裂

子宫旁附件区囊性为主的肿块,边界不清,形状不规则,呈塌陷状;或者原有的囊肿突然变小,囊壁塌陷(图 6-2-7);腹腔内出现游离积液,超声常无法显示破裂口具体位置,偶尔可见囊肿与腹腔积液相通。合并出血时,积液内可见云雾状低回声,单纯囊肿破裂时积液为无回声。CDFI 示不规则囊性肿块近子宫侧包膜可见血流信号,具有原发囊肿的血流供应特征。

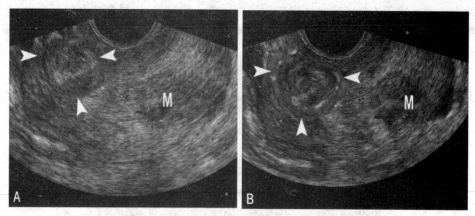

图 6-2-6 卵巢肿瘤蒂扭转蒂部灰阶与 CDFI 声像

A.卵巢肿瘤蒂扭转蒂部灰阶声像;B.卵巢肿瘤蒂扭转蒂部 CDFI 声像;M:卵巢肿瘤;箭头:扭转的蒂部

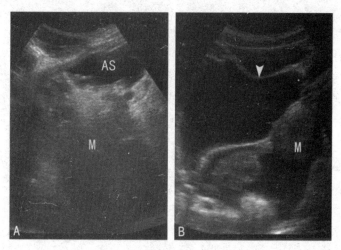

图 6-2-7 卵巢畸胎瘤破裂声像

经腹扫查卵巢畸胎瘤破裂声像。A.卵巢畸胎瘤破裂灰阶声像;B.卵巢畸胎瘤破裂灰阶声像。M:卵巢畸胎瘤;AS:腹腔积液;箭头:腹腔积液

3.卵巢肿瘤瘤内出血

恶性卵巢肿瘤生长速度较快、瘤体组织坏死时可发生瘤内出血。卵巢囊性肿瘤内出血时,肿瘤内见区域性絮状回声或云雾状回声,内无血流信号。声像图无特异性,其诊断往往需结合腹痛症状以及通过对比以往附件肿块的声像变化来考虑。

4.卵巢扭转

卵巢扭转多发生在青少年,无卵巢囊肿或肿瘤病史。超声检查双侧卵巢不对称,扭转侧卵巢肿大,内回声减低,因多数合并输卵管扭转,扭转蒂部呈麻绳状增粗,多普勒超声显示增大卵巢内无血流信号(图 6-2-8)。

(二)鉴别诊断

(1)上述卵巢病变的临床表现与其他外科急腹症相似,尤其后者合并卵巢占位病变时更难鉴别,需紧密结合临床症状和体征以及结合以往妇科超声阳性结果相鉴别。

（2）上述卵巢病变的临床症状和附件占位与异位妊娠相似,应根据妊娠相关病史、血 HCG 水平相鉴别。

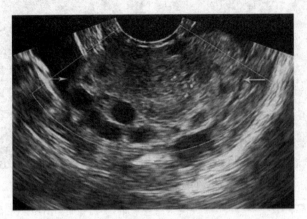

图 6-2-8 卵巢扭转 CDFI 声像

经阴道扫查卵巢扭转声像。箭:卵巢

（三）注意事项

（1）以上卵巢病变的超声图像大多数没有特异性,均需密切结合病史进行诊断。

（2）高分辨力的多普勒超声未能显示卵巢或卵巢内肿块血流信号,且在肿块与子宫之间出现"麻绳状"低回声,提示有卵巢及附件扭转。但扭转的肿块内探及血流并不能完全排除肿块扭转。发生扭转时仍然可见血流信号可能与不完全扭转、扭转早期等有关。

（3）卵巢及卵巢病变发生慢性扭转时,若没有明确的腹痛病史,极易漏诊。

（4）较小的囊肿、单纯性囊肿以及卵巢肿瘤浸润性生长引起的破裂,其症状相对较轻,容易被忽略。

（5）肿瘤或囊肿内出血若无明显症状,很难被发现,使得肿瘤内部回声更为复杂,从而增加判断的难度。

第三节 输卵管疾病

一、解剖

输卵管起源于苗勒管,与子宫角端相连,两侧各一条。输卵管的功能是输送卵母细胞和精子,为其汇合受孕创造条件。输卵管长 9～11cm,被覆腹膜,局部两层腹膜贴合形成输卵管与阔韧带之间的疏松附着处(输卵管系膜)。输卵管沿阔韧带上缘弯曲走行,其末端邻近卵巢,开口于腹膜腔,这个末端开口称作腹腔开口,位于输卵管漏斗部旁伞状结构的末端。

输卵管腹腔开口边缘由多个流苏状结构组成;该指状结构紧密包绕卵巢输卵管端,使其能在排卵期拾起卵泡排出的卵母细胞,因此,输卵管伞端情况在不孕症患者中需引起重视。

输卵管漏斗部是输卵管腹腔开口,长约 2cm,位于输卵管远段(伞端)与壶腹部之间。

输卵管壶腹部壁薄，走行弯曲，长约 5cm，占据输卵管全长的 2/3，受精通常发生于该部位。

输卵管峡部是输卵管的内 1/3 部分，连接壶腹部和输卵管宫角肌层内部分。峡部相对平直，管腔（1～2mm）明显窄于漏斗部（3mm）。

输卵管的最后一段称为间质部或肌层内部分，走行于子宫角肌层内，长度仅约 1cm，管腔窄，仅宽约 1mm。

输卵管通过自身蠕动帮助运送受精卵至宫腔，同时使得受精卵发育成熟。

输卵管的动脉供血来自子宫和卵巢动脉的终末支。子宫动脉的分支供应双侧输卵管内 2/3 部分，卵巢动脉的分支供应输卵管外 1/3 部分。其静脉回流与动脉伴行。

输卵管是一个中空的内脏器官，管壁由 3 层结构组成。外侧浆膜层由腹膜及其下方的疏松结缔组织组成，覆盖除伞端和间质部外的所有部分。中层肌层由外侧的纵行纤维和内侧的环状纤维组成，在峡部较厚，壶腹部较薄。

黏膜层折叠形成很多皱褶（皱襞），尤其以漏斗部显著。内衬以柱状上皮，大多数含纤毛。输卵管通过纤毛运动和自身蠕动来运送卵子和精子。黏膜层内也有分泌细胞。

二、超声观察

一般情况下，经腹超声几乎不能观察到输卵管。

由于输卵管管径小且匍匐走行，因此正常情况下，未扩张的输卵管很难甚至不能通过经阴道超声（TVS）观察到。少数情况下，可通过宫角处内膜辨认输卵管起始部，然后通过横切面或冠状面向两侧追踪观察到输卵管。超声通常也不能探及卵巢韧带和骨盆漏斗韧带。

在某些情况下，直肠子宫陷凹内有适量液体，液体可作为对比介质衬托显示正常输卵管。

（1）有时盆腔内大量的液体可足够衬托出输卵管的显示。

（2）在月经中期，排卵期稍后的时间内，由于卵泡液排出后，部分输卵管可能探测到。

（3）盆腔内可能由于各种原因积血，如黄体破裂、异位妊娠破裂，盆腔内大量的液体可能提高一侧或双侧输卵管的显示率。

（4）由卵巢过度刺激或其他原因引起的盆腔积液，可能成为围绕输卵管和伞端周边很好的对比介质，从而衬托显示输卵管。

（5）由于感染性疾病所引起的积液也有可能使输卵管的轮廓通过超声显示（图 6-3-1）。

在盆腔有积液的情况下，嘱患者取头高足低体位可能增加液体的聚集，从而为输卵管的显示创造更好的声学界面。

当输卵管周围被液体包绕时，正常输卵管在超声上表现为宽 0.5～1cm 的管状、纤曲低回声结构，从近端到远端粗细不一，通常发自子宫宫角外侧部分，向后外侧走行至附件区和直肠子宫陷凹。圆韧带在经阴道超声图像上与未扩张的输卵管相似，但其走行更平直，更靠近宫角处。

为了鉴别输卵管和肠管，需要指出的是典型的肠管表现为梭形结构，管腔内含有液体，随自主蠕动形态发生变化。如果管腔内有液体，衬托出管腔壁有排列规则的突起则提示为小肠，袋状结构是大肠的特征性表现。未扩张的肠管表现为梭状结构，中心强回声代表黏膜层及其内容物，周边低回声环代表肠管壁肌层。

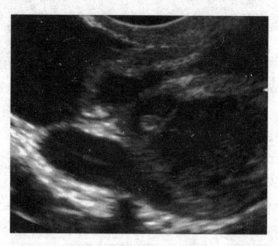

图 6-3-1　急性盆腔炎患者附件混合回声包块位于直肠子宫陷凹内

输卵管扩张、黏膜层增厚，管腔内充满黏稠液体

通过旋转阴道探头可获得数个矢状切面和横断面图像。血管的搏动和彩色及频谱多普勒能很容易将输卵管和盆腔粗大血管鉴别开来。

三、输卵管疾病

盆腔炎(PID)的定义是微生物从阴道或宫颈上行性扩散到子宫内膜、输卵管和(或)相连结构(与妊娠或手术无关)的急性临床综合征。少数情况下，PID 可能由手术操作引起(表 6-3-1)。

表 6-3-1　PID 诊断要点

诊断	临床表现	超声特点	彩色多普勒特点
急性输卵管炎	下腹痛	输卵管内充满炎性分泌物	低阻或中等阻力指数
	体温升高或正常	输卵管呈"腊肠状"	(RI＝0.53±0.09)
	实验室检查：白细胞计数升高	多房或单房囊性结构	
输卵管卵巢脓肿	严重的下腹部疼痛	液体内可见气泡回声	病变分隔或周边可测得低阻血流
	高热		信号(RI＝0.40±0.08)
慢性输卵管炎	轻微症状或无症状	"齿轮"征	阻力指数升高(RI＝0.71±0.09)
	不孕症	扩张的管状结构伴不全分隔	舒张期血流缺失提示不可逆转的瘢痕组织形成
		横切面可能观察到"结节"状强回声	

PID 所导致的后果通常比预计的要严重，主要有以下 3 方面原因：患者在需要住院治疗时

没有及时住院;许多患者抗生素治疗不充分或不适宜;其性伴侣没有采取治疗或治疗不彻底。

大多数 PID 感染是上行性的和多种微生物引起的。感染很少由血行播散或由其他腹部器官直接扩散而来(憩室炎和阑尾炎)。大多数 PID 是性传播疾病引起的,在这些病原体中,淋病和沙眼衣原体最常见。超过 50% 的 PID 患者在没有任何症状时,已经有了输卵管的损伤。在这些病例中,沙眼衣原体是最常见的感染病原体。

PID 主要分为以下 4 种类型。

(1)静止型或无症状型。在患者没有感知的情况下,输卵管瘢痕组织形成。

(2)非典型 PID,引起轻微的临床症状。

(3)急性 PID 是急诊就诊的盆腔炎患者中最常见的类型。

(4)慢性 PID 或 PID 后遗症。患者常有慢性盆腔疼痛、不孕症和瘢痕组织形成。

根据病程,PID 可分为急性 PID 和 PID 后遗症,前者包括输卵管积脓和输卵管卵巢脓肿,后者包括输卵管积水和瘢痕组织形成。

四、超声表现

(一)急性盆腔炎

输卵管疾病可通过评价其管壁、管腔内容物、输卵管蠕动及其与周围盆腔结构的关系来考虑。

在急性盆腔炎早期进行盆腔超声检查时,检查结果可能完全正常,随着病程进展,输卵管管壁增厚且不规则,伴盆腔积液,这使得输卵管更易显示。

超声表现包括以下几点。

(1)观察到扩张的管状结构,通过观察有无搏动或应用彩色多普勒可将其与盆腔粗大血管鉴别开来。

(2)管壁回声增强,提示炎症累及黏膜层。

(3)扩张的管状结构内见到低回声,提示输卵管积脓。

(4)输卵管卵巢脓肿表现为附件区混合回声包块,卵巢包膜增厚,附件区和直肠子宫陷凹局部液体聚集。

当输卵管伞端堵塞时,输卵管内充满脓液而扩张,形成输卵管积脓,在经阴道超声上表现为管状、腊肠状结构,伴管壁回声增强,血流阻力指数降低。由于脓性物质持续从输卵管溢出至卵巢表面及其周围结构,输卵管积脓能进一步发展为输卵管卵巢脓肿,大多数情况下超声表现为附件区混合回声包块,内部为低回声,可见分隔。血流特点为低阻力指数。

输卵管积水是指输卵管内充满液体而扩张,超声表现为管状、腊肠状无回声或低回声结构,其管壁血流阻力指数增高。

在 PID 早期阶段,卵巢皮质血流阻力指数为低至中等($RI = 0.53 \pm 0.09$)。

在 PID 急性期,卵巢皮质血流频谱变化很快。随着局部炎症引起的血管舒张,导致 RI 下降(图 6-3-2),而接下来发生的水肿又使得卵巢皮质动脉阻力指数升高。

(二)慢性盆腔炎

慢性盆腔炎又称为 PID 后遗症,是急性、有症状 PID 反复发作或静止、无症状 PID 的最终结果。

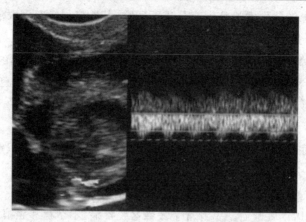

图 6-3-2　注意从输卵管小动脉上探及低阻血流信号（RI＝0.35）

　　由于盆腔粘连导致输卵管伞端闭合，引起输卵管内黏液聚集，形成输卵管积水。超声表现根据病情进展情况不同而表现不一。在急性期，输卵管壁增厚，探头加压时有触痛。慢性期通常是在常规检查时或不孕症就诊时偶然发现。患者通常没有意识到自己有盆腔病变，但是往往能自诉既往下腹部疼痛或典型盆腔炎病史。典型的输卵管积水图像表现为充满液体的均质、条状包块，邻近卵巢内侧，内部可见与扩张输卵管壁不同的薄的不全分隔。但当输卵管积水表现为厚壁伴内部分隔及乳头状突起的混合回声结构时，有可能误诊为卵巢恶性肿瘤（图 6-3-3）。

　　彩色多普勒能观察到在阴道探头加压或肠蠕动时输卵管积水内的液体发生流动，在鉴别输卵管积水和盆腔瘀血综合征中起着很重要的作用。进行彩色多普勒检查时，盆腔瘀血综合征表现为屏幕上大量的彩色显像，而输卵管积水图像仍保持黑色和白色，仅仅在肠蠕动或人为探头加压时才有彩色显示。

　　根据研究显示，急性 PID 患者的血流阻力指数为 0.53±0.09。这与慢性期患者（RI＝0.71±0.07）和不孕症患者（RI＝0.73±0.09）有显著差异。因此，鉴于血流阻力指数有很高的应用价值，通过彩色和频谱多普勒评价 PID 慢性和急性期的不典型包块后，应能与附件恶性肿瘤鉴别开来。在我们首次报道了这项技术之后，有很多学者开始研究评价与卵巢血流相关的功能性变化。

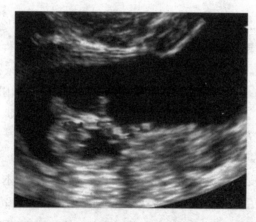

图 6-3-3　由结节状强回声和假乳头状结构形成的"齿轮"征是 PID 慢性期的典型表现
彩色多普勒能帮助鉴别不典型 PID 病例

假定盆腔炎症能影响卵巢血流。卵巢与输卵管远端相邻,该处往往是炎症的主要发生部位,并且卵巢与同侧输卵管的远端血供来源相同。因此,学者们预测在炎症变化过程中,卵巢血流也会相应发生变化。研究显示卵巢内血流变化与卵巢病理生理状况相关。

随着局部炎症引起的血管舒张,导致 RI 下降,而接下来发生的卵巢皮质水肿又使得动脉阻力指数升高。由于每位患者卵巢包膜张力不同,因此各个卵巢内压力不同,进而影响卵巢内血流密度,表现为 RI 值的差异。

随着病情进展,成纤维细胞增生和瘢痕组织形成导致局部血流减少,表现为 RI 进行性升高。舒张期血流缺失(RI=1.0)提示不可逆转的瘢痕组织形成。

(三)异位妊娠

异位妊娠是指发生于宫腔外任何部位的妊娠,总体发病率为 1%～2%,由于世界范围内 IVF 操作的增加,异位妊娠的发病率明显升高。滋养细胞在宫腔外种植和发育的确切原因尚不完全清楚。近十余年异位妊娠的发生率增加主要是由于盆腔炎发病率增加所致。幸运的是,由于早期诊断和微创治疗方法的应用,使异位妊娠病死率下降超过 75%。易发生异常种植部位的机械因素包括轻度盆腔感染(异位种植的主要原因),输卵管周围粘连(既往 PID 所致),输卵管炎导致部分或全部输卵管黏膜梗阻。也有异位妊娠发生于完全正常输卵管的报道,提示胚胎异常或母体内分泌变化也可能是致病因素。异位妊娠高危因素包括 STD-PID (性传播疾病-盆腔炎)、辅助生殖技术、胚胎异常、母体内分泌变化、输卵管手术或疾病史、IUD (宫内节育器)、异位妊娠史、子宫肌瘤、子宫畸形、节育术后、不孕症(随不孕症病程延长风险增高)、既往自然或人工流产史、年龄大于 40 岁、吸烟或有吸烟史。在已经明确的异位妊娠中,输卵管妊娠约占 95%,其余异位妊娠部位为宫角或间质部、宫颈、卵巢、剖宫产瘢痕或腹腔。要重点了解异位妊娠的临床表现。大多数情况下无典型的三联征:停经、不规则阴道出血和腹痛,但临床症状和体征的确切发生情况很难统计。大多数异位妊娠由于与先兆流产症状相似而难以鉴别。其他应该考虑的异位妊娠鉴别诊断包括正常宫内孕、输卵管炎、卵巢囊肿扭转或破裂、附件扭转、黄体囊肿出血、子宫内膜异位症、阑尾炎、胃肠炎、憩室炎、泌尿系疾病等。

1.异位妊娠时生化标记的作用

β-hCG(人绒毛膜促性腺激素)是胎盘滋养细胞分泌的一种糖蛋白激素。从妊娠后第 8 天开始其血浓度呈每天 1.7 倍的速度增长。孕卵一旦种植,滋养细胞就开始分泌 β-hCG。普通尿 β-hCG 试验阳性提示尿内 β-hCG 浓度≥1000U/L,这意味着已经妊娠 10～14d。在蛋白尿、血尿、妇科肿瘤、输卵管卵巢脓肿或服用某些药物(如镇静药)时,可能出现尿妊娠试验假阳性结果。异位妊娠时,大多数胚胎通常因发育不良被吸收而未显示,通常只能观察到一个空妊娠囊,分泌较低的 β-hCG 值。在 5%～8%的异位妊娠中,可以观察到仍然存活的胚胎,此时β-hCG 值往往在正常水平。由于异位妊娠大多数情况下 hCG 浓度较低,仅 40%～60%的异位妊娠患者尿妊娠试验阳性,因此需要进行更敏感的血 hCG 检查。血 hCG 在正常妊娠 10d 后为阳性,异位妊娠的血 β-hCG 水平绝对值明显低于同孕龄的正常宫内早孕。动态观察异位妊娠时血 β-hCG 浓度显示其增高缓慢,增加 1 倍的时间延长。β-hCG 定量联合超声检查最重要的应用是理解 β-hCG "分隔区"的价值。分隔区是指在这个水平之上的所有宫内妊娠绒毛膜囊都应该能被超声观察到。目前已经对分隔区有了比较一致的观点,即血 β-hCG 值在 1000MU/mL 左右及以上,通过频率为 5MHz 以上的经阴道超声应能观察到正常宫内妊娠囊,否则,应怀疑异位妊娠。

2.超声在异位妊娠诊断中的作用

经阴道超声扫查已经成为有效及快速诊断异位妊娠的"金标准"。经腹超声扫查作为检查异位妊娠的方法之一,仅用于很少一部分位置较偏的异位妊娠,通常包块位于盆腔较高位置,在 5MHz 经阴道超声探头的探测范围之外。异位妊娠的超声征象可分为宫内和宫外征象,一部分征象为直接诊断征象,另一部分征象为间接提示征象。

直接诊断征象包括宫内未探及具有双环征、卵黄囊和(或)胚胎的妊娠囊结构,附件区卵巢旁探及包块(表 6-3-2)。

表 6-3-2 异位妊娠灰阶和彩色多普勒超声表现

区阶超声	彩色多普勒超声
直肠子宫陷凹或腹腔积液 子宫外可见妊娠囊结构,可伴或不伴胎芽及胎心搏动 椭圆形环状包块,周边为强回声环,内部为低回声 子宫增大,内未见妊娠囊,伴或不伴内膜增厚内膜可有蜕膜反应,有时可见假孕囊 假孕囊是宫腔中部囊状结构,周边为蜕膜反应的内膜,中心为出血所致的无回声 内膜并不是真正的蜕膜,仅仅是蜕膜反应	异位妊娠囊与宫内妊娠囊一样,均可探测到高速低阻血流信号 妊娠囊周边血流信号增加,其频谱形态与卵巢黄体囊肿血流频谱形态相似,因此必须在卵巢结构以外探测到低阻血流信号才能确诊异位妊娠

间接提示征象包括子宫增大,内膜增厚,子宫后方积血或血块。彩色多普勒检查附件包块内通常可探测到不规则散在分布的多条小血流。在卵巢组织和黄体囊肿之外的包块内也能探测到高速低阻(RI=0.36~0.45)血流信号(图 6-3-4)。

大多数确诊异位妊娠的患者,在病灶同侧卵巢内可探及妊娠黄体回声(图 6-3-5)。

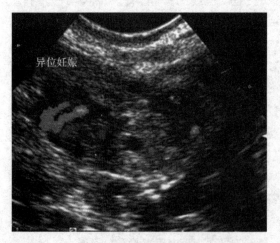
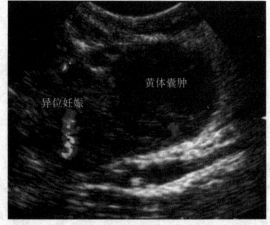

图 6-3-4　经阴道彩色多普勒超声检查显示附件区一直径 8~10mm 的小妊娠囊
注意扩张的输卵管血管,这能提示妊娠发生的病理部位(输卵管)

图 6-3-5　异位妊娠囊旁可见同侧卵巢黄体囊肿

这个特点可提示检查者在妊娠黄体同侧寻找异位妊娠包块。异位妊娠时，双侧输卵管动脉血流存在差异，输卵管妊娠包块侧的输卵管动脉血流明显增加，平均 RI 较对侧输卵管降低15.5％。该差异是由绒毛滋养层侵犯所致，且与妊娠时间长短无关。经阴道彩色和频谱多普勒超声与其他检查方法一样都存在诊断假阳性和假阴性。假阳性诊断多为将妊娠黄体囊肿误诊为异位妊娠包块，少数情况下某些附件区病变也可能被误诊为异位妊娠。假阴性结果通常是由于操作技术原因所致，如操作者经验不足或患者欠配合。其他误诊情况是血流不丰富的异位妊娠包块，此时血 β-hCG 水平往往较低。尽管超声和实验室技术有所提高，然而对临床医生来说异位妊娠的诊断仍存在挑战，某些情况下只能通过腹腔镜检查和诊断性刮宫才能明确诊断。随着异位妊娠非手术治疗逐渐增多，有必要将可非手术治疗的病例和可能发生破裂的病例区分开来，通常没有急性临床症状和 β-hCG 值逐渐下降的病例可采取非手术治疗。

（四）输卵管良性肿瘤

输卵管平滑肌瘤通常较小，无临床症状，多为偶然发现。但也有腹痛患者为较大的输卵管平滑肌瘤扭转的报道。输卵管良性肿瘤在进行常规 B 超检查时无特异性征象。小的乳头状肿瘤与慢性盆腔炎残留病灶较难辨别，较大的输卵管肿瘤可能被误诊为炎性包块。由于图像条件限制，二维超声有时不能清晰显示病灶的边界且无法将其与周围组织分辨开来。彩色多普勒可用于评价包块的血流情况。三维超声能清晰立体地显示肿瘤情况从而有助于诊断。三维能量多普勒的应用使得良性输卵管肿瘤的规则血流分支得以显示，从而将其与子宫和卵巢的血管网鉴别开来。

（五）输卵管恶性肿瘤

输卵管癌是所有妇科恶性肿瘤中最罕见的。虽然输卵管恶性肿瘤少见，但是仍需与其他附件包块相鉴别。腹痛、阴道出血、白带增多是输卵管癌的三联征。

所有报道的输卵管癌超声表现均为混合回声、囊性成分为主的附件包块，部分包块呈腊肠状，与子宫有明显分界。

二维经阴道超声是最重要的术前诊断方法之一，但是由于附件区良恶性包块的超声表现存在交叉，单独应用超声形态学评分系统对输卵管癌的诊断价值有限。

有学者首次报道了一例术前彩色和频谱多普勒超声准确诊断的原发性输卵管腺癌（FIGOⅠ期）。

在有慢性炎症改变的输卵管上探测到偏低血流阻力指数（RI＝0.55）。根据可见新生血管和低阻血流，需考虑左侧输卵管癌（图 6-3-6）。

经阴道三维超声能帮助临床医生了解包块具体的空间关系。因此能更好地鉴别附件包块的来源（图 6-3-7），三维能量多普勒超声能更细致地观察肿瘤的新生血管。

有学者首次报道了三维能量多普勒超声术前准确诊断原发性输卵管癌（图 6-3-8）。

三维超声存储的容积资料通过旋转和移动可以在许多切面上评价不同的肿瘤断面。三维经阴道超声能更准确的将输卵管包块与卵巢、宫颈、子宫来源的包块进行鉴别。通过在任意切面旋转和移动，实时显示三个互相垂直切面的图像，从而帮助获得扭曲的附件病变的更多切面图像。三维重建技术提高了附件病变的立体认知、表面特征的显示以及肿瘤侵犯包膜程度的判断（图 6-3-9）。

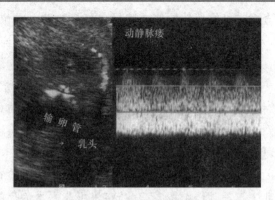

图 6-3-6　彩色多普勒超声观察输卵管癌

注意该绝经后患者扩张的输卵管管腔内可见血流丰富的乳头状突起结构,低阻血流(RI＝0.38)及动静脉瘘提示该病灶为恶性,病理证实为输卵管癌

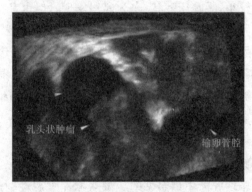

图 6-3-7　原发输卵管癌三维超声图像

扩张的输卵管壁上可见恶性征象的乳头状突起

对于有经验的超声工作者来说,三维超声较二维超声的其他优势还包括扫查时间短,存储数据能进行脱机的详细分析。

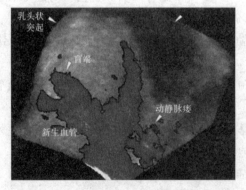

图 6-3-8　三维能量多普勒成像显示一例输卵管癌新生血管的立体形态

注意血管的分支不规则、血池形成、管径粗细不均,这些是肿瘤新生血管的表现

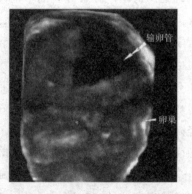

图 6-3-9　慢性盆腔炎三维图像

使用三维超声可以将输卵管积水与周围卵巢组织分辨开来,这是三维超声在妇产科临床实践中的主要优势之一

第四节 其他盆腔、盆底疾病

一、盆腔子宫内膜异位症

具有周期性生长功能的子宫内膜组织出现在盆腔器官的腹膜面称为盆腔子宫内膜异位症。近年来随着腹腔镜的广泛应用,其发生率逐年增加,约占手术病理的 15%。

(一)病因与病理

盆腔子宫内膜异位症虽为良性病变,但具有恶性肿瘤的转移和种植能力,其发病机制可能是子宫内膜随经血逆流种植于盆腹腔,也可能有经淋巴或静脉播散等可能。

盆腔子宫内膜异位症首先好发于卵巢,其次有子宫底韧带、直肠子宫陷凹、子宫后壁下段甚至子宫颈表面、输卵管浆膜面及盆腹腔腹膜面,异位的内膜随卵巢激素的变化而发生周期性出血,病灶处可见紫褐色斑点,逐渐发展成小泡、结节,最后形成大小不等囊肿。异位病灶反复破溃出血,最后可导致盆腔粘连、卵巢功能异常、输卵管变形阻塞,严重者病变向前浸润膀胱,向后浸润直肠,向下穿透阴道后穹。

(二)扫查方法

盆腔子宫内膜异位症应结合经腹、经会阴及经阴道超声扫查诊断,病灶较小时需应用高频探头扫查;扫查部位应根据相应症状针对性进行扫查。

(三)超声诊断要点

(1)深部浸润型子宫内膜异位症:特指病灶浸润深度≥5mm 的子宫内膜异位症,常见于子宫骶韧带、直肠子宫陷凹、阴道穹窿、阴道直肠隔等,表现为相应部位异常声像改变。不同生长部位可有不回声像图表现,异位病灶表现为子宫旁低回声或无回声囊性病灶,形态规则或不规则,其大小、形态、内部回声可随月经周期发生变化(图 6-4-1)。

(2)腹壁瘢痕子宫内膜异位病灶:腹壁瘢痕上各层均可发生,局部腹壁增厚,病灶呈梭形或椭圆形,边界较模糊,内部为不均质低回声(图 6-4-2)。扫查时病灶局部有压痛。

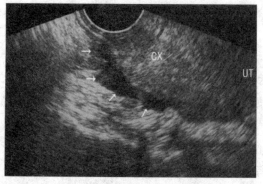

图 6-4-1 盆腔腹膜深部浸润型子宫内膜异位症声像
CX:宫颈;UT:子宫体;箭:盆腔腹膜深部浸润型子宫内膜异位病灶

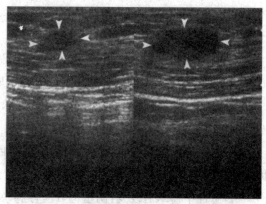

图 6-4-2 腹壁瘢痕子宫内膜异位症声像
箭头:腹壁瘢痕子宫内膜异位病灶

（3）宫颈子宫内膜异位病灶：表现为宫颈组织内圆形、类圆形边界尚清的无回声区，内透声差，内壁粗糙。

（4）膀胱、直肠壁及会阴侧切瘢痕处子宫内膜异位病灶表现为相应部位的局限性低回声结节。

（5）CDFI 显示子宫内膜异位病灶囊内均无血流信号，仅于囊壁上可见少量血流信号，呈中等阻力动脉血流频谱。

（四）鉴别诊断

深部子宫内膜异位症需与相应部位占位性病变或转移性肿瘤相鉴别，膀胱壁子宫内膜异位症与直肠壁子宫内膜异位症更应与膀胱内占位性病变及直肠肿瘤相鉴别。子宫内膜异位病灶无论是囊性还是实性回声，病灶内均极少有或无血流信号，且其大小或囊内回声随月经周期变化可能发生改变，可根据周期性局部疼痛和随月经周期发生声像改变等特征辅助判断。

（五）注意事项

（1）盆腔子宫内膜异位症需紧密结合痛经病史和妇科双合诊检查有局部触痛病史，有针对性地扫查寻找病灶。当病灶较小、无临床症状时，超声无法检测出来。

（2）采用经阴道扫查，直径为 1cm 以上的囊性异位灶有可能检查出来，但位于盆腹腔较高部位的小病灶仍然难以发现。

（3）对于腹壁瘢痕及会阴侧切瘢痕处子宫内膜异位病灶借助高频探头扫查可提高诊断率。

二、子宫切除术后盆腔

（一）扫查方法

经阴道超声结合经腹超声扫查。经阴道扫查可以更清晰地观察残留的宫颈及双侧附件等结构。

（二）超声诊断要点

1.术后正常盆腔表现

可见盆腔正中、膀胱后方无子宫体结构，子宫全切除者可见低回声阴道壁及高回声阴道闭合气线，子宫次全切者在膀胱后方可以显示宫颈结构，若保留卵巢，在附件区还能扫查到卵巢结构。

2.术后并发症超声表现

（1）阴道残端血肿：阴道残端上方或一侧见不均回声肿块，形态不规则，边界欠清，内可见云雾状低回声及絮状高回声（图 6-4-3），CDFI 显示病灶内无明显血流信号。

（2）盆腔积液、积脓：阴道残端上方云雾状低回声或无回声，形态不规则，CDFI 显示病灶内无明显血流信号。

（3）盆腔淋巴管囊肿：髂血管旁椭圆形囊性占位，其内大部分为液性无回声，囊内可有细带状或点状回声（图 6-4-4），但 CDFI 无明显血流信号。

（4）恶性中瘤术后复发：阴道上方实性肿块，边界不清，形态较规则，内多呈实性均匀或不均低回声（图 6-4-5）；CDFI 显示病灶内较丰富血流信号，频谱多普勒超声显示呈低阻力动脉血流频谱。

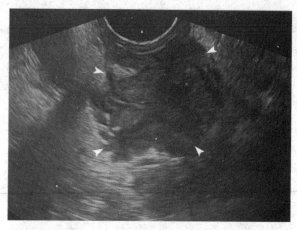

图 6-4-3 全宫切除术后阴道残端血肿声像

经阴道扫查全子宫切除术后盆腔。箭头:阴道残端血肿

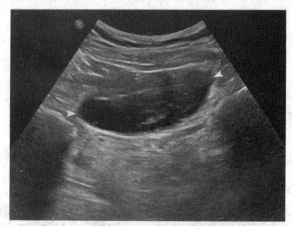

图 6-4-4 全宫切除术后盆腔淋巴管囊肿声像

经腹扫查全子宫切除术后盆腔。箭头:淋巴管囊肿

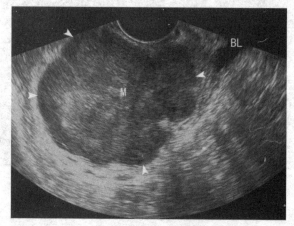

图 6-4-5 子宫肉瘤术后阴道残端复发声像

M:子宫肉瘤复发病灶;BL:膀胱;箭头:子宫肉瘤复发病灶

（三）鉴别诊断

当阴道残端血肿机化时，应与肿瘤复发、残留宫颈等相鉴别，肿瘤复发病灶内血流信号较丰富，残留宫颈可辨别宫颈管结构；盆腔腹膜囊肿应与巨大卵巢囊肿、输卵管积水等鉴别，仔细辨别卵巢结构及积液形态特征有助于鉴别。

（四）注意事项

在子宫切除术后盆腔超声检查前，必须了解病变的病理诊断，了解手术切除的范围，切除和保留的内容以及手术后有无腹痛发热等病史，帮助判断术后盆腔内异常占位病变。

三、盆底功能障碍性疾病

（一）扫查方法

（1）盆底功能障碍性疾病可采用经会阴、经阴道及经直肠超声检查。检查前应排空大便，避免肠气干扰；膀胱适度充盈（以膀胱容量小于 50mL 为宜），清楚显示膀胱颈和膀胱后底部。

（2）经会阴检查时，探头应紧贴会阴部，避免探头与会阴之间存在气体造成伪像。使用腔内探头观察前盆腔时应尽可能显示清楚耻骨联合中轴线、耻骨联合后下缘；观察后盆腔时，探头需向背尾侧偏移并指向肛管方向。使用经腹部探头观察盆腔时，应分开双侧大阴唇，将探头放置在阴唇之间，矢状面清晰显示耻骨联合、尿道、尿道内口及肛门括约肌等结构。

（3）操作步骤：取盆底正中矢状切面、旁矢状切面、横切面及轴平面观察（图 6-4-6～图 6-4-8）。静息状态下成像 1 次，最大 Valsalva 动作及缩肛动作分别成像 2～3 次。

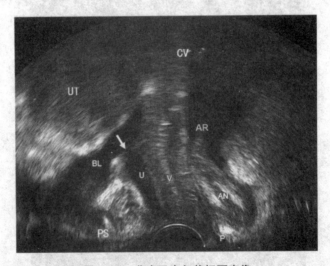

图 6-4-6　盆底正中矢状切面声像

盆底正中矢状切面，由腹侧至背侧依次显示：耻骨联合（PS）、尿道（U）、膀胱颈（箭）、膀胱（BL）、阴道（V）、宫颈（CV）、直肠壶腹部（AR）、肛管（AN）和会阴体（P）

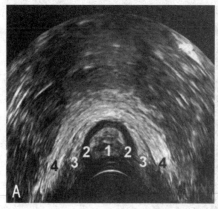 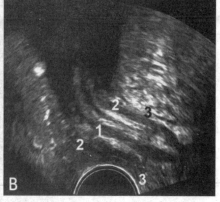

图 6-4-7 直肠肛管横切面及纵切面声像

A.直肠肛管横切面;B.直肠肛管纵切面。1:肛管高回声的"黏膜星";2:低回声的肛门内括约肌;3:高回声的肛门外括约肌;4:"U"型肛提肌

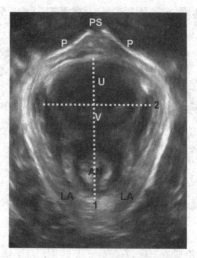

图 6-4-8 盆底三维轴切面声像

经会阴三维超声显示盆底轴切面,在此平面上可以测量肛提肌裂孔前后径(虚线 1)和横径(虚线 2)。PS:耻骨联合;P:耻骨;U:尿道;V:阴道;AN:肛管;LA:肛提肌

(二)超声诊断要点

1.灰阶超声表现

(1)压力性尿失禁:在做最大 Valsalva 动作时,部分患者尿道内口可呈漏斗形,膀胱尿道后角开放,常大于 140°,尿道倾斜角常增大至 60°,甚至达 90°以上,膀胱颈活动度明显增加。

(2)前盆腔器官脱垂:在做最大 Valsalva 动作时,膀胱颈活动度增加,达到或低于耻骨联合后下缘;膀胱后壁下降至耻骨联合后下缘甚至脱到阴道外口(图 6-4-9)。

(3)中盆腔器官脱垂:在做最大 Valsalva 动作时,宫颈或阴道穹窿(小肠或腹膜脂肪)沿阴道下降,达到或低于耻骨联合后下缘,甚至脱到阴道外口(图 6-4-10)。

(4)后盆腔脏器脱垂:最常见的是直肠前壁膨出,在做最大 Valsalva 动作时,直肠前壁向前呈囊状向阴道内突出,膨出物与肛管约呈 90°夹角(图 6-4-11)。

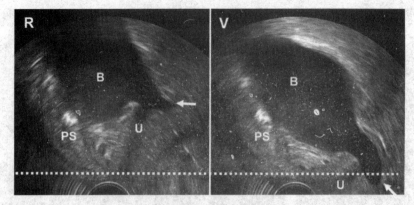

图 6-4-9 前盆腔器官脱垂声像

R 为静息状态；V 为最大 Valsalva 动作时，膀胱颈及膀胱膨出至耻骨联合下缘。PS：耻骨联合；U：尿道；箭：膀胱颈

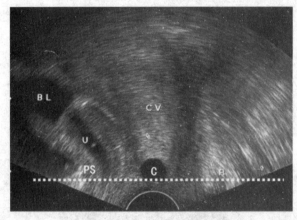

图 6-4-10 中盆腔器官脱垂声像

在做最大 Valsalva 动作时子宫沿阴道下降，宫颈位于耻骨联合后下缘之下。PS：耻骨联合；U：尿道；BL：膀胱；CV：宫颈；C：宫颈囊肿；R：直肠

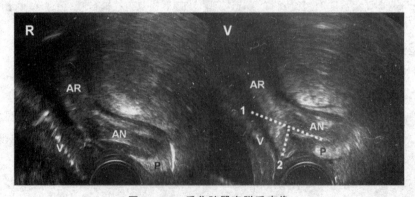

图 6-4-11 后盆腔器官脱垂声像

R：静息状态，V：最大 Valsalva 动作时，直肠前壁向前呈囊状向阴道内突出。1：肛管前壁延长线；2：直肠突出高度；AR：直肠壶腹部；AN：肛管；P：会阴体

（5）肛提肌损伤：在静息状态下，可见耻骨直肠肌前部与耻骨降支完全或部分分离，损伤处肌纤维回声紊乱或中断，呈低回声或不均匀回声。做缩肛运动时断端更明显，无明显增厚。

（6）肛门括约肌损伤：盆底矢状切面及横切面上可见括约肌损伤部位连续性中断，当损伤累及黏膜时，可见肛管黏膜自损伤部位膨出。

2.三维超声表现

（1）肛提肌裂孔扩张：两侧耻骨直肠肌向侧方膨隆，肛提肌裂孔呈"O"形扩大，合并膀胱脱垂时阴道内可见球样无回声；合并直肠膨出时在阴道内可见高回声的肠内容物。

（2）肛提肌损伤：通过不同的成像模式（多平面模式、容积模式等）可直接显示肛提肌的损伤，此外肛提肌裂孔不对称、肛提肌—尿道间隙增大往往也提示存在肛提肌的损伤。

（三）注意事项

（1）做 Valsalva 动作时可见膀胱尿道连接部向背尾侧位移，动作一般持续至少 5 秒；做缩肛运动时可见膀胱尿道连接部向头腹侧位移。在做最大 Valsalva 动作时，探头应随盆腔器官的下移而向后向下移动，以保证不妨碍脱垂器官下移且能显示脱垂器官的最低点。

（2）当使用灰阶超声观察肛提肌时，总增益应相对降低，有利于肌束的显示；在扫查过程中应始终显示耻骨直肠肌在耻骨降支的附着点。

第五节 子宫疾病

一、子宫先天发育异常

子宫先天性发育异常是生殖器官发育异常中最常见的，临床意义亦比较大。受某些因素影响，两侧副中肾管在演化过程的不同阶段停止发育，形成各种子宫发育异常，包括子宫未发育或发育不全（无子宫、始基子宫、幼稚子宫）、两侧副中肾管会合受阻（残角子宫、双子宫、双角子宫）以及副中肾管会合后中隔吸收受阻所致的纵隔子宫等。

（一）子宫未发育或发育不全

1.病理与临床

（1）先天性无子宫：两侧副中肾管向中线融合形成子宫，如未到中线前即停止发育，则无子宫形成；先天性无子宫常合并先天性无阴道；卵巢可正常。临床表现为原发闭经，但第二性征正常。

（2）始基子宫：两侧副中肾管向中线融合后不久即停止发育，导致子宫发育停留在胎儿期，子宫很小且多数无宫腔或虽有宫腔但无内膜，无月经。

（3）幼稚子宫：青春期以前的任何时期，子宫停止发育，导致青春期后子宫仍为幼儿时期的大小。幼稚子宫临床表现为原发闭经、痛经、月经量过少、不孕等。

（4）单角子宫：因一侧副中肾管发育完好，一侧未发育所致。发育完好的一侧形成单角子宫，该侧有一发育正常输卵管。约 65% 合并残角子宫畸形，常伴同侧肾发育异常。临床表现包括痛经或原发不育等；妊娠时可能引起流产或难产。

(5)残角子宫：一侧副中肾管发育正常（发育侧子宫），另一侧副中肾管中下段在发育过程中停滞，形成不同程度的残角子宫。表现为发育侧子宫旁一小子宫及其附件，小子宫有纤维组织束与发育侧的单角子宫相连。

残角子宫类型：残角子宫可分为无内膜型及有内膜型，后者根据其内膜腔与发育侧宫腔是否相通分为有内膜相通型与有内膜不相通型。当内膜有功能的残角子宫与发育侧子宫腔不相通时，月经来潮后即出现周期性下腹疼痛症状，经血逆流至腹腔可发生子宫内膜异位症。

残角子宫妊娠：残角子宫妊娠早期多无症状，有症状时与输卵管间质部妊娠相似。由于残角子宫壁肌层发育不良，肌壁较薄，不能随胎儿生长而相应增长；如未能及时发现和诊断，随着胚胎生长发育，常在妊娠3～4个月时自然破裂，引起大出血危及孕妇生命，因此，及时诊治非常重要。

2.超声表现

(1)先天性无子宫：进行纵切或横切扫查时下腹部均探查不到膀胱后方的子宫图像。常合并无阴道，双侧卵巢表现可正常。

(2)始基子宫：子宫表现为一很小的条索状低回声结构，子宫长径<2.0cm，宫体、宫颈分界不清；无宫腔回声线及内膜回声。双侧卵巢表现可正常。

(3)幼稚子宫：子宫各径线均明显小于正常，前后径（即子宫厚径）<2.0cm，宫颈相对较长，宫体与宫颈之比为1∶2；内膜薄。双侧卵巢表现可正常。

(4)单角子宫：子宫外形呈梭形，横径较小，宫腔内膜呈管状，向一侧稍弯曲，同侧可见正常卵巢。当二维超声上子宫横径小或位置偏于一侧时应怀疑到单角子宫。事实上，二维超声上较难诊断单角子宫，因此必须依靠三维超声才能作出较明确的诊断。

(5)残角子宫：①盆腔内见一发育正常子宫，其一侧可见一低回声包块，回声与子宫肌层相似，但与宫颈不相连。易与浆膜下肌瘤混淆。②内膜不相通型残角子宫，月经初潮后即形成残角子宫腔积血，表现为一相对正常子宫的一侧有中心为无回声的囊实性包块。③残角子宫妊娠，正常子宫一侧上方见圆形包块，内见胎囊及胎芽，周围可见肌层回声；较大时见成形胎儿，但宫壁较薄。因此，超声特点为发现偏向一侧盆腔的妊娠包块，另一侧见相对正常的子宫。妊娠囊周围内膜层与正常子宫颈管不相通。正常子宫腔内可见厚的蜕膜回声（内膜增厚）或假孕囊回声。

3.临床价值

超声检查是诊断子宫未发育或发育不全的主要影像检查方法。由于此类畸形患者常因合并先天性无阴道，或有阴道但处女膜未破（无性生活）而不能进行经阴道超声检查，因此，经直肠超声检查法是此类子宫发育异常的最佳检查途径，对临床诊断帮助很大。

此外，残角子宫妊娠是需要特别引起注意的，避免漏、误诊的关键是要提高对此种异位妊娠的认识。

(二)两侧副中肾管会合受阻

1.病理与临床

(1)双子宫：两侧副中肾管发育后未完全会合，形成两个分离的子宫体和宫颈，附有各自的输卵管。常伴有阴道纵隔或斜隔。双子宫的宫颈可分开或相连。

双子宫可无临床症状，月经正常，妊娠期分娩过程可无并发症。有症状者表现为月经过多、痛经、易流产、胎儿宫内发育迟缓(IUGR)等。

(2)双角子宫：两侧副中肾管已大部会合，但子宫体仍有部分会合不全，子宫体在宫颈内口水平以上的某一部位分开，导致子宫两侧各有一角突出，称为双角子宫。

双角子宫妊娠结局较差，有较高的流产率、早产率。

(3)弓状子宫：为子宫底部未完全会合，宫底部中央区有轻度凹陷的宫壁向宫底、宫腔轻微突出，是最轻的一种子宫发育异常。

2.超声表现

(1)双子宫：可见两个完全分开的子宫，横切面观察尤为清楚，两子宫间有深的凹陷，均有内膜、肌层和浆膜层；多可见横径较宽的双宫颈，两个宫颈管回声彼此相邻但完全分开。偶尔也可为双子宫、单宫颈。

(2)双角子宫：子宫外形异常，上段分开、下段仍为一体，横切面上可见两个分开的宫角，中间凹陷呈"Y"形或"马鞍形"；宫腔内膜回声也呈"Y"形。三维超声表现：三维超声冠状切面可以直观显示子宫底中央的凹陷及两侧的子宫角，整个子宫外形呈"Y"形或呈蝶状、分叶状；宫腔内膜也呈"Y"形或蝶状。

(3)弓状子宫：子宫外形、轮廓正常或仅宫底处略凹陷；子宫横切面见宫底部肌层增厚，此特点在三维超声冠状面上显示更清楚，可见宫底部内膜呈弧形内凹；若在三维超声冠状面上于两侧宫角内膜处做一连线，计算宫底处子宫内膜弧形内凹的垂直距离(内凹的深度)，弓状子宫时此深度<1cm；这一点有助于部分纵隔子宫相鉴别。

3.临床价值及注意事项

超声检查是子宫先天性发育异常首选检查方法及主要诊断手段，特别是三维超声成像大大提高了超声对子宫发育异常的诊断能力，对临床帮助很大。

(三)两侧副中肾管会合后中隔吸收受阻

1.病理与临床

纵隔子宫：两侧副中肾管会合后，中隔吸收的某一过程受阻，使中隔完全性或部分性未吸收，即形成不同程度的子宫纵隔，称为纵隔子宫，纵隔子宫是最常见的子宫发育异常。子宫外形、轮廓正常。

纵隔子宫分为两种类型：①完全纵隔子宫，纵隔由子宫底直至子宫颈内口或外口，未吸收的中隔将子宫腔完全分为两半，即有2个子宫腔；此型常伴有阴道纵隔。②不全纵隔子宫，纵隔终止于子宫颈内口以上任何部位。

纵隔子宫可导致不育、自然流产、习惯性流产、宫颈功能不全、早产、IUGR等。

2.超声表现

(1)二维超声表现：①子宫外形、轮廓正常，但宫底横径较宽；②横切面时见2个宫腔内膜回声，间以一带状低回声，即中隔回声；③若纵隔延续至宫颈，见2个完整的宫腔内膜回声，为完全纵隔子宫;若两侧内膜回声在宫腔中部或下部汇合,则为不完全纵隔子宫。

(2)三维超声表现:①纵隔(中隔)三维超声成像的冠状面图像上子宫体中央可见一清晰的与子宫肌壁回声相似的低回声带(纵隔),自子宫底部向下延伸达到(完全纵隔子宫)或未达到宫颈(不完全纵隔子宫)。三维超声不仅可以清晰显示宫腔中的纵隔长度,鉴别完全性与不完全性纵隔子宫,还可以显示纵隔的形态、厚度等。②内膜,由于完全纵隔子宫的纵隔达到宫颈,因此,宫腔内膜回声呈很深的"V"形或彼此平行;由于不完全纵隔子宫的纵隔未达到宫颈,宫腔下段为一个宫腔,因此,宫腔内膜回声呈"Y"形,两内膜所成夹角常<90°。

3.鉴别诊断

(1)子宫发育异常与子宫肌瘤的鉴别:①双子宫可能被误诊为子宫肌瘤,子宫肌瘤向外突使子宫外形改变也可能误诊为双子宫。鉴别要点是子宫肌瘤结节内无宫腔内膜回声,回声水平通常较正常子宫肌层回声低。②当为残角子宫时,由于有一相对正常的子宫回声,可能将残角子宫误诊为子宫浆膜下肌瘤或阔韧带肌瘤,应仔细观察其回声水平与子宫肌层的一致性、与子宫相连情况及有无内膜回声。

(2)双角子宫与双子宫的鉴别:双角子宫表现为子宫底中央凹陷,呈2个形状完整的宫角(常呈锐角,有时膀胱可见"V"形切迹),宫体仍有部分是融合的;而双子宫则见2个完全分开的完整宫体,两宫体间常见肠管回声。

(3)双子宫与纵隔子宫的鉴别:前者外形为2个完全分离的子宫,后者外形正常或仅宫底处略凹陷,易于鉴别。

(4)双角子宫与纵隔子宫的鉴别:双角子宫内膜形态与部分纵隔子宫很相似,尤其需要仔细鉴别。双角子宫外形异常,子宫底中央明显凹陷,呈双角表现,而纵隔子宫宫底形态正常或略凹陷,可资鉴别。

(5)弓状子宫与部分纵隔子宫的鉴别:两者的子宫外形、轮廓均呈正常表现或宫底轻度凹陷,二者的鉴别诊断需依靠三维超声成像。三维超声冠状面上于两侧宫角内膜处做一连线,计算宫底处子宫内膜弧形内凹的垂直距离(内凹的深度),弓状子宫此深度≤1cm;而部分纵隔子宫此深度>1cm。

4.临床价值

(1)经阴道探头更靠近子宫,对双角子宫、残角子宫、纵隔子宫及一些复杂子宫畸形观察更佳;经腹超声可以观察整个子宫外形、轮廓,对双子宫等外形的观察会更全面。因此,二者结合可提高对子宫畸形的诊断准确性,避免不必要的漏诊或误诊。

(2)三维超声成像提供子宫冠状面,能更准确、直观地显示宫腔内膜结构,较好地对纵隔子宫进行分型判断,为手术治疗提供可靠参考资料,是纵隔子宫最佳的诊断手段。

(四)先天性阴道斜隔综合征

1.病理与临床

阴道斜隔综合征指当为双子宫、双宫颈时,阴道内隔膜自宫颈一侧斜行附着于阴道壁一侧(阴道斜隔),影响该侧宫腔、宫颈通畅性;多伴有斜隔侧的泌尿系畸形(肾缺如)。

临床表现为初潮后痛经、下腹部坠痛、白带多、有异味或经期延长等。

2.超声表现

(1)横切面显示 2 个完全分离的子宫体回声,两侧子宫可对称或大小不一;两宫腔内均可见宫腔内膜回声;一侧宫腔(斜隔侧)常伴有明显积液(即积血)。

(2)一侧(斜隔侧)子宫下方可见一边界清楚的无回声区,内可见稀疏至密集的点状回声,其上方可见与之相连的宫颈及宫体回声,有时可见包块与宫颈管及宫腔内积血的相连关系,该包块即为阴道内斜隔上方积血所致的囊性包块。

(3)腹部检查见一侧肾缺如,多为宫腔积血侧(斜隔侧)肾缺如。

(4)经会阴超声检查可观察阴道内斜隔走行及其距宫颈外口距离等。

3.鉴别诊断

处女膜闭锁:也可表现为宫颈下方囊性包块,但阴道斜隔综合征有双子宫畸形,并伴一侧宫腔积液、一侧肾缺如。经会阴超声有助明确阴道内斜隔的诊断。

4.临床价值

超声检查以其准确、快捷、实时、无创等优势成为本病的首选诊断方法。超声不仅能显示子宫及宫颈的数目、形态、阴道积血情况,还能准确诊断肾缺如。

(五)三维超声在子宫发育异常中的诊断作用

二维超声,特别是经阴道二维超声可以提供子宫、宫颈、附件区域及部分阴道的清晰图像,在女性生殖道发育异常中的诊断价值是不容置疑的,但由于二维超声无法显示子宫冠状切面,在一定程度上限制了其对子宫发育异常的诊断能力。因此三维超声成像是对二维超声的一个很好补充。

三维超声成像的子宫冠状切面可显示整个子宫外形轮廓、宫腔内膜回声及宫腔形态,操作可重复性强,能更清晰、直观、立体的观察子宫及内膜的空间位置关系,较准确地对子宫先天性发育异常进行分类及鉴别诊断。国内外文献报道,三维超声对子宫发育异常的诊断敏感性和特异性均较高(92%～100%),能为临床治疗和手术提供更为准确的信息。特别是对纵隔子宫、双角子宫、弓形子宫等在二维超声检查上不易鉴别的子宫发育异常,三维超声有较强的诊断与鉴别诊断能力,是目前诊断子宫发育异常的最佳影像检查方法之一,值得推广应用。

二、子宫肌瘤

子宫肌瘤是女性生殖器最常见的良性肿瘤,可发生于生育年龄的各个时期,以 30～50 岁妇女较为多见,绝经后肌瘤大多能停止生长,自然退化萎缩。

(一)病因与病理

本病病因尚未明确,现代研究发现,肌瘤组织中的雌激素受体量较正常子宫肌层组织多,提示子宫肌瘤的发生与长期的雌激素含量过高导致内分泌失调有关。其次,激素代谢受高级神经中枢调控,故神经中枢活动对促进本病也可能起很重要的作用。此外,细胞遗传学研究显示,部分肌瘤存在细胞遗传学的异常。

子宫肌瘤一般呈实质球形肿块,肌瘤组织发生主要为平滑肌,含有少量纤维结缔组织,肌瘤周围有被压缩的肌瘤纤维所组成的假包膜,假包膜与肌瘤间有疏松结缔组织。肌瘤一般为白色或略红,切面呈旋涡状结构,4cm 以上较大的肌瘤由于血供障碍、营养缺乏可发生各种继发变性,常见的变性有:玻璃变性、囊性变、红色变性、脂肪变性、钙化、肉瘤变性,其中肉瘤变性甚为少见,为肌瘤恶性变。

根据肌瘤与子宫肌壁的关系不同可分为:①肌壁间肌瘤,最为多见;②浆膜下肌瘤,带蒂的浆膜下肌瘤如其蒂长,易致扭转而引起急腹症;如浆膜下肌瘤向阔韧带内生长,则称为继发性阔韧带内肌瘤;③黏膜下肌瘤,为肌壁间肌瘤向黏膜下突出于子宫腔内,带蒂的黏膜下肌瘤有时可脱落至子宫颈或阴道内。另外还有较少见的子宫颈肌瘤(图 6-5-1)。

(二)临床表现

子宫肌瘤临床表现与肌瘤的生长部位、大小、有无变性等有关。主要症状为月经过多、经期延长。肌瘤增大可压迫膀胱或直肠引起大小便异常,出现尿频、尿潴留、便秘、里急后重等症状。肌瘤变性可有下腹痛或伴体温升高。如黏膜下肌瘤脱入阴道,可有阴道肿物或性交后阴道出血、不规则阴道出血。

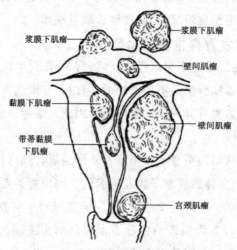

图 6-5-1　子宫肌瘤的分类

(三)超声表现

1.二维超声

受肌瘤的数目、大小、位置的影响较大。

(1)子宫形态:较小的肌壁间或黏膜下肌瘤,子宫大小、形态无明显改变;当肌瘤较大时,子宫出现增大或出现局限性隆起,致子宫切面形态失常,轮廓线不规则。

(2)肌瘤内部回声:多为低回声或等回声的实性结节,也可以呈高回声,内部回声可呈旋涡状、栅栏样或不均质杂乱状,边界清晰,周边可能有声晕环绕。如为肌瘤变性,回声可减弱,旋涡状结构消失;液化时见无回声区;钙化时出现高回声或强回声环状或团块结构(图 6-5-2)。

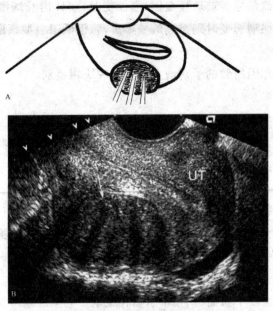

图 6-5-2　子宫肌壁间肌瘤

子宫肌层见等回声团,边界清晰(箭头所示),内部可见栅栏样回声。UT:子宫

(3)黏膜下肌瘤:可见"子宫腔分离征",子宫腔内见等回声或弱回声团块,周边可有暗区,若肌瘤脱入子宫颈或阴道,可使子宫颈管扩张,内见回声强弱不等团块;肌壁间肌瘤结节向黏膜下突出可压迫和推挤子宫腔,使子宫腔内膜回声移位或变形。

(4)较小的肌瘤:对周围器官无影响。大的肌瘤,特别是浆膜下肌瘤,可明显使膀胱移位、变形和引起尿潴留。

(5)子宫颈肌瘤:子宫内膜线下方即子宫颈唇部有一实性肿块回声,一般有较清晰的边界。子宫颈肌瘤向前壁生长须与子宫峡肌瘤及蒂较长而脱入子宫颈的黏膜下肌瘤鉴别。

(6)阔韧带肌瘤:多系由带蒂的浆膜下肌瘤突入阔韧带两叶之间。阔韧带肌瘤一般体积较大,超声显示子宫某一侧实质性肿块,将子宫推向对侧,常被误诊为附件肿瘤。

(7)肌瘤继发性声像表现:玻璃样变性常见于较大而生长迅速的肌瘤,肌瘤内囊性变,声像图显示为边界清晰的圆形无回声区,后方回声增强;肌瘤钙化,表现为强回声光团或弧形光带,其后伴声影;肌瘤局限性的脂肪变性亦表现为强回声,但无声影;肌瘤红色变性与妊娠有关,为一种无菌性组织分解,细胞间隙液体渗出形成囊腔,声像图上与肌瘤液化相类似,可从病史资料加以区别;肉瘤变性为肌瘤恶变,声像图无明显特异性表现,若绝经后肌瘤迅速生长,内部回声不均匀,边界不规则,或绝经后再出现肌瘤的患者,应考虑肉瘤变性可能。

2.彩色多普勒超声

肌瘤内血管与肌瘤的大小、位置、变性有关。彩色多普勒检查瘤体周围多能显示血流信号,呈环绕状或半环状,瘤体内部可见星状、条状或网状血流,部分内部血流信号丰富,似五彩花球,称为"彩球征"。频谱多普勒多可测及肌瘤周边及内部动、静脉频谱,阻力指数约 0.60 ± 0.10,介于高阻力子宫动脉频谱与恶性肿瘤内部低阻力动脉频谱之间。当肌瘤内部出现坏死和炎症改变时,则引起血管明显增加和低阻力波形(RI 0.40 ± 0.05)。肌瘤钙化时,其周边及内部血流信号稀少或无血流信号。玻璃样变性、囊性变时,瘤体内及周围彩色血流成网状血流,动脉频谱为高阻力性。肌瘤恶变时则血流信号丰富,为极低阻力型频谱。

(三)鉴别诊断

子宫肌瘤须与其他原因所致的子宫增大和盆腔肿块相鉴别。

1.子宫肥大症

子宫肥大症主要发生于经产妇或多产妇,为子宫均匀性增大,但很少超过 2 个月妊娠子宫,表面无凸起,子宫腔无变形,子宫切面内无结节状低回声区或团块状高回声,从而可与子宫肌瘤相鉴别。

2.子宫腺肌病

即子宫肌层子宫内膜异位症,其临床特点为月经多、痛经明显。声像图表现为月经期子宫增大,月经后子宫缩小,子宫增大为均匀性增大,肌层光点回声增粗、强弱不均,病变区域多位于后壁,则可见子宫内膜线前移,动态观察子宫声像变化有助于与子宫肌瘤相鉴别。

3.卵巢肿瘤

卵巢实性肿块须与浆膜下肌瘤、阔韧带肌瘤相鉴别。卵巢肿瘤多见于老年妇女,尤其是绝经后妇女,因此绝经后妇女附件区实性肿块首先应考虑为卵巢恶性肿瘤,若超声能清晰显示正常形态的卵巢,基本可排除卵巢肿瘤。另外,可根据经阴道超声检查肌瘤内螺旋状或栅栏样回声鉴别。

4.盆腔炎性包块

炎性包块与子宫粘连易被误诊为子宫肌瘤,但炎性肿块多为实性不均质性,有时可见到无回声区,肿块无包膜,外形不规则,可与周围组织粘连,结合病史可进一步鉴别。

5.子宫内膜病变

黏膜下肌瘤与内膜息肉的鉴别比较困难。肌瘤及息肉均可使子宫腔分离,常可见包块周围有暗区,但内膜息肉的回声较高,内部可有扩张腺体形成的囊腔,形态较不规则。

三、子宫腺肌病

子宫腺肌病是具有功能的子宫内膜腺体细胞及间质细胞向肌层侵蚀,伴随子宫平滑肌细胞增生而引起的一种良性病变,多发生在 30～50 岁经产妇,约 50％患者合并子宫肌瘤,约 15％患者合并附件及其他部位子宫内膜异位症,如卵巢、直肠子宫陷凹、输卵管、膀胱、手术瘢痕处等。

(一)病因与病理

子宫腺肌病的发病机制尚未完全明确,一般认为是由于妊娠损伤、子宫腔手术或过度刮宫等造成子宫内膜或浅肌层损伤,基底层内膜侵入子宫肌层生长所致。亦有学者认为,雌激素刺激子宫内膜过度生长,子宫内膜无黏膜下层屏障,内膜过度生长容易侵入子宫肌层。

子宫腺肌病有弥漫型和局限型两种,多为弥散性生长,子宫呈均匀性增大,但一般不超过 3 个月妊娠大小,且多累及后壁,故后壁常较前壁厚。解剖可见子宫壁明显增厚且硬,肌壁中见粗厚的肌纤维带和微囊腔,腔中偶可见陈旧血液,少数子宫内膜在子宫肌层中呈局限性生长形成结节或团块,类似肌壁间肌瘤,称为子宫腺肌瘤。镜检可见肌层内有岛状分布的子宫内膜腺体与间质。

(二)临床表现

子宫增大、质硬,50%以上患者有痛经,并可进行性加重,月经过多、经期延长或出现不规则出血,甚至不孕不育。

(三)超声表现

1.二维超声

子宫大小和内部回声均随月经周期变化。子宫壁因异位内膜周期性出血局部纤维组织增生,造成子宫壁增厚,子宫呈均匀性增大,轮廓线尚规则;肌层内见实质性低回声区及强回声区,有时可见小的无回声区,这是由于小的囊状积血所致;若子宫后壁病变明显时,子宫内膜线前移。子宫腺肌病合并腺肌瘤时,腺肌瘤表现为局限性回声异常区,内有小的无回声区,边界欠规则,无包膜回声,子宫可局限性隆起,呈非对称性增大(图 6-5-3)。

2.彩色多普勒超声

彩色多普勒一般无特异性表现,腺肌瘤肿块血流来源于子宫正常血管,肿块周围无环绕状或半环状血流环绕,频谱显示为中等阻力指数。

(四)鉴别诊断

主要与子宫肌瘤相鉴别。超声检查可从子宫均匀性增大、积血小囊的出现、声像图在月经前后有变化、典型的临床表现等做出鉴别。但本病病理变化多变,声像图表现具有复杂性和多样性,需密切结合临床,进行动态对比观察非常重要,当子宫大于孕 2 个月以上者,应考虑合并有子宫肌瘤的可能。

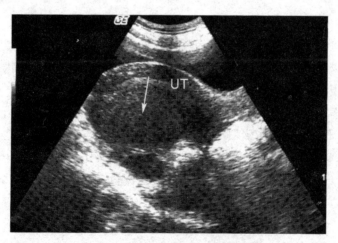

图 6-5-3 子宫腺肌病声像图

子宫肌层回声不均匀,后壁肌层明显增厚,子宫腔内膜线前移;UT:子宫

四、子宫肉瘤

1.病理与临床

子宫肉瘤是一组起源于子宫平滑肌组织或子宫肌层内结缔组织的子宫恶性肿瘤。多发生

于 40～60 岁绝经期前后的妇女。

子宫肉瘤组织学成分复杂，包括子宫平滑肌、内膜间质、结缔组织、上皮或非上皮等成分。分类繁多，且分类仍未统一。有学者按发生部位分为子宫平滑肌肉瘤、子宫内膜间质肉瘤、淋巴肉瘤等；按组织来源又主要分为间质来源及上皮与间质混合来源的混合型两类，间质来源包括子宫平滑肌肉瘤及内膜间质肉瘤，上皮与间质混合来源常见的如恶性中胚叶混合瘤（又称为恶性苗勒管混合瘤，即子宫癌肉瘤）。

大体病理上，肿瘤体积较大，多位于肌壁间，可有较清楚假包膜或呈弥散性生长，与肌层完全分界不清；切面呈鱼肉样，肌瘤典型的螺旋样或编织样结构消失；瘤内常见出血、坏死。

阴道不规则出血为其最常见临床症状。表现为月经不规律或绝经后阴道出血；下腹疼痛也是较常见的症状，这是由于肿瘤增大迅速或瘤内出血、坏死或肿瘤穿透子宫壁所致；下腹部常可扪及腹部包块；其他症状包括压迫症状（如尿频、尿急或尿潴留、大便困难、下肢水肿）。

子宫肉瘤虽罕见，但恶性程度高，较早血行转移以及复发率高，预后差。

2.超声表现

(1)二维超声表现：①典型表现为子宫内形态不规则（或呈分叶状）、边界不清、回声不均的混合回声包块，内部回声为不规则无回声、低回声或中强回声相间分布，有时呈蜂窝样或网格样表现；②病灶以单发多见，少数表现为多发病灶；③病灶质地较软，探头加压可见变形；④子宫正常肌层变薄或受侵犯。

(2)CDFI：典型表现为内部及周边较丰富的血流信号，不规则且方向紊乱，（杂乱彩色血流）；可探及高速低阻型动脉频谱。

3.鉴别诊断

(1)子宫肌瘤：①子宫肌瘤形态规则，呈圆或椭圆形，而子宫肉瘤形态不规则；②子宫肌瘤以实性为主，见旋涡样回声结构，而子宫肉瘤多以囊实性包块为主，呈蜂窝样；③肌瘤边界清晰，肉瘤则边界模糊；④肌瘤的 CDFI 呈周边分布，边缘或可见环状或半环状血流，而肉瘤内部可见丰富血流，且多见杂色血流。

(2)子宫内膜癌：子宫内膜间质肉瘤可表现为位于黏膜下的病灶，需与子宫内膜癌进行鉴别。内膜癌多呈宫腔内不均匀中强回声，病灶内很少见无回声区。而黏膜下子宫内膜间质肉瘤一般多呈息肉状或实性肿物，回声不均匀常见病变坏死液化形成的无回声区。但文献报道约半数分化较好的内膜间质肉瘤可以局限于内膜层，呈内膜不均匀增厚，超声上很难与Ⅰ、Ⅱ期内膜癌相鉴别，诊断性刮宫有助明确诊断。

4.临床价值

影像学检查仍是子宫肉瘤主要的术前诊断方法，超声为首选检查方法。根据超声表现及其他影像学检查结果，结合临床症状、体征及诊断性刮宫，可在术前对一部分病例作出诊断。

五、子宫内膜息肉

1.病理与临床

子宫内膜息肉是妇科常见疾病，其形成可能与炎症、雌激素水平过高相关。

大体病理上,息肉可单发或多发,呈卵圆形或舌形向宫腔内突起;病灶小者仅 1～2mm,一般体积多在 1cm 以下,最大者可达 5cm,充满整个宫腔;息肉质地柔软,表面光滑,呈粉红色;有蒂,蒂粗细、长短不一,蒂较长时息肉可突向宫颈管或阴道内;息肉表面可有出血坏死,亦可合并感染。子宫内膜息肉由子宫内膜腺体及间质组成,表面被覆一层立方上皮或低柱状上皮;息肉中央部分形成纤维性纵轴,内含血管。

临床上,本病可发生于青春期后任何年龄,常见于 35～50 岁妇女。较小息肉常无临床症状。较大者或多发者常见症状为:①月经改变,如月经过多、经期延长、月经淋漓不尽等。②阴道不规则出血,如经间出血或血性白带。③绝经后阴道出血。④息肉突入宫颈管或阴道内时,易发生坏死、感染等,引起不规则出血及脓性分泌物。

2.超声表现

(1)二维超声表现:①典型单发内膜息肉表现为宫腔内中强回声或中等回声区,与肌层分界清楚,呈卵圆形或舌形,回声常不均。②宫腔内膜线局部变形或消失。③增殖期内膜呈低回声时观察,可见息肉的中等回声与正常内膜的低回声分界清楚。④多发内膜息肉则更多表现为子宫内膜回声增厚、不均,见多个中强回声区,与正常内膜分界欠清。⑤合并宫腔积液时,则形成自然的宫腔造影表现,内膜息肉显示清晰。

(2)超声检查时机:由于增殖晚期与分泌期子宫内膜明显增生,声像图上表现为中强回声,与息肉回声相近,超声上难以清楚显示内膜息肉;增生早期子宫内膜较薄且呈低回声,与内膜息肉回声差别较大,此时检查,内膜息肉易于为超声检出。因此,超声检查较合适的时机是月经干净后第 1～7 天。

(3)少数息肉病灶内可见多个小无回声区,为腺体扩张囊性变的表现,常见于绝经后妇女的内膜息肉。

(4)CDFI:典型表现为自息肉蒂部伸入息肉中央区的短条状彩色血流信号。

3.鉴别诊断

内膜息肉需与黏膜下肌瘤、内膜增生、内膜癌等子宫内膜病变相鉴别。

(1)黏膜下子宫肌瘤:①黏膜下子宫肌瘤多呈圆形,而息肉以椭圆形多见;②肌瘤多以低回声为主,较明显球体感,后方可伴衰减,而息肉呈中等或中强回声,不伴衰减;③肌瘤致内膜基底层变形或中断,息肉时内膜基底层完整无变形。生理盐水宫腔超声造影有助明确诊断。

(2)子宫内膜增生:多表现为内膜均匀性增厚,宫腔线居中,不难与息肉相鉴别。但当内膜增生表现为内膜不均匀性增厚时,则较难与多发小息肉相鉴别。内膜囊性增生也难以与内膜息肉的囊性变进行区分。

(3)子宫内膜癌:内膜癌的内膜回声明显不均、与肌层分界不清,CDFI 可见内膜癌病灶内及受浸润肌层处有丰富的彩色血流信号。但息肉体积较大且形态不规则、回声不均匀时难以与内膜癌相鉴别。

4.临床价值

超声检查是子宫内膜息肉的首选影像检查方法,经阴道超声观察内膜更清晰,对于具有典型超声表现的息肉病灶,经阴道超声多可明确诊断。生理盐水宫腔超声造影对子宫内膜病变鉴别诊断有很大价值,有助鉴别内膜息肉、黏膜下肌瘤、内膜增生及内膜癌,当然,确诊仍需宫腔镜检查和刮宫病理检查。

六、子宫内膜增生症

1.病理与临床

子宫内膜增生指发生在子宫内膜的一组增生性病变,是由于内源性或外源性雌激素增高引起的子宫内膜腺体或间质增生;其具有一定的癌变倾向,子宫内膜增生、不典型增生和子宫内膜癌,无论是在形态学还是生物学上都呈一连续演变的过程。但研究表明,绝大多数子宫内膜增生是一种可逆性病变或保持长期良性状态,仅少数发展为癌。

病因学上,内源性雌激素刺激包括:①不排卵见于青春期、围绝经期或内分泌失调、多囊卵巢综合征等,卵巢不排卵时子宫内膜持续性受到雌激素作用,无孕激素拮抗。②肥胖。③内分泌功能性肿瘤。外源性雌激素刺激包括:①雌激素替代疗法,若替代疗法仅用雌激素则会刺激内膜增生,需同时联合应用孕激素以避免内膜增生。②三苯氧胺等抗雌激素作用的药物应用,在雌激素低的条件下,三苯氧胺又有微弱的类似雌激素作用。

大体病理上,一般可见子宫内膜普遍增厚,可达 0.5～1cm 以上(指内膜实际厚度,而超声测量的为双层内膜厚度),表面光滑,柔软。

组织学上一般将子宫内膜增生分类为单纯增生、囊性增生、腺瘤样增生及不典型增生,按病变程度不同,不典型增生又可分为轻、中、重三度。重度不典型增生有时与内膜高分化腺癌较难鉴别。

子宫内膜增生可发生于任何年龄段,青春期、生殖期、围绝经期或绝经期均可发生,以>40岁更多见。而子宫内膜不典型增生主要发生在生育年龄段妇女。月经异常是本病突出症状之一,以不规则出血为最常见,一般为无排卵性功血;因内分泌失调造成长期不排卵使此类患者生育力低、不育。

2.超声表现

(1)子宫内膜增厚:生育年龄段妇女内膜厚度>15mm;绝经后妇女的内膜厚度≥5mm。内膜增厚常为弥散性,也可为局灶或不对称性增厚。

(2)内膜回声:内膜呈均匀强回声,宫腔线清晰、居中;有时回声不均匀,见小囊性区域,为囊状扩张的腺体,又称为内膜囊性增生。

3.鉴别诊断

(1)内膜息肉:①内膜息肉表现为宫腔内中强回声区,一个或多个,宫腔线不清或变形;内膜增厚则多表现为均匀强回声,宫腔线居中。②可选择在月经干净后 1～7 天进行超声检查,此时内膜处于增殖期,易于识别息肉的中强回声;但对于月经异常不规则出血的患者,有时则较难鉴别内膜增生与息肉。③CDFI 上如可见滋养血管自蒂部伸入息肉内则可能有一定帮助。④绝经后妇女的内膜息肉较难与内膜增生相鉴别。⑤宫腔生理盐水超声造影检查可鉴别内膜增生息肉并明确诊断。

(2)子宫内膜癌:多发生于绝经后妇女,常有阴道不规则出血。超声检查见局部或弥散性宫腔内不均匀性中强回声区;但早期内膜癌可仅表现为内膜不均匀性增厚,与单纯内膜增生难以鉴别;诊断性刮宫是明确诊断的最佳检查方法,对绝经后阴道出血妇女内膜厚度≥5mm时,应进行诊刮以避免漏诊内膜癌。

4.临床价值

超声检查是子宫内膜增生首选的影像检查方法。经阴道超声能够更好地观察内膜病变,特别是对绝经后妇女应强调采用经阴道超声评价。宫腔生理盐水造影在进一步评价内膜病变方面价值较大,有助于鉴别局灶性病变和弥散性异常。

但超声检查难以鉴别内膜增生与早期内膜癌、增生与小息肉等,均需通过诊断性刮宫及病理检查来明确诊断。

七、子宫内膜癌

1.病理与临床

子宫内膜癌又称为子宫体癌,是女性生殖器官最常见恶性肿瘤之一,仅次于子宫颈癌,占女性生殖道恶性肿瘤的20%～30%。过去20年中子宫内膜癌的发病率呈明显上升趋势。发病率升高与内外环境因素均可能有关。

可以肯定雌激素和内膜癌的发生有密切关系,雌激素长时期持续刺激,引起子宫内膜的过度增生、不典型增生,进而发生内膜癌。

子宫内膜癌的危险因素包括肥胖、糖尿病、高血压三者可能与高脂饮食有关,而高脂饮食与子宫内膜癌有直接关系。其他危险因素包括多囊卵巢综合征;月经失调;分泌雌激素的卵巢肿瘤如颗粒细胞瘤、卵泡膜细胞瘤等;外源性雌激素。

大体病理上,子宫内膜癌表现为癌组织局灶性或弥散性侵犯子宫内膜组织,局灶性者病变多位于子宫底部和宫角,后壁较前壁多见。早期局部病灶表现为内膜表面粗糙,可无明确肿物表现;当肿块向宫腔内生长时,形成突向宫腔的菜花状或息肉状肿块。

内膜癌虽可发生于任何年龄,但平均年龄在55岁左右。主要表现为阴道不规则出血或绝经后出血。由于50%～70%患者发病于绝经之后,因此,绝经后出血是最常见的症状;未绝经者,则表现为不规则出血或经量增多、经期延长等。其他症状还包括阴道异常分泌物。

2.超声表现

(1)子宫内膜增厚:绝经后妇女未用激素替代疗法时,若子宫内膜厚度≥5mm,视为内膜增厚。子宫内膜癌的早期病灶可仅表现为内膜轻度增厚,且回声尚均匀,较难与内膜增生相鉴别,需诊断性刮宫。若内膜厚度<5mm,内膜癌的可能性小。

(2)病灶回声特性:子宫内膜癌病灶局灶性或弥散性累及宫腔,回声表现为局灶性或弥散性不均匀中强回声或低回声;中央出现坏死出血时可呈低回声或无回声区。内膜癌病灶形态通常不规则。病灶较大时,子宫肌层受压变薄。

（3）病灶边界：内膜癌病灶可以有清楚的边界。但当肿瘤浸润肌层时病灶与肌层分界不清，局部受累肌层呈低而不均匀回声，与周围正常肌层界限不清。

（4）当病灶位于宫颈内口附近或累及宫颈，或癌肿脱入宫颈管引起阻塞时，可出现宫腔积液。

（5）CDFI病灶内可见较丰富点状或短条状血流信号，有肌层浸润时，受累肌层局部血流信号也可增加。

3.鉴别诊断

（1）内膜增生：①内膜增生时内膜多呈较均匀性增厚，而内膜癌回声则不均匀、不规则；②内膜增生时增厚内膜与肌层分界清，而内膜癌累及肌层时分界不清；③内膜癌病灶及受浸润的肌层内有较丰富的血流信号，对鉴别诊断也有较大帮助。当然，早期子宫内膜癌与内膜增生在超声上是较难鉴别的。

（2）晚期子宫内膜癌偶尔需与多发性子宫肌瘤相鉴别。多发性子宫肌瘤结节周边可见假包膜，子宫内膜回声正常，而晚期内膜癌内膜增厚明显，与肌层分界不清。

内膜癌的超声诊断与鉴别诊断应密切结合临床病史，对有不规则阴道出血的中老年妇女，尤其是绝经后妇女，超声发现内膜增厚、回声异常时应高度警惕子宫内膜癌的可能性。

4.临床价值

经阴道超声扫查是目前评价子宫内膜癌最好的检查途径，尤其对绝经后妇女强调采用经阴道超声评价内膜癌。尽管如此，早期子宫内膜癌与内膜增生及息肉的鉴别仍比较困难，必须进行诊断性刮宫才能明确诊断。因此，诊刮仍是目前临床获得内膜癌病理诊断及制定治疗方案的必要手段。

八、宫颈癌

宫颈癌是全球妇女中发病率仅次于乳腺癌的常见的恶性肿瘤，为妇科最常见的恶性肿瘤。发病率约占妇女恶性肿瘤的 6%，其发病年龄分布呈双峰状，为 35～39 岁和 60～64 岁。

1.临床表现

临床表现的轻重与病情早晚有关，宫颈上皮内瘤变及镜下早期浸润癌一般无症状。以后各期最早出现的症状主要有阴道出血和阴道排液。

（1）阴道出血：最早表现为性交后或双合诊检查后少量出血，称为接触性出血。以后则可能有经间期或绝经后少量不规则出血。晚期病灶较大时则表现为多量出血，甚至因较大血管被侵蚀而引起致命大出血。一般外生型癌出血较早，血量也多，内生型癌出血较晚。

（2）阴道排液：最初量不多，呈白色或淡黄色，无臭味。随着癌组织破溃和继发感染，阴道可排出大量米汤样、脓性或脓血性液体，伴恶臭。宫颈黏液性腺癌患者，由于癌灶分泌大量黏液，常诉大量水样或黏液样阴道排液。

（3）晚期症状：若癌瘤侵犯盆腔结缔组织，压迫膀胱、直肠和坐骨神经以及影响淋巴和静脉回流时，可出现尿频、尿急、肛门坠胀、便秘、下腹痛、坐骨神经痛、下肢肿痛等。癌瘤压迫或侵犯输尿管,可出现肾盂积水、尿毒症。终末期因长期消耗常出现恶病质。

2.超声表现

宫颈癌早期宫颈大小及形态无明显变化,随病情的不断进展,子宫颈增厚,体积增大,回声不均匀,出现实质性肿块,其回声较正常子宫回声减低,与周围组织分界不清。宫颈管形态变发生改变、不规则,有时其内可见实性肿块增充,位于宫颈下端的肿块可造成阻塞而使宫颈管扩张。

晚期,癌肿向子宫体蔓延,导致其形态发生改变;向周围侵犯膀胱、输尿管,膀胱后壁连续性中断、输尿管扩张及肾积水;侵犯直肠及阴道,和周围脏器发生粘连,或发生淋巴结转移,宫颈两侧出现低回声或混合性肿块。

CDFI检查病变周围和内部有较丰富的彩色血流信号,动脉频谱为低阻力型,阻力指数比宫体恶性肿瘤高(图6-5-4)。

3.鉴别诊断

(1)子宫颈糜烂与早期宫颈癌相鉴别:可有月经间期出血或接触性出血,阴道分泌物增多,检查时宫颈外口周围有鲜红色小颗粒,拭擦后也可以出血,故难以与早期宫颈癌相鉴别。可作阴道脱落细胞学检查或活体组织检查以明确诊断。

(2)子宫颈外翻:外翻的黏膜过度增生,表现也可呈现高低不平,容易出血,症状与宫颈癌相似,但子宫外翻的宫颈黏膜弹性好,边缘较整齐。阴道脱落细胞学检查或活检很容易鉴别。

(3)宫颈湿疣:表现为宫颈赘生物,表面多凹凸不平,有时融合成菜花状,可进行活检与宫颈癌相鉴别。

(4)子宫内膜癌:有阴道不规则出血,阴道分泌物增多与宫颈癌很难鉴别。子宫内膜癌累及宫颈时,检查时颈管内可见到有癌组织堵塞,确诊须做分段刮宫送病理检查。

(5)子宫黏膜下骨瘤或内膜息肉:多表现为月经过多或经期延长,有时出血同时可伴有阴道排液或血性分泌物,通过探宫腔、分段刮宫、子宫碘油造影或宫腔镜检查可与宫颈癌做出鉴别诊断。

(6)原发性输卵管癌:阴道排液、阴道流血和下腹痛,阴道涂片可能找到癌细胞。而输卵管癌宫内膜活检阴性,宫旁可扪及肿物,如包块小而触诊不到者,可通过腹腔镜检查可以确诊。通过症状表现及相关检查不难与宫颈癌相鉴别。

(7)老年性子宫内膜炎合并宫腔积脓:常表现阴道排液增多,浆液性、脓性或脓血性。子宫正常大或增大变软,扩张宫颈管及诊刮即可明确诊断。扩张宫颈管后即见脓液流出,刮出物见炎性细胞,无癌细胞。病理检查即能证实。但也要注意两者并存的可能。

(8)功能失调性子宫出血:更年期常发生月经紊乱,尤其子宫出血较频发者,无论子宫大小是否正常,必须首先做诊刮,明确性质后再进行治疗。

(9)其他宫颈良性病变:子宫颈结核、阿米巴性宫颈炎等,可借助活检与宫颈癌相鉴别。

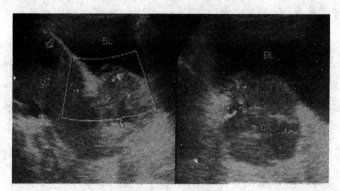

图 6-5-4　子宫颈癌

第七章 产科超声诊断

第一节 正常妊娠

一、早期妊娠

（一）临床表现

临床上常见有停经、恶心、呕吐、择食、不适。妇科检查子宫增大、变软。妊娠试验阳性。

（二）二维声像图

（1）子宫增大。

（2）子宫腔内可见类似圆形无回声液性暗区，此为妊娠囊。自妊娠5周起即可在子宫底部显示妊娠囊，随着妊娠月份的增加，妊娠囊逐渐增大，到妊娠第十周羊膜囊逐渐充满子宫腔时称为羊膜腔（图7-1-1）。

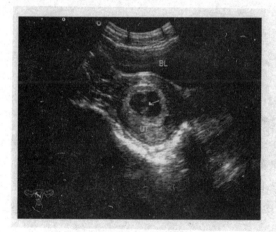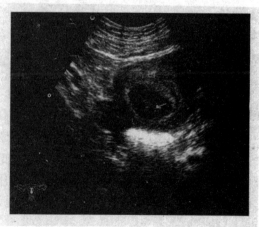

图 7-1-1 早期妊娠的声像图

（3）妊娠囊内可见胚胎光条或光团。于妊娠7周时胚胎已开始有人的雏形，可见胎心搏动。

（4）在胚胎光条或光团内见到快速跳动的强光点即是胎心，频率为140～180次/分。最早于妊娠5周就可见到原始心管跳动。于妊娠7周可见到胚胎在羊水中游动。

（5）胎头于妊娠7周已看到雏形，渐渐分清颅及面部，妊娠12周可显示脑中线波，测出胎头最大间径，胎盘于妊娠8周可显示其早期图像，呈浓密细颗粒状，较周围子宫肌壁回声强，逐渐形成半月状密集光点区，其绒毛膜面呈线状纤细回声。

二、中、晚期妊娠

中、晚期妊娠超声诊断观察内容包括胎儿、胎盘、胎膜、羊水、脐带。

(一)胎儿正常的超声解剖图像

产前超声对胎儿的诊断主要目的是了解胎儿内部脏器的形态、结构大小及发育状况。正确识别胎儿主要器官的解剖结构图像是诊断胎儿正常与否的基础。

1.胎头

当妊娠9周时超声可显示胎头,12周后可清晰显示,随着妊娠周数的增加,胎头的显示率逐渐增加,当妊娠15周时可显示中线结构,胎头的颅骨显示为椭圆形的光环,光环内显示均匀的实质回声为脑组织,中间可见条状光带为脑中线结构的回声。因头颅各平面结构不同,有几个不同典型平面(图7-1-2)。

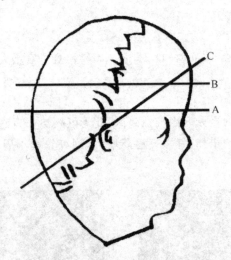

图 7-1-2　胎头测量切面示意图

A.丘脑平面;B.侧脑室平面;C.小脑平面

(1)丘脑水平横切面:标准平面要求清晰显示透明隔、两侧丘脑对称及丘脑之间的裂隙样第三脑室,同时颅骨环呈椭圆形,左右对称。此平面是测量双顶径的标准平面,测量垂直于中线从颅骨外缘到颅骨内线。胎头双顶径测量可重复性强、误差少,是最常用的指标,但当胎儿头型为长头型或短头型时测双顶径就有误差,所以头围相对更准确,头围可直接用仪器设置描记测量(图7-1-3)。

(2)侧脑室平面:在上述平面的下方。其标准平面为由前往后可显示侧脑室前角,透明隔腔,对称的丘脑,第三脑室,侧脑室体部及后脚。测量方法为侧脑室后脚最宽内径即为侧脑室内径。脑积水时侧脑室后脚首先表现,故常用侧脑室后脚内径来判断侧脑室是否增宽。侧脑室内径正常小于10mm,10～15mm提示脑室增宽,大于15mm提示脑积水(图7-1-4)。

(3)小脑横径:当妊娠10～11周时可见小脑回声,在丘脑平面下轻转探头,标准切面是同时显示清晰的小脑半球且左右对称以及前方的透明隔腔。在妊娠24周前小脑横径约等于孕周(图7-1-5)。

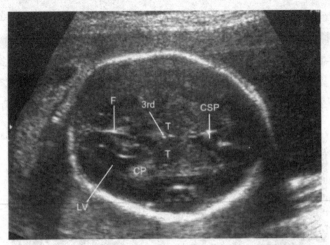

图 7-1-3 丘脑平面声像图

T:丘脑;I-V:侧脑室;CP:脉络丛;F:脑中线;CSP:透明隔腔

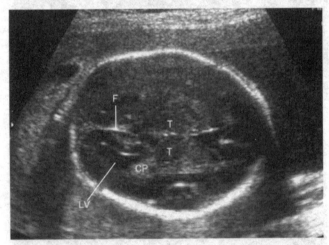

图 7-1-4 侧脑室平面声像图

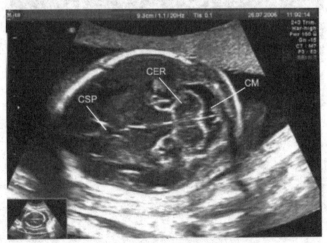

图 7-1-5 小脑平面声像图

CSP:透明隔腔;CER:小脑;CM:颅后窝池

2.脊柱

妊娠 10～11 周可见胎儿脊柱,妊娠 15～16 周可清晰显示。沿胎头从颈椎开始纵向观察颈、胸、腰、骶椎。纵切面上胎儿脊柱为 2 条平行整齐排列亮光带至尾椎合拢。侧动探头可见 3 条光条,中间为椎体回声。当中期妊娠时可显示脊柱全貌及生理弧度,当晚期妊娠时需分段观察脊柱各段。横切面见倒三角形的 3 个强光点是:两个椎弓一个椎体的骨化中心(图 7-1-6、图 7-1-7)。

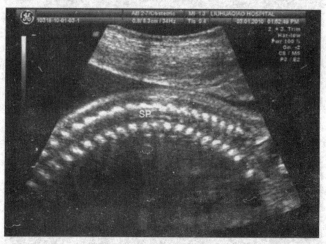

图 7-1-6　胎儿脊柱纵切面

SP:脊柱

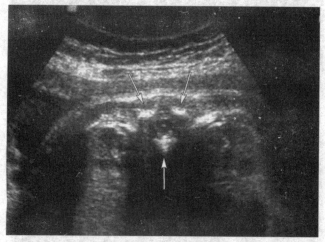

图 7-1-7　胎儿脊柱横切面

3.胎儿胸部

(1)心脏:当孕 12 周时可见心脏轮廓和腔室。胎儿心脏几乎与胎儿躯干垂直,近于胸廓中央,横径与同水平胸廓横径比约为 0.52,心脏面积占胸腔的 1/3。右心室呈圆锥形靠近胸壁,横切面见四腔心图像,可显示左、右心室,房间隔,室间隔,二尖瓣,三尖瓣。如无内脏反位,心尖应与胃泡同侧。

(2)肺:位于心脏两侧,呈中等均质回声区,随妊娠发展,回声逐渐增强,足月妊娠时胎肺回声高于胎肝,这可以预测胎肺成熟度及胎肺有无异常。胎儿胸腔内仅见心脏液性暗区,如出现其他液性暗区需考虑有无肺部异常或先天性膈疝、胸腔积液等异常。

4.胎儿腹部

(1)肝:为腹部右侧实质性结构,是胎儿腹内最大的实质脏器,占胎儿右上腹全部。在妊娠17周后可见肝静脉于肝内呈管状低回声。在肝脏平面的横切面上可显示胆囊和脐静脉。胎儿营养与肝糖原储存有关,所以肝脏大小与胎儿体重有密切关系。

(2)胆囊:胆囊在孕24周后即可显示,位于中线右侧,呈梨形,内透声好。与脐静脉成锐角,宽似脐静脉,囊壁较脐静脉的管壁回声强。母子Rh因子不合时,胆囊可增大。

(3)脾:位于胃的下方稍偏后的低回声结构,呈半月形。

(4)胃:当孕12周时95%胎儿胃泡可显示,位于左上腹,随吞咽羊水量的多少其大小有一定变化。正常情况下,显示为无回声椭圆形或牛角形结构,有蠕动现象。若胎胃充盈不良或显示不清时,应在30~45分钟后复查。胃横径一般小于25mm,肠道闭锁时胃泡明显增大。

(5)肠管:位于胃泡下方。见回声稍高的小肠,内有少量液体呈低回声区。结肠包绕小肠,在妊娠晚期可见稍扩张的结肠,内含胎粪及气体。肠腔内持续过多积液可能有肠道梗阻。正常情况下,当晚期妊娠时结肠内径小于20mm,小肠内径不超过7mm。肠梗阻时梗阻以上肠道内径增宽,梗阻部位越高越易伴有羊水过多。当肠道回声接近或强于脊柱回声时,需进一步追踪观察。

(6)肾:肾位于腹膜外,在脊柱的两侧,妊娠15周可见,妊娠20周显示较清晰。双肾呈椭圆形,皮质回声低,中间集合系统回声稍高,当晚期妊娠时胎肾、肾盂稍有分离,一般小于10mm。胎肾大小随胎龄增长而增大,呈直线相关增长,孕中期肾脏长径每周增长1mm,当孕36~40周时,肾脏长径为40~45mm、横径20~25mm(图7-1-8)。

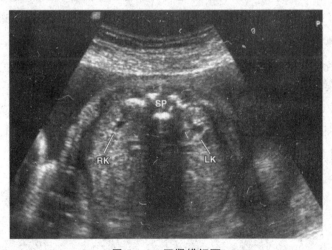

图 7-1-8　双肾横切面
RK:右肾;LK:左肾;SP:脊柱

(7)肾上腺:在孕18周后,在肾脏内侧前上方可见肾上腺呈弯眉状或米粒状的低回声,其内部中央有一线状高回声。

(8)膀胱:自妊娠13周起见胎儿膀胱,位于下腹部,呈球形液性暗区,其大小可有变化,直径3~4cm,一般晚期妊娠小于5cm。正常膀胱20~45分钟充盈和排空一次。当膀胱过度充盈或未显示时,要在 30～45 分钟后复查。当中、晚期妊娠时,胎儿的尿液形成羊水,羊水量可间接反应胎儿双肾功能,当羊水量少且膀胱不充盈时,需要仔细检查双肾情况。在膀胱两侧壁外侧可见两条脐动脉伸向腹壁与脐静脉同行于脐带中,单脐动脉时,只见膀胱一侧有脐动脉显示。

5.胎儿外生殖器

常规超声检查不包括性别检查,除非怀疑某些遗传病与性别相关,必须需要检查者,另外,还需临床医师签名,才可以对胎儿进行性别检查。当妊娠中期,有适当羊水量及胎位时,超声可清晰分辨胎儿阴囊及大阴唇。男胎外生殖器较女胎的易显示。男胎外生殖器可显示阴囊、睾丸、阴茎。注意不要将两腿间的脐带、手指、腹腔外的肠道(脐疝或腹裂所致)误为阴茎或阴囊。在孕 18 周后,阴囊和阴茎可清晰显示,在孕 22 周后,大阴唇可清晰显示。

6.四肢

在中期妊娠羊水相对较多时,在妊娠 13 周后四肢就能较好显示。四肢骨的测量对发现肢体畸形有实用价值。

股骨是胎儿最长的长骨,它分为股骨头、颈、干 3 部分。妊娠 15 周即可显示测量,测量时在纵切面必须显示其全貌,测量从一端测到另一端(不包括股骨头,也不能把骨骺测在内)。其生长曲线及可重复性与双顶径相似,妊娠晚期,胎头变形时股骨长度可靠性更高。肱骨、胫腓骨、尺桡骨、胎足、手掌、手指均可显示,但受胎儿体位限制,需仔细耐心地检查方可辨认。

(二)胎盘

当受精卵植入子宫内膜后,附着于子宫壁的绒毛逐渐发育为叶状绒毛膜,与子宫底蜕膜相结合,发育成胎盘。胎盘是界于母体和胎儿之间的重要特殊器官。通常在妊娠 8 周后,经仔细辨认方可发现未来的胎盘的原始位置:在声像图中妊娠囊壁局部可增厚及光点稠密;至第 9～10 孕周,妊娠囊壁局部增厚更为明显,至第 10～12 孕周后,胎盘边缘显示清晰。随着妊娠进展,胎盘也随之呈线性增长,直至第 34～35 孕周至妊娠足月时胎盘已发育成一扁圆形盘状物、直径为 16～20cm、厚度为 2.5～3.5cm。典型的胎盘声像初起时表现为一附着子宫内壁的半月形细小光点区,随着妊娠月份的增加,胎盘内可见纤维化和钙化斑点。胎盘声像图可分为绒毛膜板、胎盘实质、基底膜 3 个部分。

1.胎盘分级(图 7-1-9)

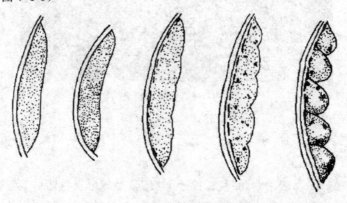

图 7-1-9　胎盘成熟度声像模式图

0度:绒毛膜直而平坦,胎盘实质均匀分布细而密光点,回声偏高,基底膜可见无回声。

Ⅰ度:绒毛稍稍有波浪状,胎盘实质均匀分布细小光点,基底膜仍可见无回声。

Ⅱ度:绒毛膜呈波浪状,胎盘实质见稍不均匀光点,基底膜隐约可见回声增高的光带。

ⅢA度:绒毛膜出现切迹伸进胎盘实质,但未达基底膜,胎盘实质可见不规则高回声光点。基底膜呈粗光带回声,并可融合。基底膜呈线状排列高回声小光点。

ⅢB度:绒毛膜切迹达基底膜,胎盘实质可见散在高回声光点。

2.胎盘成熟度与孕龄的关系

0级胎盘是胎盘发育的开始,以后随着妊娠进展而逐渐发育成熟。一般在29孕周前,胎盘成熟度多为0级,表示胎盘未成熟。Ⅰ级胎盘成熟度主要见于29孕周后,说明胎盘已趋向成熟。Ⅱ级胎盘成熟度多见于36孕周后,说明胎盘已接近或基本成熟。Ⅲ级胎盘成熟度主要出现于38孕周后,尤其是40孕周后。说明胎盘已经成熟,并开始趋向老化。

(三)羊水

羊水系一种无色透明液体,当孕4～5周时,在羊膜腔内可见少许无回声暗区,称为羊水。随着妊娠的进展羊水量亦有相应的变化,约在妊娠28周时羊水量最大,为1000～1500mL,以后羊水量逐渐减少,当晚期妊娠时羊水内可见一些光点,称为胎脂回声。羊水量多少能反映胎儿、胎盘的功能。目前常用的方法也是一个估计量,早、中期妊娠时测羊水池的垂直水平面的最大前后径(深度)。正常值为20～80mm。羊水暗区>80mm,为羊水过多;羊水暗区<20mm,为羊水过少。羊水指数(AFI):常在妊娠28周后测量。以孕妇脐为中点,将子宫划分为4个象限,分别测量各象限的羊水深度,而后相加。羊水指数>180mm,为羊水过多;羊水指数≤80mm,为羊水过少。进行羊水测量时不能加压,应垂直于地平面,尽量避开脐带和胎儿肢体。

羊水过多需警惕胎儿畸形、常见神经管畸形、消化道梗阻畸形。羊水过少是胎儿、胎盘功能不全的表现,也为泌尿系梗阻、肾先天发育不全的结果。

(四)脐带

胚胎发育中的体蒂是脐带的始基,悬浮于羊水之中。脐带的一端与胎儿的脐部相连结,另一端附着于胎盘的胎儿面,位于胎盘中央或偏于一侧。正常脐带内含3条血管:1条脐静脉2条脐动脉,脐带的横切面直径为1～2cm,足月时脐带的平均长度约为50cm(30～70cm)。脐带血管间结缔组织称为华通胶。因此,脐带受压或其血供发生障碍,则可影响胎儿的生长发育,甚至危及生命。脐动脉彩色多普勒血流显像对妊娠期有重要意义,脐动脉血流于孕13周前的仅有收缩期波峰,舒张期血流缺损,在孕13～18周后逐渐出现舒张期血流,在孕18周以后均应可见全期血流。脐动脉S/D比值是目前反映胎盘循环功能状态较直接准确的衡量标志。孕24～28周,S/D可达到4或大于4。晚期妊娠S/D<3。如果S/D>3可提示胎儿宫内缺氧(图7-1-10)。

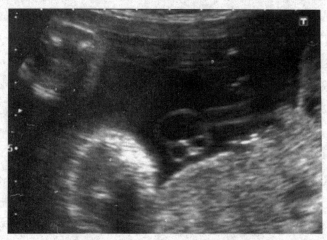

图 7-1-10　正常脐带横切面声像图

3 个无回声区呈"品"字,较大者为静脉,较小的 2 个为动脉

第二节　异常妊娠

一、异位妊娠

异位妊娠指受精卵着床于正常子宫体腔以外的任何部位,它包括输卵管妊娠、卵巢妊娠、宫颈妊娠、宫角妊娠、残角妊娠、腹腔妊娠及剖宫产瘢痕部位妊娠等,是临床上妇产科常见的急腹症之一。其中,最常见的类型是输卵管妊娠,占异位妊娠的 95% 左右。特殊部位的异位妊娠是由于受精卵在盆腔某些特殊部位着床发育所致,包括宫颈、腹腔、宫角、残角子宫、子宫下段瘢痕等部位的异位妊娠。其发生率为 4.85%～10.11%。输卵管妊娠是异位妊娠中最常见的类型,是孕卵在输卵管的某一部位着床、发育,以输卵管壶腹部最多见,其次为峡部、伞端、间质部少见。

(一)临床表现

输卵管妊娠的临床表现与受精卵着床部位、有无流产或破裂、腹腔内出血的多少及时间长短等有关。

(二)超声表现

1.未破裂型

子宫正常或轻度增大,内膜回声增粗、增强,但宫内无妊娠囊回声,或见宫腔中央部因内膜蜕膜反应所致的假性孕囊光环,即蜕膜管型;于子宫的一侧或宫底上方显示完整的非均质团块,偶尔可见其中妊娠囊无回声区及囊内胚芽回声和胎心搏动,尤其进行 TVS 检查时更易显示;腹腔内无游离液性暗区。

2.破裂流产型

子宫声像图表现与破裂型相同。子宫周围及附近区域呈不规则的非均质性团块图像,内可见不规则无回声区,团块边缘不清晰;陶氏腔及腹腔见不规则的无回声区。

3.陈旧型

部分宫外孕患者因出血量少或间断地少量出血,使之临床表现不明显,而未被及时诊断或彻底治疗。腹腔内血液逐渐凝固机化,形成盆腔肿块。声像图上主要表现为子宫后方不规则肿块,呈"盆弧形",边界清晰,肿块内回声多为混合性型;子宫大小多正常,且内膜无增厚征象;腹腔内亦无游离液性暗区。

4.宫内宫外型

宫内宫外型即宫内宫外分别同时有妊娠者,此型极为罕见。声像图上显示子宫增大,宫腔内见完整妊娠囊无回声区及其内胚胎回声、胎心、胎动等;附近区则可未破裂型或流产破裂型征象。

5.腹腔内异位妊娠

腹腔内异位妊娠继发于宫外孕流产破裂之后,声像图上显示与胎儿分离的子宫图像;胎儿与膀胱之间无宫壁回声;胎儿紧密靠近母体腹壁;宫外胎盘组织回声。

(三)鉴别诊断

1.宫内妊娠流产

若胚胎存活,超声检查宫内可见胎心搏动易于与宫外孕相鉴别。若完全流产,宫内已无妊娠囊,显示时则难以区分。但观察宫外有无肿块存在,多数能与宫内妊娠流产做出鉴别。

2.黄体破裂

无闭经史,妊娠试验阴性,腹痛多发生在月经之前,一般无阴道出血,声像图上表现为盆腔不规则混合性肿块。以液性暗区为主。但有时单凭声像图改变难以做出区别。

3.附近区炎性肿块

当部分卵巢囊性肿块蒂发生扭转时有急腹痛,声像图于盆腔内可见边界较清的囊性肿块,子宫无增大,陶氏腔可有少许液性暗区,结合临床病史一般不难鉴别。

二、流产

凡妊娠不到 20 周,胎儿体重不足 500g,而终止者称为流产。其中发生在妊娠 12 周以前者称为早期流产;发生在妊娠 12 周以后者称为晚期流产。流产依其不同的临床过程,可分为先兆流产、难免流产、过期流产。

(一)先兆流产

停经后出现阴道少量出血,所有妊娠中约 1/4 的妊娠早期可发生阴道流血,其中约 50% 的流血病例将发展为自然流产。

1.临床表现

停经后出现阴道少量出血,有轻微阵发性宫缩。子宫颈口未扩张,子宫大小与停经月数相符。患者伴有轻微下腹痛及下坠感,早孕反应仍然存在,尿妊娠试验阳性。

2.超声表现

(1)子宫腔内仍可显示妊娠囊,形态完整,一定的孕周应该具相应大小的妊娠囊,妊娠囊增长率约为1.2mm/d。出现先兆流产时,妊娠囊的增长仍然正常。

(2)胚胎回声内可见一小的管状暗区,具有节律性搏动,此即胎心的搏动。提示预后良好,见到胎心者,自然流产的发生率从40%~50%下降至1.3%~2.6%。若胎心搏动缓慢,可能与预后不良有关。

(3)卵黄囊的存在提示胚胎组织存活,在声像图中显示为一小而圆的囊性结构,卵黄囊在正常妊娠5~6周时出现,卵黄囊的出现虽不像胎心出现那样预示良好的妊娠结果,但卵黄囊显示者约60%为正常妊娠。卵黄囊太大或异常,往往也与不良的妊娠结果有关。其直径小于1cm。在孕7~11周进行超声检查可以显示,此后卵黄囊萎缩。

(4)在孕8周后,胚胎可显示小的肢体及其运动,不具有节律性。

(5)子宫腔可见低回声区,其形态不一,范围大小与出血量的多少有关。

(6)经阴道超声检查:由于探头与子宫距离较经腹壁法检查为近,能更好地显示妊娠囊胚胎、卵黄囊等宫内结构等。彩色多普勒超声可显示胚胎心血管内血流色彩及频谱。

(二)难免流产

难免流产由先兆流产发展而来,继续妊娠已不可能。

1.临床表现

阴道出血量增多或有血块,超过正常月经量。妊娠试验多阴性,甚至有羊水流出或胎膜膨出于宫口。

2.超声表现

(1)子宫内妊娠囊变形、皱缩、边缘缺落。文献报道仍有一部分(1/4~1/2)难免流产的妊娠中仍有所增长,一般在妊娠囊大于20mm而未见卵黄囊是孕卵枯萎的标志,属难免流产。

(2)妊娠囊内胎心搏动消失,胚胎肢体活动消失。

(3)妊娠囊位置可下移,移向子宫内口方向。

(4)经阴道超声检查法能清晰显示变形、皱缩的妊娠囊,其位置移近子宫内口。多普勒检测无心管搏动的频谱及彩色血流,示胚已不存活。

3.鉴别诊断

难免流产时的β-HCG和妊娠囊大小关系:正常妊娠开始至妊娠8周,血中β-HCG随妊娠囊的增长而上升。但孕8周后妊娠囊继续增长而β-HCG达平坦期。然而难免流产的鉴别,在末次月经不明确的病例,是临床上较棘手的问题,观察β-HCG的动态变化,有助于鉴别诊断。β-HCG小15~20ng/mL提示预后不良。

(三)过期流产

过期流产又称为稽留流产,系指胚胎死亡达2个月以上尚未自然排出。孕妇多有先兆流产经过。此后子宫不再长大或反渐缩小,妊娠反应消失,有时可有反复性阴道出血,其出血量时多时少,尿妊娠试验阴性。

1.临床表现

(1)有停经史,妊娠早期可能有妊娠反应史,甚至有先兆流产史,但随胚胎的死亡,妊娠初期的怀孕征象逐渐消退,如恶心消失、乳房缩小等。

(2)增大的子宫停止增长,子宫颈口闭合,子宫小于停经月份,且不如妊娠时柔软。

(3)阴道流血:在妊娠 3 个月内患者开始是出现绒毛和蜕膜分离、血窦开放,也就是开始出血,当胚胎全部剥离排出,子宫强力收缩,血窦关闭,出血也就停止了。

(4)出现腹痛的症状:早期流产是在开始流血后发生持续性下腹疼痛。晚期流产是在阴道流血前就会发生腹痛。

(5)流出血液的颜色:流产开始的时候血液是鲜红色的,时间久了就会变为黯红色或者褐色。异位妊娠通常是出血量少并且颜色呈现出淡红或者褐色,葡萄胎常常显示为黯红色。

2.超声表现

(1)子宫大小较同孕龄为小。

(2)子宫内显示枯萎的妊娠囊,其间无正常的胚胎结构,更不能观察到表示胚胎存活的胎心搏动与胎儿肢体活动。

(3)子宫内大小不等散在的液性暗区,或可显示沿胎盘边缘包绕的液性暗区。

(4)多普勒超声,宫区内无存活胚胎的心管搏动血流色彩及频谱。

三、滋养细胞性疾病

滋养细胞疾病是孕卵发育过程滋养细胞层的病变,分为葡萄胎、侵蚀性葡萄胎及绒毛膜癌。当滋养层细胞增生,绒毛间质水肿变性,绒毛因肿胀、膨大形成大小不等的半透明样水池,相连成串,如葡萄状。由于绒毛失去正常吸收营养功能,可使胚胎早期停止发育、死亡、自溶、吸收等。如果妊娠中部分胎盘发生绒毛变性,少数胎儿尚可生存,则称为妊娠合并部分葡萄胎。若水泡样组织侵入子宫肌层或转移至其他脏器、部位,称为侵蚀性葡萄胎(或称为恶性葡萄胎)。最后也可恶变为绒癌。

(一)葡萄胎

1.临床表现

闭经后阴道出现不规则出血,尿和血 hCG 异常增高,妊娠试验为强阳性。分完全性和部分性葡萄胎。

2.超声表现

(1)完全性葡萄胎声像图特点:子宫明显增大,大于妊娠月份,宫内未见胎儿及胎盘回声,子宫周边有无回声暗区,系宫内积血所致。子宫腔内充满大小不等的如水泡样的暗区,密集光点、光斑如蜂窝状,点、片状回声。常合并双侧卵巢的黄素囊肿,即在双侧卵巢内见 5~10cm 大小的多房性囊性包块,边界清晰,壁光滑,内为液性暗区,可有较多分隔光带。

(2)部分性葡萄胎声像特点:子宫增大超过妊娠月份。子宫腔内除可见大部水泡状暗区外还可见完整胎儿,如胎儿存活,可见胎心搏动,但无法见到完整胎盘及羊水暗区。附件有时可探测到黄素囊肿。

(二)侵蚀性葡萄胎(又称为恶性葡萄胎)

1.临床表现

在葡萄胎清宫术后,阴道持续出现不规则出血。hCG 仍持续呈阳性或呈阴性后又转为阳性。侵蚀性葡萄胎可侵入子宫肌层和转移至远处器官。如穿孔出血可引起严重腹痛甚至发生休克。

2.超声表现

侵蚀性葡萄胎的病灶首先出现于子宫肌壁内,逐渐扩大,由小到大,可穿透肌壁扩展至子宫体,在子宫肌层呈密集不均匀点状及大小不等的多个低回声区或无回声暗区。在附件区可见黄素囊肿。彩色多普勒显示病灶及肌层内见丰富血流信号,呈五彩镶嵌,为低阻力血流。

(三)绒癌

1.临床表现

葡萄胎流产或其他类型流产后 1 年以上,阴道持续或间歇性出现不规则出血,hCG 测定持续显示不正常,有上升趋势或由阴性又转阳性。

2.超声表现

二维超声显示子宫增大,形态不规则,呈结节状突起,可见不规则的团块及点状回声。当病灶坏死,出血时有散在的液性暗区,多为不规则,边界模糊,同时显示卵巢黄素囊肿,并有转移灶症状。彩色多普勒显示病灶及肌层内丰富血流信号,为低阻力血流频谱,并可出现动静脉瘘频谱。侵蚀性葡萄胎同绒癌的鉴别主要是靠病理切片。

四、胎儿宫内生长迟缓

胎儿宫内生长迟缓亦称为胎盘功能不良综合征(IUGR),是指胎儿出生体重低于正常同孕龄胎儿体重的第 10 位百分位数或低于 2 个标准差,或足月胎儿体重小于 2500g。可分为匀称型 IUGR 和不匀称型 IUGR。前者发生在妊娠早期,细胞增生能力低,细胞数目减少,胎儿所有器官均受影响,呈匀称型。多为胎儿先天畸形的表现之一,预后不良。后者发生在妊娠中、晚期,细胞数目正常,细胞体积减小,胎儿发育不匀称,多源于孕妇本身疾病或胎盘功能低下导致的。

超声判断胎儿宫内生长迟缓的指标:主要测量胎儿双顶径、头围、胸围、腹围、股骨长度等参数。如果测值低于同孕龄儿正常值的第 10 位百分位数(或低于 2 个标准差以下)者,考虑为胎儿宫内生长迟缓。

1.双顶径(BPD)

双顶径的测量误差小,其增长与胎龄紧密相关。在 36 孕周以前,BPD 每周增长应大于 2mm,对连续 2 次测量 BPD 增长速度均小于每周 2mm 时,也可考虑宫内生长迟缓。

2.胎儿头围与腹围比值(HC/AC)

腹围反映胎儿肝体积和腹部脂肪的多少。在妊娠 36 周前胎儿头围较腹围大,在妊娠 36 周后则相反。不匀称型 IUGR 大多头围大于腹围,匀称型则基本不变,据此可判断 IUGR 的类型。

(1)股骨长(FL):胎儿股骨长度与胎儿身长密切相关,在孕 13 周后可测量。在妊娠 30 周前平均每周增长 2mm,36 周后则平均每周增长 1mm,IUGR 时则增长速度减低。

(2)股骨长与腹围比值:FL/AC×100,正常值为 22±2,如果大于 24 则为非匀称型。

五、子宫颈功能不全

子宫颈功能不全是指子宫颈内口关闭不全,以至反复发生流产和早产。主要原因是子宫颈发育不良、子宫颈损伤、子宫颈锥形切除术后等。

超声表现:正常妊娠子宫颈长度在 3cm 左右,子宫颈内口闭合,子宫颈管呈线状闭合,在妊娠 10~14 周时,子宫颈长度小于 3cm。子宫颈内口扩张宽 1~2cm 或胎囊、部分胎体脱入子宫颈管内,为诊断子宫颈功能不全的标准。

六、胎儿颈项透明层

胎儿颈项透明层(NT)是指胎儿颈部皮下的无回声带,位于皮肤高回声带与深部软组织高回声带之间。许多研究表明早孕期胎儿 NT 值增厚与唐氏综合征、先天性心脏结构畸形、骨骼系统畸形以及其他染色体异常的危险性增高有明显相关性,因此现在临床上将 NT 检查列为早期胎儿畸形筛查的常规检查项目。

1.测量时间

孕 11~13^{+6} 周,CRL45~84mm。

2.测量标准切面

胎儿正中矢状切面,胎儿颈部自然伸位(不后仰也不前屈),可清晰显示鼻骨、颈部皮下无回声带,图像放大,使头部及上胸占整个显示器的 3/4。

3.测量方法

在皮肤与颈椎上的软组织之间最宽处的无回声带间垂直测量。

4.正常值

目前多数学者认为 NT<2.5mm 为正常,NT≥2.5mm 为可疑增厚,NT>3mm 为异常增厚。

5.测量注意事项

特别注意区分胎儿皮肤与羊膜,切勿将羊膜与皮肤之间的厚度误测为 NT 值,这样往往会导致 NT 值明显增厚,此时应等待胎动时方能很好区别。

七、多胎妊娠

多胎妊娠是指一次妊娠同时有 2 个或 2 个以上胎儿的妊娠。人类的多胎妊娠中以双胎多见,三胎少见,四胎或四胎以上罕见。双胎妊娠可以是由 2 个独立的卵子或单个卵子受精而形成。大约 2/3 的双胎是双卵双胎,1/3 是单卵双胎。所有双卵双胎均是由 2 个胚泡种植而成,形成双绒毛膜囊双羊膜囊双胎妊娠。单卵双胎是在从卵裂到原条出现这一阶段,尚具有全能分化潜能的细胞群,每份都发育成一个完整胚胎的结果。根据 2 个全能细胞群分离时间的早晚不同,单卵双胎的绒毛膜、羊膜数目也不同,从而形成双绒毛膜囊双羊膜囊双胎、单绒毛膜囊双羊膜囊双胎、单绒毛膜囊单羊膜囊双胎。

（一）双胎类型的确定

1.早孕期双胎类型确定

（1）绒毛膜囊的计数：绒毛膜囊数等于妊娠囊数目。

于第 6～10 孕周，超声计数妊娠囊数目很准确，此时期通过超声显示妊娠囊数目可预测绒毛膜囊数。第 6 孕周以前超声可能会少计数妊娠囊数目，这种情况大约出现在 15％的病例中。

（2）羊膜囊的计数

①双绒毛膜囊双胎妊娠的羊膜计数：由于羊膜分化晚于绒毛膜，双绒毛膜囊一定有双羊膜囊。妊娠囊和胚芽的数目为 1：1，因此，如果 2 个妊娠囊各自有单个胚芽或胎心搏动则可诊断为双绒毛膜囊双羊膜囊双胎妊娠。

②单绒毛膜囊双胎妊娠的羊膜囊计数：单绒毛膜囊双胎妊娠，可以是双羊膜囊，也可以是单羊膜囊。如果超声显示 1 个妊娠囊内含有 2 个胚芽，则可能为单绒毛膜囊双羊膜囊或单绒毛膜囊单羊膜囊双胎妊娠。通过显示清楚羊膜囊数目或卵黄囊数目来确定羊膜囊数目。

2.中、晚期妊娠绒毛膜囊、羊膜囊的确定

（1）胎儿生殖器：双胎性别不同是因为源于 2 个不同的卵子受精，总是双绒毛膜囊双羊膜囊双胎妊娠，如果胎儿性别相同或外生殖器不能确定，则不能通过这个标准评估绒毛膜囊个数。

（2）胎盘数目：如果超声显示 2 个独立的胎盘则可确定为双绒毛膜囊双胎妊娠。但当 2 个胚泡植入地相互靠近，两胎盘边缘融合在一起时，超声则难以凭借超声显示胎盘数目来区分单绒毛膜囊双胎和双绒毛膜囊双胎。

（3）双胎之间分隔膜：双绒毛膜囊双胎妊娠，两胎之间的分隔膜通常较厚，一般＞1mm，或者显示为 3～4 层；单羊膜囊双胎妊娠，两者之间的分隔膜较薄，或者只能显示两层。但是继发于羊水过少的贴附胎儿则难以显示两者之间的分隔膜。

（4）双胎峰：在胎盘绒合的双绒毛膜囊双胎妊娠中，一个呈三角形与胎盘实质回声相等的滋养层组织，从胎盘表面突向间隔膜内。超声横切面呈三角形，较宽的一面与绒毛膜表面相连接，尖部指向两胎分隔膜之间。这一特征也是中、晚期区分双胎类型的一种有效方法。

（二）双胎及多胎妊娠的生长发育

1.双胎及多胎妊娠早期的生长特点

在多胎妊娠早期，头臀长（CRL）的生长和单胎妊娠相似。精确估计孕龄的办法是对所有胚胎的 CRL 进行平均，通过平均 CRL 估计孕龄。孕早期胚胎的生长主要受到遗传因素的影响。子宫内的种植位置也起到很重要的作用。正常情况下，在孕早期 CRL 之间存在的差异较小，但是如孕早期 CRL 存在明显的差别，提示可能异常，如与预计的孕周相差 5 周以上极可能存在生长不协调，Weissman 等发现较小的那个胎儿均存在较大的先天畸形可能性。

2.双胎及多胎妊娠中、晚期的生长特点

目前认为，在孕 27～30 周时双胎的生长率与单胎相似，在以后的妊娠中，双胎增加体重较单胎慢。

3.双胎体重生长的不协调

双胎之间生长不协调的定义为体重相差 20％以上，据报道可发生在 23％的双胎妊娠。生长不协调的原因很多:①双卵双胎中可能存在潜在的不同遗传因子,但通常不会引起明显的生长不协调。②无论是单卵双胎或双卵双胎,结构畸形,非整倍体染色体畸形,可能仅影响双胎之一,导致严重的生长不协调。③胎盘的不平衡,双胎之一由不良胎盘支持,可能会阻碍该胎儿的生长。④在单绒毛膜囊双胎,2个胎儿共享一个胎盘,两胎儿通过胎盘产生不平衡的血管短路引起严重的生长不协调,结果产生双胎输血综合征。相对于体重基本相等的双胎而言,生长不协调双胎的发病率和死亡率明显增高。

(三)双胎妊娠与胎儿畸形

双胎及多胎妊娠时,胎儿先天性畸形的发生率较单胎妊娠高。两胎儿可能均有畸形,所发生的畸形可以相同,也可以完全不同;可以出现一胎儿完全正常,而另一胎儿却有严重的畸形,即使是单卵双胎妊娠也不例外。双胎妊娠胎儿畸形除存在一些与单胎妊娠相同的畸形外,还存在一些与双胎有关的特殊畸形。

1.联体双胎

(1)临床与病理:联体双胎是罕见的畸形,发生率为 1/50 000 至 1/100 000。联体双胎只发生在单绒毛膜囊单羊膜囊(即单卵)双胎妊娠中。联体双体可分为相等联胎(对称性联胎)和不相等联胎(不对称性联胎),后者两胎大小不一,排列不一,小的一胎又称为寄生胎。

对称性联胎有多种类型,常根据两胎相连融合的解剖部位来命名,其命名一般在相连融合的解剖部位后加上"联胎"即为某种联胎畸形。如头部联胎指头与头相连,胸部联胎指胸与胸相连,腹部联胎指腹与腹相连等。此类联胎一般为前后相连的联胎,相连融合的范围一般较局限,仅为身体的某一部分相连。如果为侧侧相连融合的联胎,相连融合的范围一般较广泛,常从头或臀开始向下或向上出现身体侧侧广泛融合,且常融合至胸部,这种大范围、多部位的联胎习惯上用未融合的解剖结构来命名,如双头畸形,指胸、腹部广泛相连而头部未相连,有两个完整的头。

(2)超声表现:由于联体双胎的类型不同,超声表现亦不同,其超声特征有:①两胎胎体的某一部位相连在一起不能分开,相连处皮肤相互延续。②胎儿在宫内的相对位置无改变,总是处于同一相对位置,胎动时亦不会发生改变。③两胎头总是在同一水平,出现胎动后亦不会发生胎头相对位置的明显改变。④仅有 1 条脐带,但脐带内的血管数增多,有 3 条以上血管。⑤早孕期检查时,如果胚胎脊柱显示分叉时应高度怀疑联体双胎的可能,应在稍大孕周进行复查以确诊。⑥大多数联体双胎在腹侧融合,面部表现为面对面,颈部则各自向后仰伸。最常见的类型为胸部联胎、脐部联胎、胸脐联胎。⑦双头联胎时,常为侧侧融合,其融合范围广泛,可在颈以下完全融合在一起。⑧寄生胎为不对称性联体双胎,表现为两胎大小不一,排列不一,一个胎儿各器官可正常发育,而另一个较小的寄生胎则未能发育成形,声像图上有时类似一肿物样图像。

(3)鉴别诊断:主要与口腔畸胎瘤、骶尾部畸胎瘤等相鉴别。

(4)临床意义:大多数联体双胎会早产,约 40% 左右为死胎,35% 左右在出生后 24 小时内死亡。存活者根据联体的具体部位不同及是否合并其他畸形,其预后不同。胎儿产后生存能力取决于联体的器官及该器官的融合程度以及是否能进行外科分离手术。

2.无心畸胎序列征

(1)临床与病理:无心畸胎序列征又称为动脉反向灌注综合征,发生率在所有妊娠中约为

1/35 000,在单卵双胎中约为1%。无心畸胎对双胎均是一种致死性的严重畸形。

无心畸胎序列征只发生在单卵双胎妊娠中。一胎发育正常,一胎为无心畸形或仅有心脏痕迹,或为无功能的心脏。发育正常的胎儿称为"泵血"儿,泵血儿不仅要负责其自身的血液循环,而且要负责无心畸胎的血液供应,因此,无心畸胎又是受血儿。泵血儿与受血儿之间的血管交通非常复杂,但两者之间至少必须具备动脉—动脉及静脉—静脉两大血管交通才能完成上述循环过程。由于无心畸胎血液供应来源于泵血胎儿脐动脉血液(静脉血),首先通过髂内动脉供应无心畸胎的下部身体,使下部身体发育相对较好,而上部身体由于严重缺血缺氧而出现各种不同的严重畸形。泵血儿由于高心排血量,常会导致心力衰竭,羊水过多及胎儿水肿。

(2)超声表现:①双胎儿中一胎形态、结构发育正常,另一胎出现严重畸形,以上部身体严重畸形为主,可有下部身体,如双下肢等结构。②无心畸胎体内常无心脏及心脏搏动,如果无心畸胎存在心脏残腔或心脏遗迹,可有微弱的搏动。③上部身体严重畸形,可表现为无头、无双上肢、胸腔发育极差。④部分无心畸胎上部身体结构难辨,仅表现为一不规则实质性团块组织回声,内部无内脏器官结构。⑤无心畸胎常有广泛的皮下水肿声像改变,在上部身体常有明显的水囊瘤。⑥频谱及彩色多普勒血流显像可显示无心畸胎脐动脉及脐静脉内血流方向与正常胎儿者相反,无心畸胎脐动脉血流从胎盘流向胎儿髂内动脉达胎儿全身,脐静脉血流从胎儿脐部流向胎盘,正好与正常胎儿脐动脉、静脉血流方向相反。

(3)鉴别诊断:双胎之一死亡在妊娠较早时期检查,无心畸胎二维声图像与双胎之一死亡类似,彩色多普勒较容易鉴别两者,双胎之一死胎中无血流信号显示,无心畸胎可检查血流信号。另外动态追踪观察,也可以鉴别两者,无心畸胎会继续生长、增大。

(4)临床意义:无心畸胎的病死率为100%,结构正常的泵血胎儿病死率可达50%,后者死亡的主要原因是早产及充血性心力衰竭。本病为散发性,家族遗传倾向尚未见报道。

泵血儿出现充血性心力衰竭常提示预后不良。无心畸胎与泵血儿之间的体重比可作为泵血儿预后好坏的指标。有学者报道,该体重比>70%的泵血儿早产、羊水过多、心力衰竭的发生率明显高于体重比<70%者。

本病的治疗方面,目前的一个显著进展是栓塞或结扎无心畸胎的脐动脉,可取得良好效果,亦有用地高辛治疗胎儿心力衰竭,用吲哚美辛治疗羊水过多的报道。

(四)双胎输血综合征(TTTS)

1.临床与病理

双胎输血综合征(TTTS)是指2个胎儿循环之间通过胎盘的血管吻合进行血液输注,从而引起一系列病理生理变化及临床症状。TTTS在单绒毛膜囊双胎妊娠中的发生率为4%～35%,在所有双胎妊娠中发生率约为1.6%。

2.超声表现

(1)两胎儿性别相同,只有一个胎盘,在双胎胎盘的连接处,见"T"字形征,两胎间分隔膜薄。

(2)两个羊膜囊体积有差异,受血儿羊水过多,最大羊水深度≥8cm,膀胱增大;泵血儿羊水过少,最大羊水深度≤2cm,不见膀胱,严重时出现胎儿"贴附"在子宫壁上,贴附儿常贴于子宫前壁和侧壁。

（3）由于受血儿心排血量增加，严重时会出现胎儿水肿或有充血性心力衰竭，表现为心脏增大、胸腔积液、腹水、心包积液、三尖瓣 A 峰＜E 峰，并可出现三尖瓣反流等。

（4）胎儿各生长参数有明显不同。两胎儿间体重估计相差＞20％或腹围相差＞20mm。此外有学者认为，两胎股骨长相差＞5mm。由于双胎之间生长参数不同因此仅能作为参考，而不能作为诊断标准。

（5）Quintero 等根据双胎输血综合征超声表现，将 TTTS 分为Ⅰ～Ⅴ级。

Ⅰ级：一胎羊水过多，一胎羊水过少，泵血儿的膀胱仍然可以显示。

Ⅱ级：泵血儿的膀胱不显示（经过 60 分钟后的再次复查确定），胎儿肾衰竭。

Ⅲ级：泵血儿膀胱不显示，同时具有特征性多普勒频谱异常：脐动脉舒张末期血流消失或反向血流；受血儿膀胱增大，同时具有特征性多普勒频谱异常：脐静脉血流呈搏动性，静脉导管心房收缩期反流（A 波反向）。

Ⅳ级：受血儿或 2 个均水肿。

Ⅴ级：双胎之一或 2 个均死亡。

3.鉴别诊断

（1）双胎之一胎羊膜早破：羊水外漏时，该胎儿羊水少可表现为"贴附儿"，在双绒毛膜囊及单绒毛膜囊双胎中均可发生，应与双胎输血综合征相鉴别。前者另一胎羊水正常，且不会出现 TTTS 受血儿的改变，如水肿，膀胱增大等。

（2）双胎之一胎儿生长受限（FGR）：大胎儿羊水正常；TTTS 大胎儿（受血儿）羊水过多。如果鉴别有困难，可通过检测胎儿心排血量对两者进行鉴别，双胎儿之一 FGR 大胎儿的心排血量正常，TTTS 受血儿的心排血量增多。

4.临床意义

双胎输血综合征的严重程度取决于吻合血管的大小、范围、部位及分流发生的时间。如果发生在 12～20 周，可能导致双胎之一死亡，形成纸样胎儿。如果发生在 20 周以后，可能发生典型的 TTTS。据报道发生在 28 周以前未治疗的 TTTS 其围生期死亡率可高达 90％～100％。在孕 28 周后发生 TTTS 者，其围生儿死亡率亦可达 40％～80％。围生儿一胎宫内死亡则可造成存活儿的大脑、肾、肝等血管梗死，存活儿中 27％有神经系统后遗症。近年来随着激光治疗开展和技术水平不断提高，胎儿存活率也由 2004 年的 57％上升到 2007 年的 77％。

八、羊水过多

在正常妊娠任何时期内羊水量超过 2000mL 者，均称为羊水过多。正常妊娠时的羊水量随孕周增长而增多，但在最后 2～4 周开始逐渐减少，足月妊娠时羊水量约为 1000mL（800～1200mL）。

1.病因与病理

子宫明显增大，子宫腔内压力增加，同时可压迫邻近的脏器及下腔静脉及髂静脉，引起呼吸困难、外阴及下肢水肿等。常见的中枢神经系统和上消化道的胎儿畸形，多胎妊娠，孕妇和胎儿的各种疾病,如糖尿病、孕妇严重贫血,胎盘脐带病变,如胎盘绒毛血管瘤、脐带帆状附着时均可引起羊水过多。

2.超声表现

羊膜腔内羊水明显增多;胎儿活动范围大,活动频繁;羊水最大深度>8cm,或羊水指数(AFI)>18cm。

3.注意事项

采取正确的羊水测量方法,即声束平面垂直于水平面,同时不要将脐带或肢体测入羊水深度内,可使用彩色多普勒进行排除。羊水过多需与双胎妊娠、巨大胎儿、葡萄胎及妊娠合并巨大卵巢囊肿等相鉴别,同时应仔细检查,排除胎儿畸形。

4.预后

如合并严重神经系统或消化系统畸形时需及时终止妊娠。

九、羊水过少

妊娠晚期羊水量少于300mL者,称为羊水过少。羊水过少严重影响围生儿的预后。

1.病因与病理

孕妇腹围、宫高均较同期妊娠者小,子宫敏感性高;妊娠早期羊水过少,胎膜可与胎体粘连,造成胎儿畸形,甚至肢体短缺;在妊娠中、晚期,易引起胎儿肌肉骨骼畸形,胎肺发育不全,同时容易发生胎儿窘迫与新生儿窒息。产生的可能原因主要有:胎儿泌尿道畸形、过期妊娠、胎儿宫内发育迟缓、羊膜病变等。

2.超声表现

超声见羊水量明显减少,羊水最大垂直深度<2~3cm,羊水指数<8cm。胎儿活动度小,肢体明显聚拢,胎儿生长受限,可见胎儿泌尿系统畸形等。

3.注意事项

注意羊水过少导致的胎儿肢体受压及羊膜带综合征所致的畸形,同时检查胎儿发育是否存在迟缓等。

4.预后

羊水过少可导致胎儿宫内窘迫,畸形甚至胎死宫内。预后不良,需剖宫产终止妊娠。

第三节　胎盘脐带异常

一、前置胎盘

在超声显像图中可见正常的胎盘应附着于子宫体的前壁、后壁及底部,若附着于子宫下段或内口处,则为异常。由于子宫进行性增大及下段逐渐形成,在妊娠早、中期,胎盘附着于子宫的下段仍属正常情况,随着妊娠月份的增长,胎盘逐渐移位于子宫的体部。故在妊娠早、中期不应盲目诊断前置胎盘。

胎盘附着于子宫下段或直接覆盖在子宫内口者称为前置胎盘。它是引起晚期妊娠出血的主要原因之一,可危及母婴生命,应及时诊断处理。由于胎盘附着位置不同,可分为3种:①中央性前置胎盘:子宫颈内口全部为胎盘覆盖。②部分性前置胎盘:胎盘仅部分覆盖于子宫颈内口处。③边缘性或低置性前置胎盘:胎盘位于子宫颈内口边缘或附着于子宫下段,不超越子宫颈的内口处(图7-3-1)。

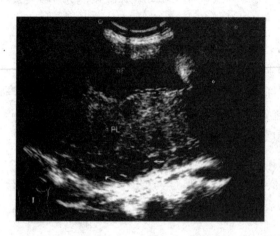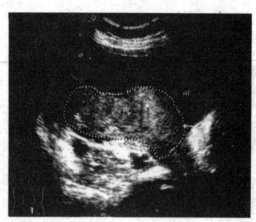

图 7-3-1　前置胎盘示意图

1.临床表现

在临床上妊娠晚期无痛性反复阴道出血。检查子宫软,无宫缩,无压痛,胎体清楚,胎心可闻及,先露臀部不入盆,常有胎位不正。

2.二维声像图

超声显像中必须把膀胱充盈且使臀部抬高,必要时检查者一手从腹部上推胎头(或胎臀),一手持探头于耻骨联合上纵切(必须纵切才能看清楚)。

(1)胎盘的形态呈半月形,内为密集光点回声区完全或部分覆盖于子宫颈内口处。子宫前壁的前置胎盘较易诊断。

(2)胎盘区及其绒毛膜板终止于胎头下方,与胎头分界清楚,并可见于子宫颈内口处或部分盖于子宫颈的内口上,可测量出胎盘终止部位离子宫颈内口的距离。

(3)后壁前置胎盘时,上推胎头后,膀胱、胎头及后壁胎盘形成一个三角空隙,看见三角空隙即可以诊断。

(4)当上述方法均不能确诊时,也可根据晚期妊娠胎盘离子宫下段长约10cm而胎盘直径为20cm的原理,在超声显像图中可见胎盘呈半月形,内为密集光点区投影起始于腹壁耻骨联合上10cm以内,部分胎盘接近于宫颈内口处,初步诊断为胎盘低置。

二、胎盘早剥

胎盘早剥指在妊娠20周后或分娩时正常位置的胎盘在胎儿娩出前,部分或全部从子宫壁剥离。分隐性及显性两类。由孕妇患严重妊娠高血压综合征、慢性高血压、慢性肾脏疾病或外伤,尤其是腹部直接受到撞击或挤压等机械性因素引起。

1.病因与病理

孕妇突然发生持续性腹痛,严重时可出现恶心、呕吐、面色苍白及血压下降等休克征象。主要是由于胎盘底蜕膜出血并形成血肿,使胎盘从附着处分离,形成胎盘后血肿,血液冲开胎盘边缘沿胎膜与子宫壁之间经子宫颈管从阴道流出,称为显性或外出血,出血量一般较多。如血液仅积聚于胎盘与子宫壁之间者,则称为隐性内出血,可有少量阴道流血或无明显阴道流血。

2.超声表现

显性出血时胎盘无明显异常改变。隐性出血则见剥离处胎盘局限性向羊膜腔膨出增厚,厚度＞5cm。剥离胎盘与子宫壁之间随出血时间的不同,早期呈稍高回声,时间长时,可呈高回声、混合回声或无回声,彩色多普勒均无血流信号。剥离面积较小、出血少时,胎儿可无异常,如剥离面积大、出血多,则胎动加快或不清甚,或严重缺氧而死亡。

3.注意事项

应按胎盘走行逐部仔细检查,注意胎盘基底部及实质的厚度与回声,结合彩色多普勒诊断。需与胎盘内血池或血窦、胎盘囊肿、胎盘血管瘤、子宫肌层内的子宫肌瘤及局部宫缩等相鉴别。

4.预后

胎盘早剥如威胁到孕妇及胎儿生命时,需尽早终止妊娠。

三、脐带绕颈

脐带缠绕在胎儿颈部上,形成脐带绕颈。

1.病因与病理

主要由于脐带过长、羊水过多或胎儿体型太小、胎动过频时导致脐带绕颈,也可绕腹、绕臂等。脐带绕颈一周或脐带搭颈,缠绕及压迫程度较轻,可无临床症状,如缠绕周数多及压迫程度重,可影响脐带血流,胎儿出现胎心减慢、缺氧,甚至死亡。

2.超声表现

颈部脐带缠绕处探及"U"形、"W"形或"VVV"形压迹;彩色多普勒在压迹处可探及血流信号,横切胎颈,可见"彩环征"环绕,当绕颈脐带受压时,频谱多普勒可测脐动脉 S/D 增高(≥3.0)或舒张期血流信号消失。

3.注意事项

脐带绕颈的压痕需与胎儿颈部皮肤皱褶、胎儿颈部淋巴水囊肿等相鉴别。

4.预后

需严密进行胎儿宫内监测,如胎儿出现宫内窘迫,脐动脉 S/D≥3.0,则需行剖宫产术终止妊娠。

第四节 胎儿畸形

一、无脑儿

无脑儿又称为无脑畸形:胎儿发育过程中神经管闭合缺陷的一种形式。神经管的头端闭合失败,导致大部分脑、颅骨和皮肤缺失。出生的婴儿无前脑和大脑,但是小脑、脑干,脊髓尚存。残余的脑组织暴露。发病率存在明显的地域差别,男女比例为 1:3.7。家族史/遗传学:多因素,可变的外显率,环境因素影响。复发率为 2%~3%。致畸原:丙戊酸,叶酸抑制剂,糖尿病,高温,叶酸缺乏。

无脑畸形通常是一种孤立性畸形。绝大多数孤立性无脑畸形在遗传方式上是多因素的。

(1)妊娠阶段足量的叶酸摄取可以保护性对抗无脑畸形。在神经管发育期间(最后一次月经后的 6 周之内)如果暴露于任何影响正常叶酸代谢的物质中,将增加神经管缺陷的可能性。

(2)丙戊酸,一种抗惊厥药,当孕妇在胎儿发育早期接触该药,将增加神经管缺陷的可能。这类药物诱导的神经管缺陷通常是脊柱裂,无脑畸形的发生也会增加。

(3)母亲是胰岛素依赖型的糖尿病,胎儿神经管缺陷的发生率明显增高。妊娠期糖尿病似乎并未有明显增高的神经管缺陷的发病率。

(4)母亲高热的神经管缺陷危险性增高。所以母亲应该避免烫浴盆和其他诱导短暂性高温的因素。同样的,母亲高热也是神经管缺陷的危险因素。

(5)90%的神经管缺陷与遗传的多因素相关。极少一部分病例是家族常染色体显性或隐性遗传。

(6)无脑畸形在一些家庭中与染色体结构异常有关。在这些病例中可以发现其他的畸形和出生缺陷。

无脑畸形分可分为以下几类:

(1)完全性无脑畸形,颅骨缺损达枕骨大孔。

(2)不完全无脑畸形,颅骨缺损局限于枕骨大孔以上。

(3)颅脊柱裂畸形,为完全无脑畸形伴开放性脊柱裂畸形。

(4)联合畸形:脊柱裂,面裂,脐膨出,眼畸形,羊膜带综合征,Cantrell 五联征。

超声表现

(1)颅盖骨缺如(正常是在妊娠第 9 周时颅盖骨完全形成)。

(2)头颅形态异常。

(3)无法显示双顶径,无大脑半球。

(4)面颅到眼眶水平正常,胎儿眼眶突出如"青蛙样"。

(5)50%经常合并颈段或腰骶段的脊髓脊膜膨出。

(6)妊娠后期,吞咽反射缺乏致羊水增多。

需要考虑的其他问题：

无颅畸形；羊膜带综合征；脑膨出；枕骨裂脑露。

二、脑积水

各种原因导致脑脊液循环通路受阻，脑脊液在脑室系统内过多积聚称为脑积水。发生率约为 2/1000。表现为头颅增大，脑室扩大，脑沟变浅，脑组织变薄。脑积水可分为脑内型，脑外型和混合型三种。

1.超声表现

(1)侧脑室无回声区增大，如脑脊液循环阻塞部位较低可以表现第三、第四脑室扩张。

(2)在孕 24 周后侧脑室/大脑半球(LV/HW)比值＞33％。

(3)侧脑室后角增宽大于 10mm，10～15mm 为脑室轻度扩大，大于 15mm 为脑室明显扩大。

(4)轻度脑积水，双顶径和头围测值可正常，重度脑积水，上述测值均大于正常。

(5)当重度脑积水时，脉络丛与脑中线的角度变大，悬垂在侧脑室中。

(6)当脑积水严重时，可显示脑动脉阻力增高，甚至舒张期血流断流。

2.鉴别诊断

(1)孔洞脑：常表现非对称性大脑半球空洞，与侧脑室可以贯通，也可能不贯通。

(2)蛛网膜囊肿：为局限清楚的无回声肿块或低回声，囊壁光滑，多位于脑半球表层，囊肿近脑实质部分可有脑组织受压，而囊肿表面多直接紧贴硬脑膜下，不能显示蛛网膜下隙间隙。

(3)注意与前脑无裂畸形、水脑、胼胝体缺失等引起的脑内积水相鉴别。

(4)当超声诊断有困难时，MRI 可以提供鉴别诊断信息。

三、脑膨出及脑膜膨出

1.病理与临床

脑膨出是指颅骨缺损伴有脑膜和脑组织从缺损处膨出，脑膜膨出则仅有脑膜而没有脑组织从颅骨缺损处膨出。从胎头额部起，沿颅顶中线至后枕部均可发生脑或脑膜膨出(约占85％)，其中约 75％发生在枕部。少部分发生在偏中线的其他部位，如顶部偏中线区(约占12％)。包块可大可小，包块内容物为脑膜、脑脊液和(或)脑组织。常伴有小头、脑积水、脊柱裂，可见于羊膜带综合征、Meckei-Gruber 综合征、Walker-Warburg 综合征等。额部脑或脑膜膨出常伴有面部中线结构畸形，如眼距过远、鼻畸形等。

2.超声表现

颅骨强回声连续性的中断是脑或脑膜膨出的特征性表现之一。当颅骨缺损处有脑组织和脑膜膨出时，呈不均质低回声包块，当有大量脑组织膨出时，可导致小头畸形。当颅骨缺损处仅有脑膜膨出时，囊内仅含脑脊液而呈无回声区。

3.鉴别诊断

颈部脑膜膨出应与颈部水囊瘤相鉴别,而位于额部者应注意和额、鼻部的畸胎瘤相区别。位于额部脑或脑膜膨出,常有眼距过远、面部畸形、胼胝体发育不良等。

4.临床意义

该病预后与膨出的部位、大小、膨出的脑组织多少、染色体是否异常、有无合并其他畸形等有关。脑组织膨出越多、合并其他畸形越多或染色体异常者,其预后越差。脑或脑膜膨出新生儿总死亡率约40%,存活者80%以上有智力和神经系统功能障碍。当额部小的脑膨出,不伴有其他畸形时,其预后较其他部位的相同大小脑膨出预后好,这可能与小部分额叶皮质缺失仅引起较少的神经功能缺损有关,但额部脑膨出可导致语言障碍。

四、脊柱裂

1.病理与临床

脊柱裂是后神经孔闭合失败所致,主要特征是背侧2个椎弓未能融合,脊膜和(或)脊髓可通过未完全闭合的脊柱疝出或向外暴露。可以发生在脊柱的任何一段,常见于腰骶部和颈部。主要类型有闭合性脊柱裂、开放性脊柱裂。

2.超声表现

闭合性脊柱裂在产前超声检查中常难发现,少部分病例在闭合性脊柱裂处的皮下出现较大脂肪瘤时有可能被检出。较大的开放性脊柱裂(3个或3个以上脊椎受累)在产前超声检查中较易发现,较小的开放性脊柱裂因病变较小,超声常难以显示脊柱异常的直接声像。

(1)开放性脊柱裂的脊柱特征:从胎儿背侧方向对脊柱做矢状扫查,受累脊柱位于后方的强回声线连续性中断,裂口处皮肤及其深部软组织回声连续性亦中断,囊状脊柱裂可见中断处膨出一囊性包块,内有脊膜、马尾神经或脊髓组织。可伴有脊柱后凸或侧凸畸形。脊柱横切面上显示位于后方的2个椎弓骨化中心向后开放,呈典型的"V"或"U"字形改变。脊柱冠状切面亦可显示后方的2个椎弓骨化中心距离增大。

(2)开放性脊柱裂的脑部特征:脊柱裂常伴有一系列特征性的脑部声像异常,主要有小脑异常(小脑变小、弯曲呈"香蕉状",小脑发育不良甚至小脑缺如)、颅后窝池消失、柠檬头征(横切胎头时出现前额隆起,双侧颞骨塌陷,形似柠檬)、脑室扩大等。

(3)开放性脊柱裂合并其他畸形:包括足内翻、足外翻、膝反屈、先天性髋关节脱位、脑积水、肾畸形、羊水过多等。

3.鉴别诊断

半椎体:可伴脊柱侧凸畸形,颅后窝池存在,皮肤连续性完好,脊柱横切面和冠状切面可见椎体的一侧存在,另一侧缺如,无囊性包块膨出。

4.临床意义

病变平面越低,病变内仅含脑积液而无神经组织,其预后越好。约25%胎儿死产。早期外科手术可以使许多脊柱裂新生儿存活,但存活者常有严重功能障碍,主要有双下肢瘫痪、大小便失禁等。如果不手术,17%的患者可存活至10多岁。智力发育迟缓与脑积水有关。

五、全前脑

1.病理与临床

全前脑又称为前脑无裂畸形,为前脑未完全分开成左右两叶,而导致一系列脑畸形和由此而引起的一系列面部畸形,如眼距过近、独眼畸形、单鼻孔畸形、喙鼻畸形、正中唇腭裂、小口、无人中等。本病常与染色体畸形,如 13-三体、18-三体、18 号染色体短臂缺失等有关。

全前脑有以下 3 种类型。

(1)无叶全前脑:最严重,大脑半球完全融合未分开,大脑镰及半球裂隙缺失,仅单个原始脑室,丘脑融合。

(2)半叶全前脑:为一种中间类型,介于无叶全前脑和叶状全前脑之间。大脑半球及侧脑室仅在后侧分开,前方仍相连,仍为单一侧脑室,丘脑常融合或不完全融合。

(3)叶状全前脑:大脑镰部分发育,大脑半球的前后裂隙发育尚好,丘脑和第三脑室正常,无透明隔和胼胝体。颜面多无明显异常,可有眼距过近。

2.超声表现

无叶全前脑可表现为单一原始脑室、丘脑融合、大脑半球间裂缺如、脑中线结构消失、透明隔腔与第三脑室消失、胼胝体消失、脑组织变薄及一系列面部畸形,如喙鼻、眼距过近或独眼、正中唇腭裂等。

半叶全前脑主要表现为前部为单一脑室腔且明显增大,后部可分开为 2 个脑室,丘脑融合、枕后叶部分形成、第四脑室或颅后窝池增大,面部畸形可能较轻,眼眶及眼距可正常,扁平鼻;也可合并有严重面部畸形,如猴头畸形、单鼻孔等。

叶状全前脑由于脑内结构及面部结构异常不明显,胎儿期很难被检出。透明隔腔消失时应想到本病可能,可伴有胼胝体发育不全,冠状切面上侧脑室前角可在中线处相互连通。

3.鉴别诊断

(1)脑积水:脑中线存在,特别是近颅顶部横切面可较清楚显示,双侧侧脑室分开,丘脑未融合,可有第三脑室扩大。

(2)积水性无脑畸形:颅腔内广大范围均为无回声区,几乎呈一囊性胎头,不能显示大脑半球和大脑镰,更不能显示任何大脑皮质回声,在颅腔下部近枕部可见小脑、中脑组织,似小岛样的低回声结构突向囊腔内,与无叶全前脑极易混淆。但无叶全前脑可显示大脑皮质、丘脑融合,同时可检出相应的面部畸形。

(3)视隔发育不良:颅内表现与叶状全前脑相似,但视隔发育不良伴视神经发育不全。

4.预后

无叶全前脑和半叶全前脑常为致死性,出生后不久即夭折。而叶状全前脑可存活,但常伴有脑发育迟缓,智力低下。

六、Dandy-Walker 畸形

1.病理与临床

Dandy-Walker 畸形以小脑蚓部缺失、第四脑室和颅后窝池扩张为特征,约 1/3 伴脑积水。

目前,对 Dandy-Walker 畸形分类尚不统一,一般可将其分为以下 3 型。

(1)典型 Dandy-Walker 畸形:以小脑蚓部完全缺失为特征,此型较少。

(2)Dandy-Walker 变异型:以小脑下蚓部发育不全为特征,可伴有或不伴有颅后窝池增大。

(3)单纯颅后窝池增大:小脑蚓部完整,第四脑室正常,小脑幕上结构无异常。

2.超声表现

(1)典型 Dandy-Walker 畸形:两侧小脑半球分开,中间无联系,蚓部完全缺如。颅后窝池明显增大,第四脑室增大,两者相互连通。

(2)Dandy-Walker 变异型:两侧小脑半球之间在颅后窝偏上方可见小脑上蚓部,声束平面略下移时可见下蚓部缺失,两小脑半球分开。颅后窝池增大,可伴有第四脑室扩张,两者相互连通。

(3)单纯颅后窝池增大:超声检查仅为一增大的颅后窝池(>10mm),而小脑、小脑蚓部、第四脑室及小脑幕上结构均无异常发现。

3.鉴别诊断

颅后窝池蛛网膜囊肿:有包膜,呈类圆形,位置可位于正中或偏离中线,小脑可受压移位,但蚓部发育良好。

4.临床意义

典型 Dandy-Walker 畸形产后死亡率高(约 20%),存活者常在 1 岁以内出现脑积水或其他神经系统症状,40%～70%患者出现智力和神经系统功能发育障碍。Dandy-Walker 畸形越典型,预后不良的可能性越大。Dandy-Walker 畸形变异型的预后差异较大,可以是新生儿正常发育,也可以是死亡,不伴染色体异常和其他结构畸形,其预后大多数是良好的。单纯颅后窝池增大排除染色体异常和其他结构畸形后,可能是颅后窝池的一种正常变异。

七、房室间隔缺损

房室间隔缺损是指由于心内膜垫发育不良造成的房室孔分隔不全,包括孤立的房间隔缺损与孤立的室间隔缺损,也称为心内膜垫缺损。

1.病因与病理

本病是胚胎发育期因腹及背侧心内膜垫融合不全,原发孔房间隔发育停顿或吸收过多引起。

心内膜垫缺损分为 3 种类型:部分型、完全型及过渡型。部分型是指原发孔房间隔缺损,房室瓣形成裂隙,二尖瓣叶和三尖瓣隔瓣均直接附着在室间隔上,瓣下没有室间隔缺损。完全型是指原发孔房间隔缺损合并心内膜垫部室间隔缺损。房室瓣叶完全呈左右断裂,形成共同房室瓣。

2.超声心动图

四腔心切面对诊断该病具有重要价值,只要显示该切面,该病就能很容易被发现。二维超声主要表现为房间隔原发孔及心内膜垫部室间隔回声中断,很少出现假阳性。短轴切面可显示瓣膜融合情况。高档彩超还可以显示出瓣膜腱索的有无及其附着部位,可进一步对其进行分型。应注意观察有无合并肺动脉瓣及右室流出道狭窄或闭锁等征象,还应重点观察房、室水平分流情况。

3.预后

出生 1~2 周,新生儿便会出现较明显的心脏症状,除非合并肺动脉瓣狭窄,否则容易在早期出现肺动脉高压及心力衰竭,临床可见患儿发绀。宜出在生后 3~6 个月时进行早期手术治疗。手术死亡率为 5%～13%。

八、单心室

单心室是指一个心室腔同时接受左、右心房的血液,它可通过两个房室瓣口,也可通过单个房室瓣口。

1.病因与病理

单心室是因原始心管的心室段发育异常,原始心室右心室窦部或左心室窦部,或肌部室间隔发育不全均变为单心室。

胎儿体循环及肺循环的血液在单心室混合,如合并主动脉瓣狭窄、主动脉缩窄或主动脉弓离断者,体循环阻力增加,心内动、静脉血混合增大,出生后发绀和缺氧严重。不合并肺动脉瓣狭窄者,肺血流量增多,出生后不久易在早期出现心室肥厚、扩张和心力衰竭。

2.超声心动图

多切面连续扫查,室间隔缺如或仅见少量残余结构,心室分为单一主心腔及发育不良的残余心腔。根据主腔结构、形态、残余心腔的位置及大动脉之间的关系可对单心室进一步进行分型。仔细探查肺动脉瓣及主动脉瓣有无狭窄,分辨存在几组房室瓣及房室瓣是否存在下移畸形及闭锁等畸形。存在肺动脉瓣狭窄时,肺动脉主干发育差。

CDFI 显示单心室主腔同时接纳双侧心房血液,如合并肺动脉瓣狭窄时,可见肺动脉瓣上五彩湍流。

3.预后

单心室是否合并主动脉和肺动脉瓣或瓣下狭窄对预后及能否手术及手术方式非常关键:如无合并肺动脉狭窄者,易发生严重肺动脉高压而出现心力衰竭。如合并有肺动脉狭窄对病情有利,少数可存活到青年时期。单心室出生 1 年内病死率高达 55% 以上,故一旦确诊应建议终止妊娠。两组半月瓣口和两组房室瓣口之间的相互关系对于心内血流方向起决定作用,如心内动脉血流和静脉血流互相平行,只需补一个平板样人造室间隔将两道血流隔开。如两股血流不完全平行,而是发生轻度扭曲,则须在心室内用稍呈螺旋状的人造室间隔进行修补。如两股血流互相交叉就不能用人造室间隔进行矫治。

九、法洛四联症

法洛四联症(TOF)是指同时合并主动脉骑跨于左、右心室之上,主动脉瓣下室间隔缺损,右室漏斗部狭窄或伴肺动脉瓣狭窄,右室壁肥厚这 4 种心脏畸形的疾病。

1.病因与病理

法洛四联症是因胎儿圆锥动脉干发育异常所致,由于圆锥动脉干发育异常,导致圆锥动脉干正常扭转运动不充分,主动脉未能与左室相沟通而骑跨于室间隔之上和左、右室均相通,圆锥动脉于分隔不均,肺动脉内径小于主动脉,还导致圆锥间隔未能与膜部室间隔及肌部室间隔共同闭合室间孔,而残留主动脉瓣下室间隔缺损,右室壁的肥厚是由于右室漏斗部狭窄所致。

漏斗部狭窄对外科手术影响很大,可分为三型:Ⅰ型为漏斗部近端狭窄,狭窄较局限,有较大的第三心室,肺动脉瓣环发育好;Ⅱ型为漏斗部弥散性狭窄,肺动脉瓣环也小,第三心室不明显;Ⅲ型漏斗部发育不全或不发育,肺动脉瓣口可闭锁形成假性共同动脉干。

如仅合并肺动脉狭窄时,室间隔缺损巨大使得左、右心室收缩压非常接近,肺动脉狭窄使右室压力升高并导致心内右向左分流,供应头部、上部躯干及上肢的动脉血氧饱和度降低。右心室负荷过重,可导致右心扩大。心内分流一般以从右向左为主,肺动脉狭窄较轻可能出现双向分流甚至左向右分流。由于右室流出道狭窄经动脉导管进入降主动脉血流减少。

2.超声心动图

左室长轴切面可显示主动脉增宽,前壁右移,与室间隔连续性中断,骑跨于室间隔之上。在此切面可测量主动脉骑跨程度,骑跨率小于70%。

大动脉短轴切面可显示主动脉内径增宽,右室增大,右室壁增厚,右室流出道及肺动脉主干和左、右肺动脉狭窄,肺动脉瓣口狭窄等,还可清晰显示室间隔缺损的大小及部位。

左室短轴切面显示右室增大,右室壁增厚,左室腔变小。

心尖四腔切面显示右房、右室增大,右室壁增厚,左室腔变小。

心尖五腔切面显示主动脉骑跨于室间隔之上,CDFI 显示左、右室向主动脉分流,呈"Y"字型。

3.预后

法洛四联症出生后 1 年内病死率高达 80%,该病即便手术也常因肺动脉发育差及左心室发育不良而死亡。

十、大动脉转位

大动脉转位(TGA)是指大动脉与心室连接反常,主动脉与解剖右室相连,肺动脉与解剖左室相连。可分为完全型大动脉转位和矫正型大动脉转位。完全型大动脉转位是指心房与心室连接正常,而大动脉连接异常;矫正型大动脉转位是指心房与心室连接反位,大动脉连接异常。

1.病因与病理

完全型大动脉转位也属于圆锥动脉干发育畸形,由于大动脉下的圆锥未能进行正常的吸收和扭转,主动脉瓣和肺动脉瓣都未和左心室及二尖瓣完全连接所致。

完全型大动脉转位的血液路径完全反常,主动脉接受体静脉血液,肺动脉接受肺静脉血液,完全靠心内并存的分流,出生后婴儿出现发绀。矫正型大动脉转位血流动力学基本正常,出生后不会出现发绀。

2.超声心动图

超声心动图能准确诊断胎儿大动脉转值畸形。连续追踪心房、心室、大动脉位置及心房与心室的连接关系,大动脉与心室的连接关系是诊断该病的关键所在。

左室长轴切面:显示左室与肺动脉相连,右室壁增厚,右室增大,可准确判断是否存在肺动脉瓣或瓣下狭窄。

大动脉短轴切面:可显示主动脉发自右室,右室壁增厚,右室增大,主动脉瓣及瓣下是否狭窄。

房室瓣短轴切面:根据瓣膜数量可判断房室瓣为二尖瓣或三尖瓣,据此可为判断心室连接提供重要信息。

心尖四腔切面:可显示各心腔的比例,右室壁的厚度,并可根据心室内结构判断左室位置,右室壁肌小梁较多,内壁不光滑,心尖部有调节束,与三尖瓣相连。左室壁肌小梁较少,内壁光滑,心尖部无调节束结构,与二尖瓣相连。

心尖五腔切面:显示心室与大动脉连接异常。

3.预后

Kirklin 等认为大动脉转位患儿 55％可存活 1 个月,15％可存活 6 个月,仅 10％能存活超过 1 岁。如伴有房间隔缺损,预后较好。如伴有一个有效的室缺,早期存活率高,存活达 1 个月者有 91％,达 5 个月者有 43％,1 岁者为 32％。

十一、心脏位置异常

胎儿心脏位置分为胸内位和胸外位。其中,胸内心脏根据心尖指向,可分为左位、右位和中间位,分别称为左位心、右位心及中位心。胸外心脏可位于体腔外或腹腔,位于体腔外者,出生后夭折发生率高,位于腹腔者会产生不同的临床症状。

1.病因与病理

病因尚不完全明了。正常心脏位置应主体在左侧胸腔,心尖指向左前下方。如果心尖指向左前下方,左心房、左心室在前面,右心房、右心室在后面,也是不正常的,多伴有完全性内脏转位或不同程度的内脏异位,此时称为左旋心。

右位心一般可分为 3 种类型:镜像右位心、右旋心和未定型。

镜像右位心:心脏在胸腔的右侧,其心房、心室和大血管的位置宛如正常心脏的镜中像,亦称为镜像右位心。常伴有内脏转位,但亦可不伴有内脏转位。

右旋心:心脏位于右胸,但心尖虽指向右侧而各心腔间的关系未形成镜像倒转,为心脏移位并旋转所致,亦称为假性右位心。常合并有纠正型大血管转位、肺动脉瓣狭窄和心室或心房间隔缺损。

心脏无其他先天性畸形的单纯右位心不引起明显的病理生理变化,也不引起症状,但右位心常和较严重的先天性心血管畸形同时存在。

2.超声心动图

胎儿心脏位置异常判断较成年人难,关键在于准确判断胎儿内脏位置,结合心尖指向,不难对心脏位置异常进行诊断。

3.预后

如不伴有致命性畸形,仅仅心脏位置异常,也无明显血流动力学变化,对患儿生命无明显影响。如合并其他心脏畸形,则成活率有所不同。

十二、心包积液

心包积液是指胎儿心包腔内液体异常增多,可由感染或其他因素引起(双胎输血综合征、急性重症贫血等)。在胎儿时期,由于胎儿处在生长发育时期,各个器官和组织都在不断的变化中,大部分胎儿会随着生长而自行吸收变为正常。

超声心动图可见心包腔分离,内为液性暗区,液区可局限于心包局部,也可出现于整个心包。

参考文献

[1]郎景和.妇产科学新进展(2020)[M].北京:中华医学电子音像出版社,2020.

[2]马丁.妇产科疾病诊疗指南[M].3版.北京:科学出版社,2020.

[3]谢幸,孔北华,段涛.妇产科学[M].9版.北京:人民卫生出版社,2019.

[4]姜梅.妇产科疾病护理常规[M].北京:科学出版社,2019.

[5]王芬,于蕾,陈芬.妇产科护理[M].武汉:华中科技大学出版社,2019.

[6]蒋莉,蔡晓红.妇产科护理学[M].北京:中国医药科技出版社,2018.

[7]刘兴会,漆洪波.难产[M].北京:人民卫生出版社,2018.

[8]严滨.妇产科急危重症[M].北京:中国协和医科大学出版社,2018.

[9]徐丛剑,华克勤.实用妇产科学[M].4版.北京:人民卫生出版社,2018.

[10]贾晓玲,宋立峰,林森森.妇产科疾病临床诊疗技术[M].北京:中国医药科技出版社,2017.

[11]魏丽惠.妇产科临床思维[M].北京:科学出版社,2008.

[12]郁琦,罗颂平.异常子宫出血的诊治[M].北京:人民卫生出版社,2017.

[13]李耀军.高级助产学[M].北京:科学出版社.2018.

[14]冉素真,张晓航.中孕期胎儿超声常用切面解析[M].重庆:重庆出版社,2017.

[15]徐金锋,毓星,熊奕.计划生育超声诊断学[M].北京:人民军医出版社,2015.

[16]李胜利,朱军.简明胎儿畸形产前超声诊断学[M].北京:人民军医出版社,2015.

[17]刘红霞,梁丽萍.超声诊断学[M].北京:中国医药科技出版社,2020.

[18]轩维锋.浅表组织超声与病理诊断[M].北京:人民军医出版社,2015.

[19]陈宝定,鹿皎.临床超声医学[M].镇江:江苏大学出版社,2018.

[20]李凯,许尔蛟.介入性超声的临床应用[M].广州:华南理工大学出版社,2018.

[21]步宏,李一雷.病理学[M].9版.北京:人民卫生出版社,2018.

[22]王国平,李娜萍,吴焕明.临床病理诊断指南[M].2版.北京:科学出版社,2018.